非常識の医学書

安保 徹
石原結實
福田 稔

はじめに

本書は、何とかして病気を治したいと活躍されている3人の先生方の考え方や治療法を、病気で悩む患者さんやそのご家族のために役立てていただこうと企画したものです。

3人の先生方は西洋医学を学ばれてきて、独自の理論を検証し展開されていらっしゃいます。

西洋医学の行き過ぎた薬への依存、対症療法への疑問、病気の捉《とら》え方、食生活や運動の大切さなど、幅広い見地で病気を捉えて、健康維持や増進、改善に向けての提言をされています。

病気は交感神経と副交感神経の偏りによって起こる、と自律神経免疫理論の法則をみつけ、研究を通してさまざまな臨床報告を学会にされている安保《あぼ》徹《とおる》先生。

東洋医学と自然療法を探求し病気の原因は水毒と冷えにあると、温めることやニンジン・リンゴジュースによる断食療法を指導されている石原《いしはら》結《ゆう》實《み》先生。

安保徹先生と共同で自律神経免疫理論を研究し、血と気の流れを改善する自律神経免疫療法や家庭でできる爪もみを考案され治療に取り組まれている福田《ふくだ》 稔《みのる》先生。

先生方の独自の理論と方法は、大変多くの人の健康をサポートするものです。

先生方が歩まれた道はそれぞれ、かつて医学界の中では「非常識な理論」と否定されがちな傾向もありましたが、先生方の本を読まれて健康を取り戻した患者さんからの喜びの声は大変多く寄せられています。

健康本のベストセラーの代表にあげられる先生方ですが、３人ご共著の本をつくるのは今回が初めてのことです。

本書での病気に対する考え方や治療法は、年齢も体質も性格も異なる3人の先生方のこれまでの経験によって体系づけられたものです。

本書を読まれる皆さんが、先生方の共通点、相違点、工夫点を見つけながら、ご自分の取り組みやすい方法で、健康を少しずつ養い、今以上に健康な毎日を笑って過ごしていただけるようになればと思います。

ご家庭におけるわかりやすい医学書として、病気予防のための役に立つ実用書として、また、病気になられた方が、回復にむかう治療書として参考にしていただければと思います。

いつの日か非常識といわれた考えが、常識とされ、自分自身の中にある病気を治す力に目覚めていただければ幸せです。

３人の先生方との貴重な出会いに感謝申し上げます。

２００９年2月

『非常識の医学書』

編集スタッフ

著者紹介

安《あ》保《ぼ》 徹《とおる》

［研究家］

■病気を治す医師になりたい

　野口英世に憧《あこが》れて医師を目指しましたが、研修医時代に担当したがん患者さんの生還率はゼロでした。このままでは病気を治せないと現代医学に見切りをつけて免疫学の研究の道に入りました。

　病気を治したくて医師を目指したのに病気を治せないジレンマが今の自分の原点です。いくどもの挫折を繰り返し、心やストレスと健康の密接な関わりあいを自分の体で確認してきました。無理をしすぎない、怒らない、心のコントロールを常に行っています。

■何でも自分で試してみる

　免疫学の研究からどんなときでも自分の血液を採取して白血球の状態を確認しました。

　私の研究室が火元になり火事を起こして他の研究室にまで迷惑をかけてしまったときも、教授になかなかなれなくて落ち込んでいたときも、免疫学から体調の変化を観察することができました。

　どこにでもヒントがあるので、人の話を良く聞き、自分で試して理論を確立させてきました。

取材や執筆、研究にと多忙の中、
午前中は、多くの読者の方からの
メールや電話に迅速に対応。
昔はずいぶん短気な性格で
家族や学生にも
迷惑をかけたことが
あります。

体を温めるのが大好きで
暇があれば、大学からサウナに直行。
ボウリングやカラオケも得意。

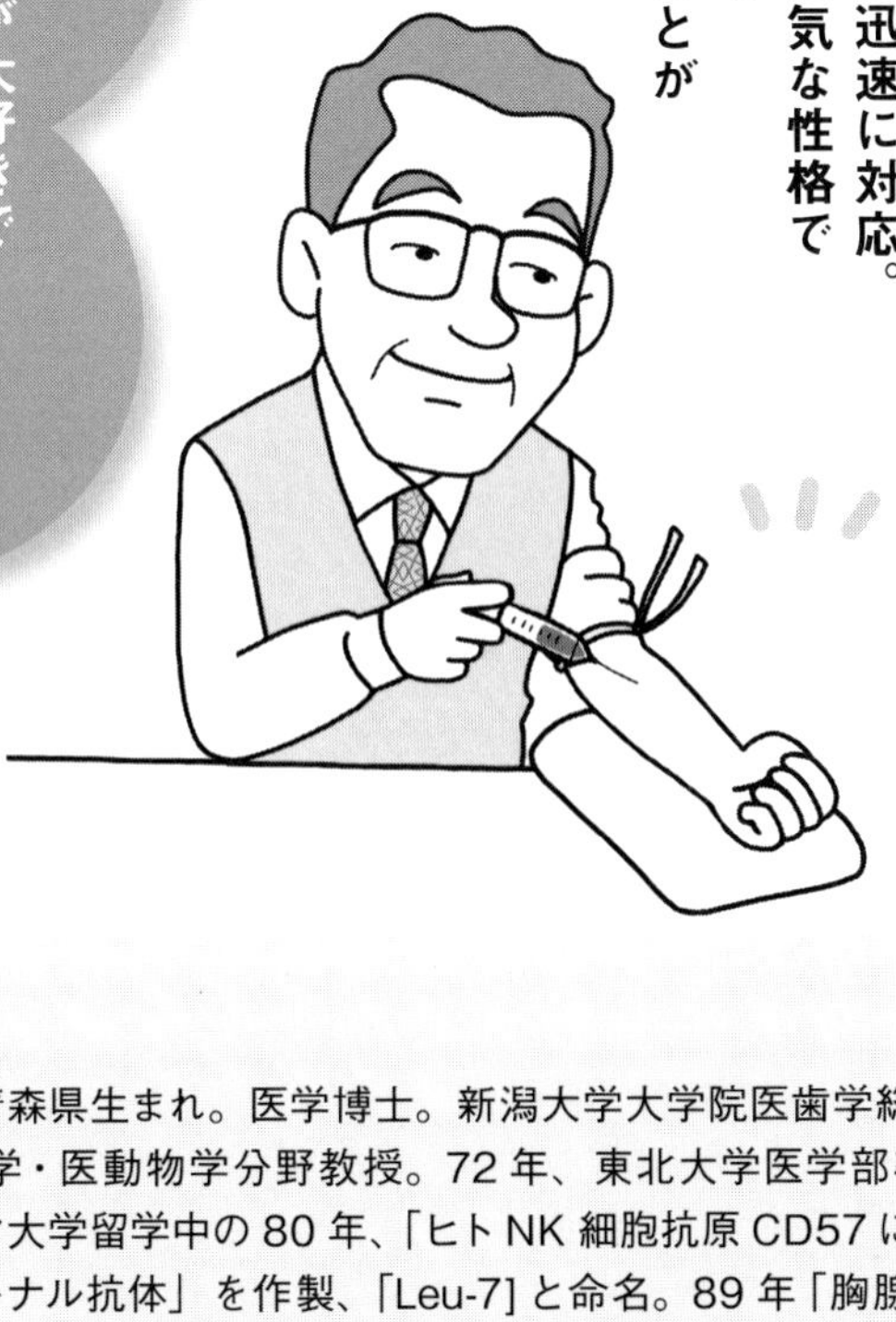

プロフィール

1947年、青森県生まれ。医学博士。新潟大学大学院医歯学総合研究科、免疫学・医動物学分野教授。72年、東北大学医学部卒業。米国アラバマ大学留学中の80年、「ヒトNK細胞抗原CD57に対するモノクローナル抗体」を作製、「Leu-7]と命名。89年「胸腺外分化T細胞」を発見し、96年に「白血球の自律神経支配のメカニズム」を解明するなど数々の発見で世界を驚かせる。世界的免疫学者。

著者紹介

石原《いしはら》 結實《ゆうみ》

［実践家］

■先祖伝来の漢方医家系

私の先祖は8代前から種子島の御殿医、漢方医の家系でした。

長崎大学医学部を卒業後、大学の血液内科に入局し、大学病院や原爆病院で重傷の原爆後遺障害を持つ多くの患者さんを診察して、ともかく悪性細胞を殺そうと抗がん剤を3、4種組み合わせた多剤投与を行っていました。治療のかいもなく、白血球や血小板がどんどん減り、患者さんは最後は肺炎や大出血で死んでいきます。そのため治療法や医療行為に疑問を持つようになりました。

■食べないことが健康になる

世界初の自然療法病院、スイスのB・ベンナー病院で難病奇病の患者さんをニンジンジュースで治しているのを知り研修に行きました。コーカサス地方の長寿村では健康の一番の秘訣《ひけつ》を学んできました。

20年も前から伊豆に自分自身の理論を証明すべくヒポクラティックサナトリウム施設を設立し、食べないことで健康になる、ニンジン・リンゴジュースを使った断食方法や水毒、冷えを解消する生姜《しょうが》紅茶を提唱し、たくさんの人が健康を回復されています。

25年も自ら実践しているニンジン・リンゴジュース
療法と生姜紅茶で病気知らずの健康そのもの。
黒糖かりんとうが大好きで、
夕食には、タコやエビ、
しらすおろしや納豆、
晩酌は毎日
欠かしません。

マラソンや100キログラムものバーベルで筋肉を鍛える、
筋肉づくりのプロフェッショナル。
だからこそ簡単にできる筋肉づくりを考案。

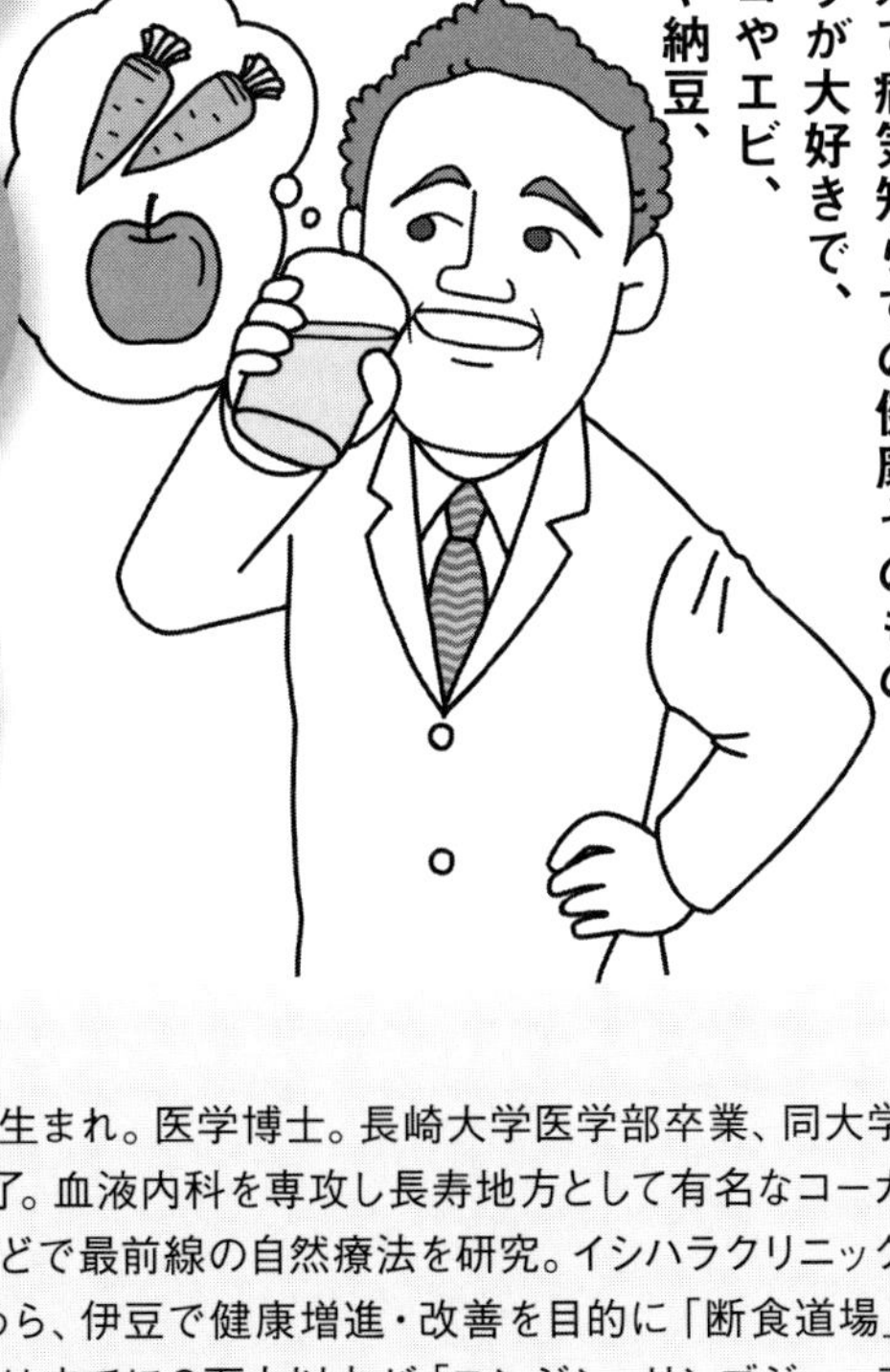

プロフィール
1948年、長崎県生まれ。医学博士。長崎大学医学部卒業、同大学大学院博士課程修了。血液内科を専攻し長寿地方として有名なコーカサス地方やスイスなどで最前線の自然療法を研究。イシハラクリニック院長を務めるかたわら、伊豆で健康増進・改善を目的に「断食道場」を主宰する。ここではすでに3万人以上が「ニンジン・リンゴジュース断食」を体験。著名人も多数参加している。テレビ、ラジオなどの健康番組でもわかりやすい医学解説には定評がある。

著者紹介

福田《ふくだ》 稔《みのる》

［治療家］

■患者さんを見ることが「看る」

尊敬する人は、江戸時代後期の水野南北。顔相見の創始者です。黙って座ればぴたりと当たるといわれたほど、人相から未来を予想できる人です。

私は水野南北にはなることはできませんが、「診て、聞いて、触って、話す」を心がけて患者さんの病状の把握に努めています。

患者さんの顔貌《がんぼう》、顔色をよく見て具合がどのように悪いのか、話を良く聞き、体に触れて手足の温かさを調べて生活面のストレスを確認しています。当たり前のことが、何よりも大事です。

■病気に対して常に謙虚に

専門は消化器疾患で胃がんや大腸がん、虫垂炎などの外科治療、悪い部分は手術で切除して治す外科医です。手術で治ると思ってきましたが、1～2年後には半数以上再発、そのうち8～9割は死亡、生存率が上がらない現状や術後の後遺症に疑問を持ちました。

病気の原因は自律神経の乱れと血流障害と免疫低下によることがわかり外科医をやめ刺絡療法だけの治療に専念しました。過労による大病やうつ病を体験しましたが、それゆえに自分の体で効果的な治療を開発してきました。

外科医ならではの、医師が常に病気を治そうとする短気な姿勢を常に反省。医師のサポートは5％、病気を治そうとする患者さんの思いが95％。いつも謙虚に自分を戒めている。

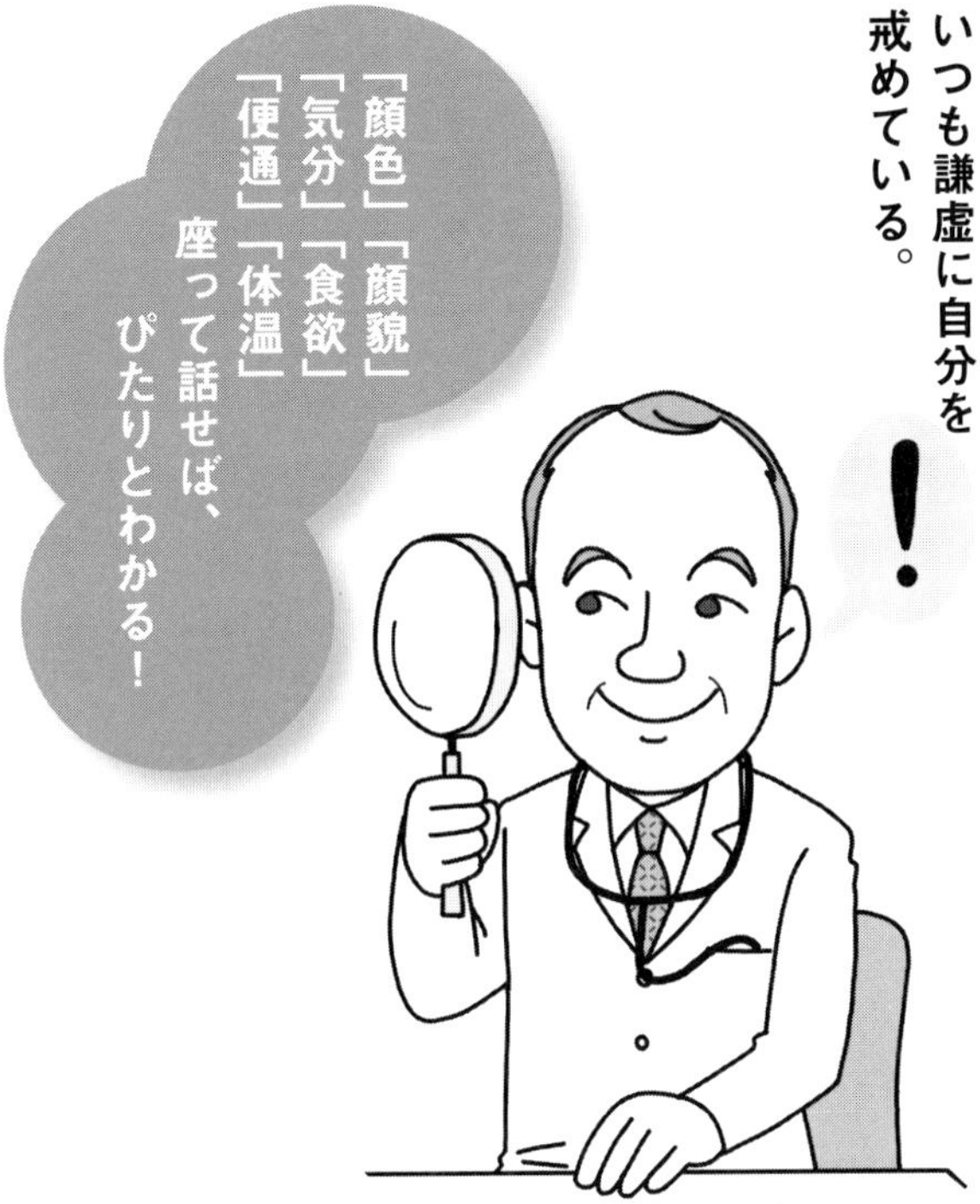
「顔色」「顔貌」「気分」「食欲」「便通」「体温」座って話せば、ぴたりとわかる！
！

プロフィール
1939年、福島県生まれ。新潟大学医学部卒業。福田医院医師。日本自律神経免疫治療研究会理事長。1967年新潟大学医学部第一外科入局。96年に「晴れた日に虫垂炎が起こる」謎解きから「白血球の自律神経支配のメカニズムを安保徹先生と共同研究。井穴・頭部刺絡療法に出合い、独自の研究を重ね、免疫力を高めて病気を治す自律神経免疫療法を確立。さらに、つむじ療法という効果的な治療法を開発。治療法の根幹はすべて自分の体験から成り立っている。

『非常識の医学書』目次

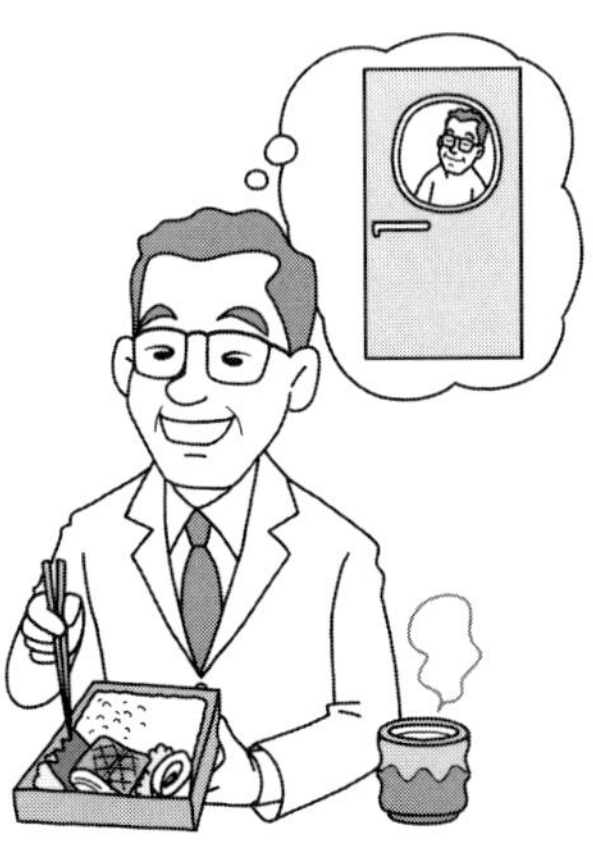

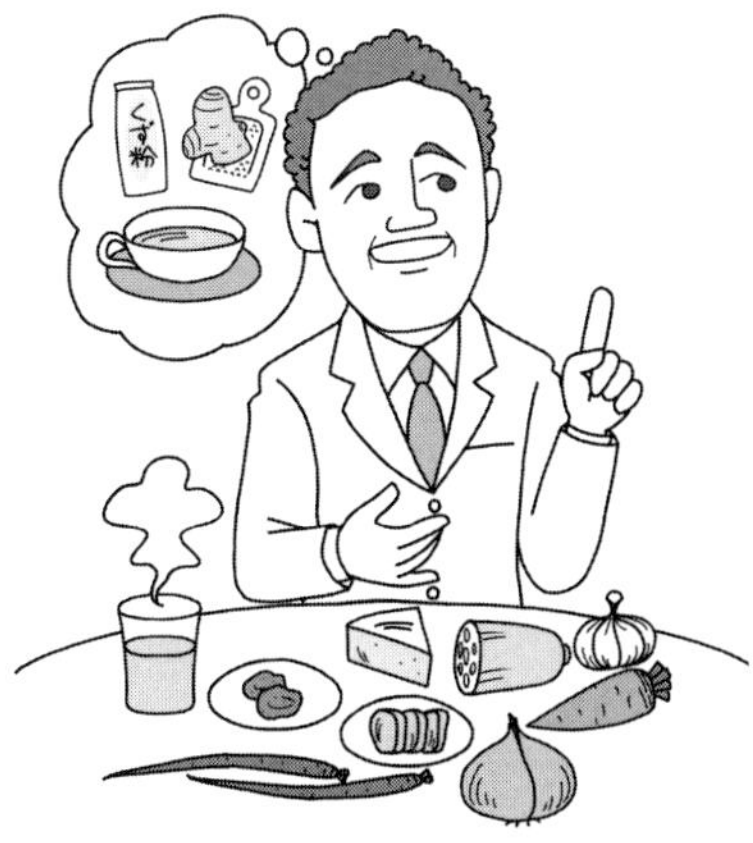
くず粉

第五章　運動と刺激　筋肉を動かすと血も気も動く

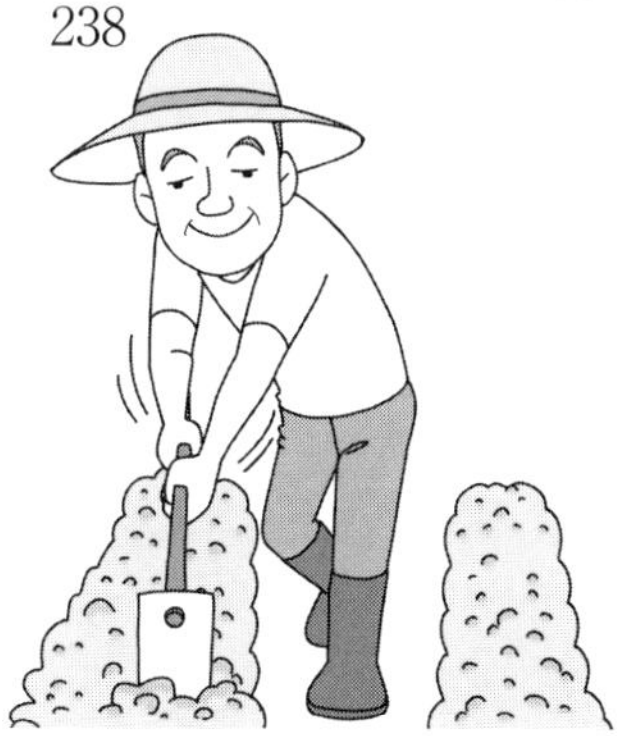

追補　特別編

第一章

非常識のススメ

非常識こそ健康への近道

非常識と呼ばれてもいい！
病気をなくすこと、
治すことが私たちの信念。

安保 徹
非常識 1
真面目に飲むと病気を招く薬

■薬で病気は治りません。症状を抑えるのが薬です。

病気は真面目な人ほどかかりやすいものです。不真面目といったら語弊がありますが、不真面目な人は自分のたがをゆるめて調整することができる人です。オンとオフを上手に切り替えてストレスを発散する方法を知っています。

真面目な人は小さなことでも真剣に考え、取り組み、とても誠実です。その性格は非常に評価できるのですが、私の自律神経理論からいわせれば、交感神経を緊張させ病気にかかりやすい人です。また病気になったがゆえに、病院から出される薬を実に几帳面《きちょうめん》に飲み続けます。几帳面《きちょうめん》に飲むため、どうしても体の調子のいいときにも飲んでしまうので、その真面目さから薬がさらなる病気をよんでしまうことになる人なのです。

薬の本質を知ることが大事です。現在のように医学が発達していない時代には、薬は植物から採取し煎《せん》じて治す優しい作用のものでした。飛鳥時代から薬師寺に付属して薬用植物園がつくられ、幕末に至るまで和漢洋の有用植物が栽培され重要な役割を果たしてきました。

戦後になって抗生物質やステロイドといった化学合成した薬、強い薬が開発され効き目が驚くほど強いものが登場しました。昔とはまったく違う性質の薬が開発されました。

これこそが、どんな病気も薬次第で治せる、医師に治してもらえるという間違った意識をつくりあげたきっかけです。

ところが、最近になって、抗生物質の使い過ぎは腸内細菌を壊す、ステロイドでは老化促進が起こるといった薬の危険性や副作用が表面化するようになりました。

薬は症状を止めるだけ、冷やして抑えるだけにすぎません。調子のいいときも毎日毎日真面目に薬を飲むことは慢性病を引き起こす原因になります。薬は百害あって一利なし。大事なのは使い方です。あまりにどうしようもないときに1〜2週間飲むことはあってもそれ以上飲んでいい薬はありません。長期間の薬の服用は体に負担をかけ、病気が慢性化し、治ることはなく、病気も病院もふえ続けていくのです。どうか真面目に薬を飲まないでください。

■ 薬の悪循環

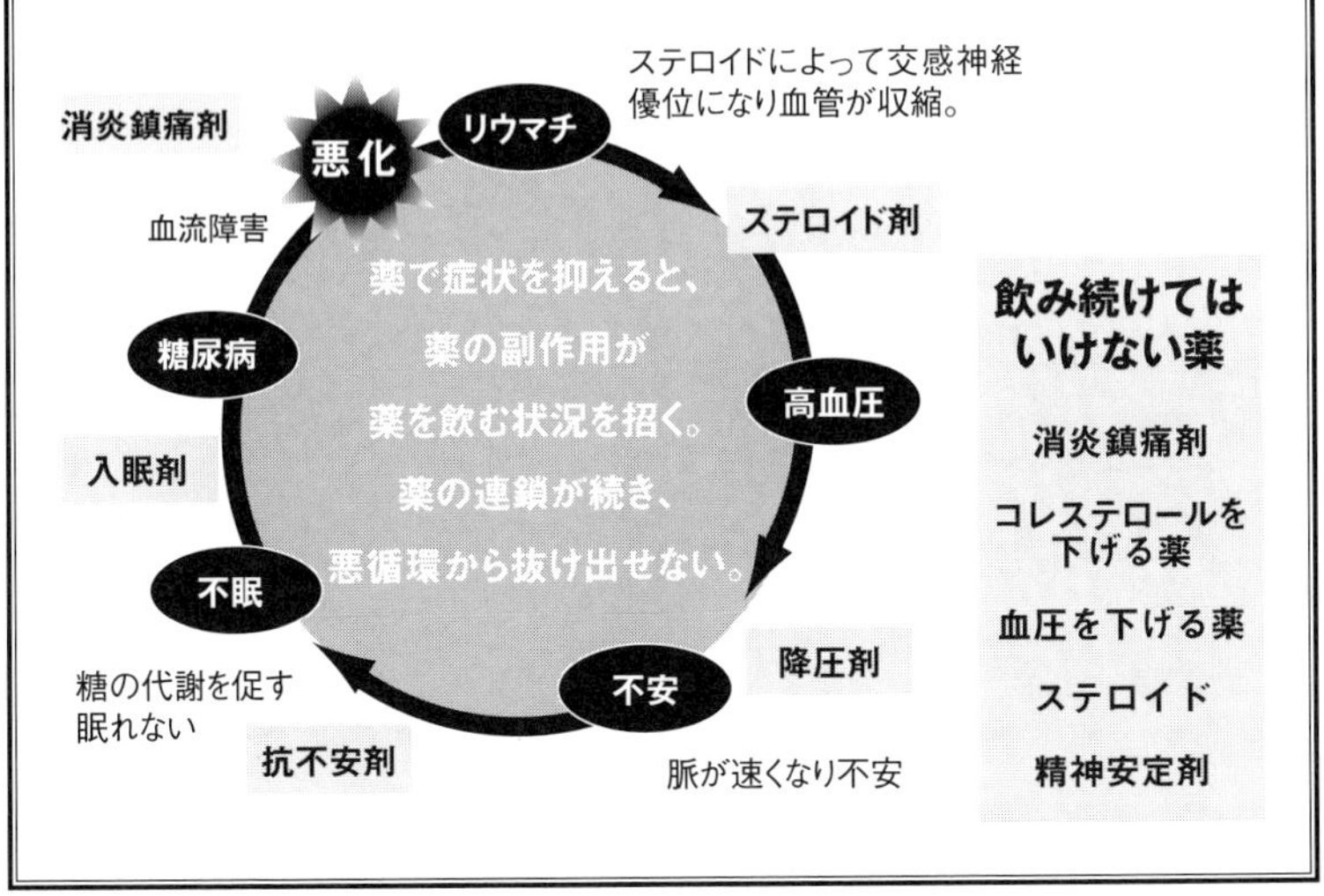

薬を出さずに治療法を教える名医

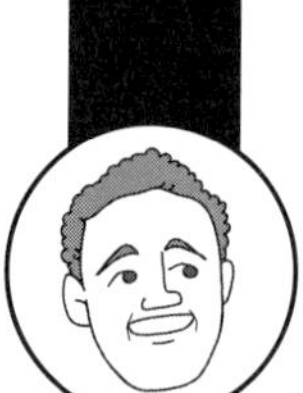

■病気にかかるのには根本的な原因があるはずです。

病気の原因は、今食べたものが原因で起こる食あたりのように単純なものではありません。かつて成人に多いとされ、成人病と名付けられていた糖尿病や高血圧は、長い間の生活習慣の積み重ねが原因のため「生活習慣病」とその名前をかえました。がんも「癌」という文字でわかるように石のように硬いものが山のように積もり積もって病気になります。

医学的には発見されるほどのがん1グラムができあがるまでに要する歳月は、10~30年かかります。

病気は、たった一日のことが原因で単純に起こっているのではないのですから、がんという結果を手術で切り取ったり、高血圧という結果を薬で抑えても根本的な解決とはならないわけです。

病気になるには、その人なりの原因があります。患者さん自身に食事や運動、生き方といった生活習慣の中で、症状が起こり始めたきっかけや原因を認識してもらい、それらを取り除く工夫をしてもらえば快方に向かうことが多いのです。

患者さんが病院に行く目的は、少しでもつらい症状を改善したくて通うのですから、そのつらい症状をとりあえず除去するという対症療法も、もちろん、ときには大切です。しかし、その起こった根本原因を患者さんに説明し、その改善方法を医師と患者さんと共同で実行していくことこそ、本当の治療医学といえるでしょう。

肩こりに貼り薬を出すことは簡単ですが、長い目で見て根本原因は血流の障害によるものと診断して、血流を良くするための運動を教える医師が患者さんには必要です。

あらゆる動物や人間も病気になると、発熱したり食欲不振に陥ったりします。よって病気を治すためには、体を温めることと、食事を少なくすることが大切であることを示唆しています。

そういうことを教えてくれる医師こそ、名医であると私は思っています。

■ 薬よりもまずは根本の治療法

肩こり	血流改善のための体操や運動
不整脈	水分の過剰摂取をやめる
便　秘	マッサージや食事法
高血圧	下半身の筋肉の強化（ウオーキング）
う　つ	温めることや前向きな生き方
痛　み	冷えをとり、温める療法

体から出るものはみんな幸せの基

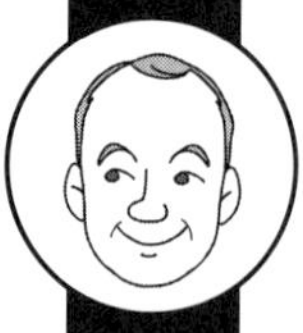

■熱、痛み、震え、腫れ、湿疹、かゆみ、下痢、汗など出るものを惜しむと病気になります。

体の中からいろいろなものが出てくると、なぜか人は出ることが不安になり出ないほうがいいと思いがちです。見た目の問題やわずらわしさなど排泄《はいせつ》そのものを敬遠しがちになりますが、実はためらわずに思いっきり出したほうがいいのです。

排泄するために体にはたくさんの穴が開いています。皮膚、目、鼻、耳、口、臍《へそ》、膣、肛門、体には体の中と外を結ぶ穴が無数に開いています。

もちろん、穴からいいものも悪いものも取り入れていますが、体に有害な物や老廃物は積極的に排泄を促します。これは生態系が持っている習性、生物にあるホメオスタシーと呼ばれる調整機能でもあります。体に悪いものをなんとか外へ出そうとする機能、自分で自分の体を修復しようとする自然治癒力が備わっているおかげです。

痛みや腫れは、血流を回復させ疲労した筋肉をもとに戻そうとする治癒反応です。不快でダメージのように思えますが、病気が悪化したわけではありません。筋肉を使うと乳酸などの疲労物質がたまり血流が悪くなるので、体が血流障害を改善しようとして、知覚神経に過敏に反応する作用があるアセチルコリン、プロスタグランジン、ヒスタミンなどをふやします。そのため痛みや腫れが起こります。

過呼吸の震えもパーキンソン病の震えもてんかんの発作による筋けいれんも、震えることで脳や体内の血流を良くして治そうとしている反応です。

風邪による38、39度という発熱も、体が何とか熱を出して体温を上げて、減ったリンパ球を最大限にふやしてウイルスと闘おうとして起こしている反応です。

下痢も、汗も、湿疹も体に必要のないものだからこそ外へ排泄しようとしています。皮膚から排泄しようとすれば皮膚炎、呼吸器から排泄しようとすればくしゃみや鼻汁、ぜんそくとなって、体自身が毒素を洗い流そうとして反応します。

昔から節分の豆まきに「鬼は外、福は内」というかけ声があるように、鬼のような悪い物を体の外に排泄することによって、体の内が福になるのだと私は考えています。

■ 治癒反応

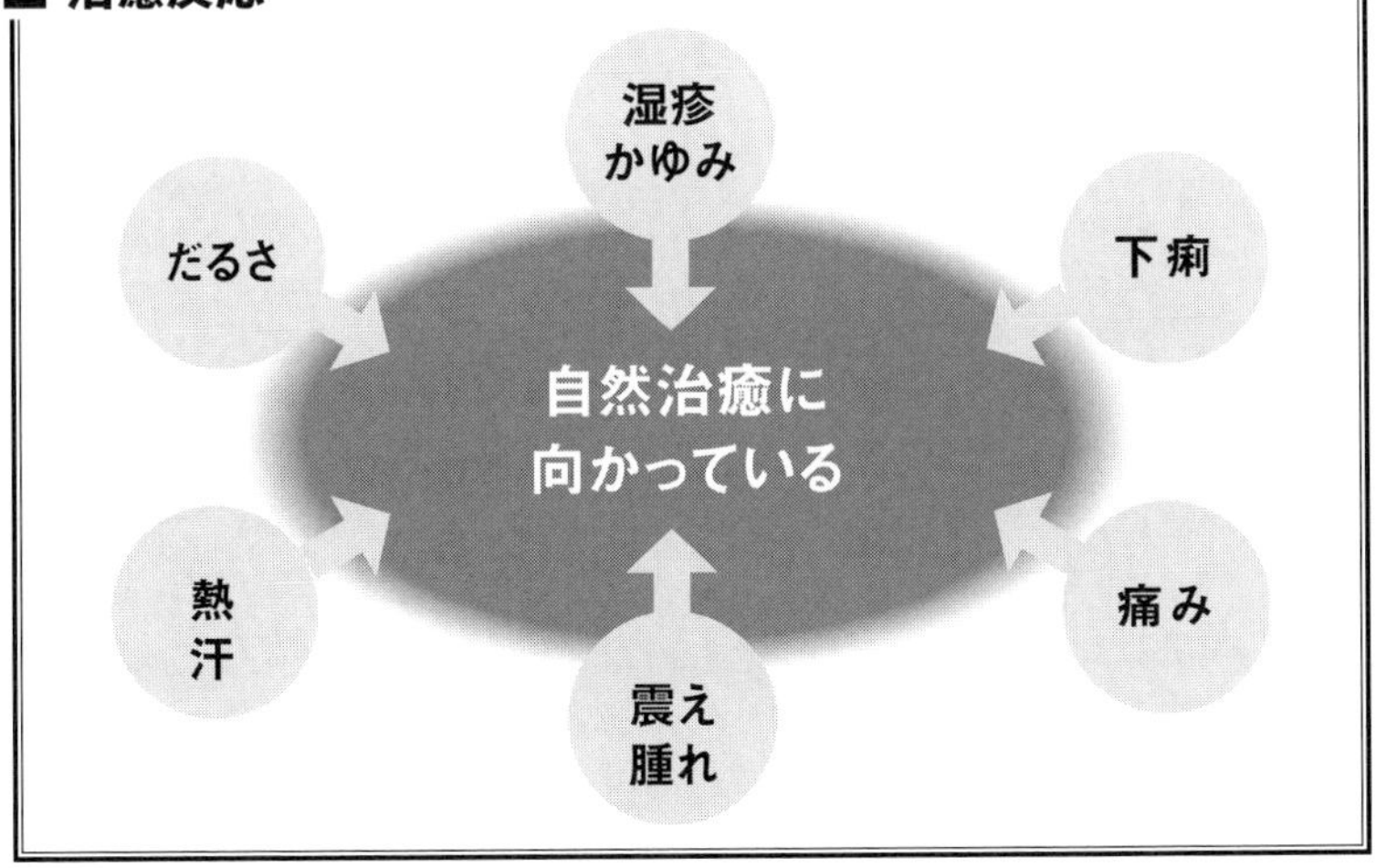

安保 徹

非常識 4

病気の原因は過剰なストレスと低体温

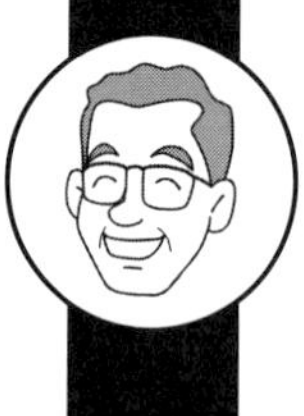

現代医学がどこまで進歩しても、残念ながら病気は一向に減ってはいません。むしろ、原因不明の難病はふえ続けています。

免疫システムに影響を与えるのは自律神経です。脳の指令を受けずに自律して、心臓や血管、胃腸、汗腺などの内臓の働きを調整する神経です。

自律神経には交感神経と副交感神経、２つの神経があります。日常や活動時に優位になるのが交感神経、食事や夜、休息時に優位になるのが副交感神経です。この両方が偏ることなくバランス良くはたらくのが健康の秘訣《ひけつ》です。

病気の原因は自律神経の偏りを生じさせる心と体にかかるストレスです。過労や悩みはもちろん薬も交感神経を緊張させるストレスの一つです。交感神経を過剰に緊張させると、アドレナリンが分泌され血管を収縮させ、血流が滞留するので全身で血流障害を引き起こします。また、白血球の中でもアドレナリンの受容体を持つ顆粒球がふえ、大量の活性酸素を放出して役目を終えるため粘膜で組織破壊を起こし炎症を引き起こします。

その逆に、副交感神経優位の甘えた楽な生活は、アセチルコリンを分泌させ血管を拡張させて血流を促し、たくさんの血液が必要になり循環障害を引き起こします。

どちらにしても、血液は免疫そのものですから、血液の流れが悪くなると低体温になり自然に免疫力も低下します。体温が1度下がると代謝は12％、免疫力は30％も低下するのです。まさに冷えは万病のもとになり、心まで冷やしてやる気を奪いマイナス思考に陥りやすくなり、さらに病気を呼び込んでいくというわけです。

低体温が病気を招く原因ですから、体温さえ上がれば、病気知らずで健康でいることができるのも真実です。健康な体を維持するのに最適な温度は36・5度前後です。このとき脳や内臓などの深部の体温は37・2度くらいになり、活発に働いています。低体温の人は体を芯《しん》から温めていけば、快方へと向かうことになります。

■ 低体温を招くメカニズム

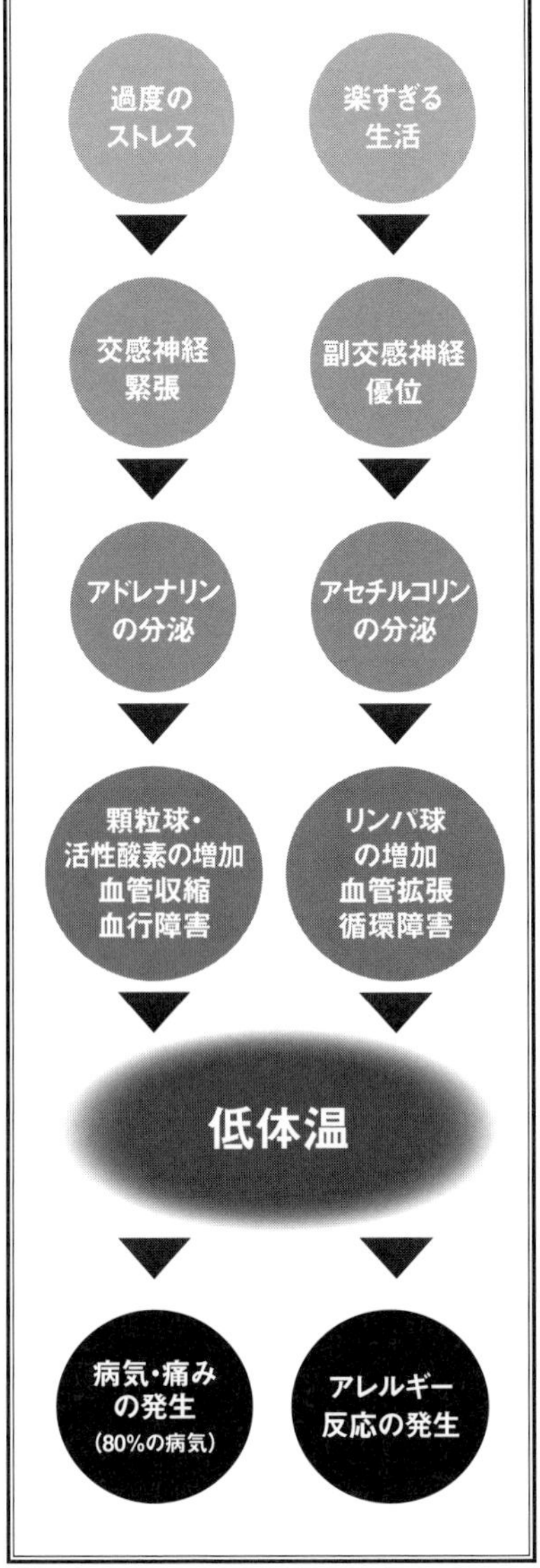

石原結實

非常識 5

水のとり過ぎが引き起こす水毒病

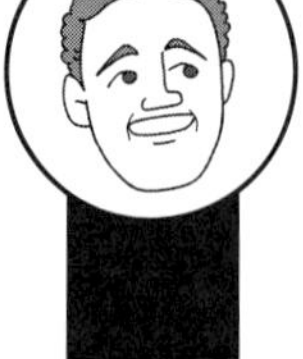

■水分をとると血液はサラサラになるけれども、排泄されない水分が問題です。

1日2リットルの水をとると、血液はサラサラになるといわれ、誰もがどこへ行くにもペットボトルを持ち運んでいます。まるで水を飲むと体にいいという信仰が広がっているようです。これは、日本人の死亡原因の2位と3位を占める病気が心筋梗塞《こうそく》と脳梗塞であるため、血栓を防ぐためには水分をとるようにと、指導されてきたことによります。

体の中の水分を調節するのは腎臓の役割ですが、水をたくさん飲むと尿として排出され、飲まないときは尿の量を少なくして水分を保とうとします。腎臓が調節するため体内の水分の量は、実は、ほとんど変わりません。

確かに体にとって水は大切なものですが、とった水を排泄することはさらに大事です。私からみると、水を飲み過ぎ排泄が悪いことから病気が多くなっているのです。とり過ぎた水分が体の中にたまって体に悪い状態を及ぼしているのです。この状態を東洋医学では水毒といいます。

血液中の水分が多くなりすぎると血液全体の量もふえますが、それを送り出すために血圧も高くなり、脳出血が起こることもあります。

排泄できない水により体が冷やされるので、くしゃみや鼻水、下痢、偏頭痛、嘔吐《おうと》などの症状が起こり、アトピー性皮膚炎のような皮膚からの湿疹で、余分な水分の排泄が始まります。血栓や胆石も体が冷えて硬くなってできるという面もあります。

水分には副交感神経を活性化する働きもあるので水をとるとリラックスできるのですが、過剰になると胃酸がうすまって消化不良になることもあるので、ほどほどが大事です。

昔以上に塩分をとる量が少なくなり、水分過剰摂取の現代人は、水毒のある人が多いのです。水毒のある人は体を温め水毒の排泄につながる食品を積極的に食べましょう。

■ 水毒のある人の特徴

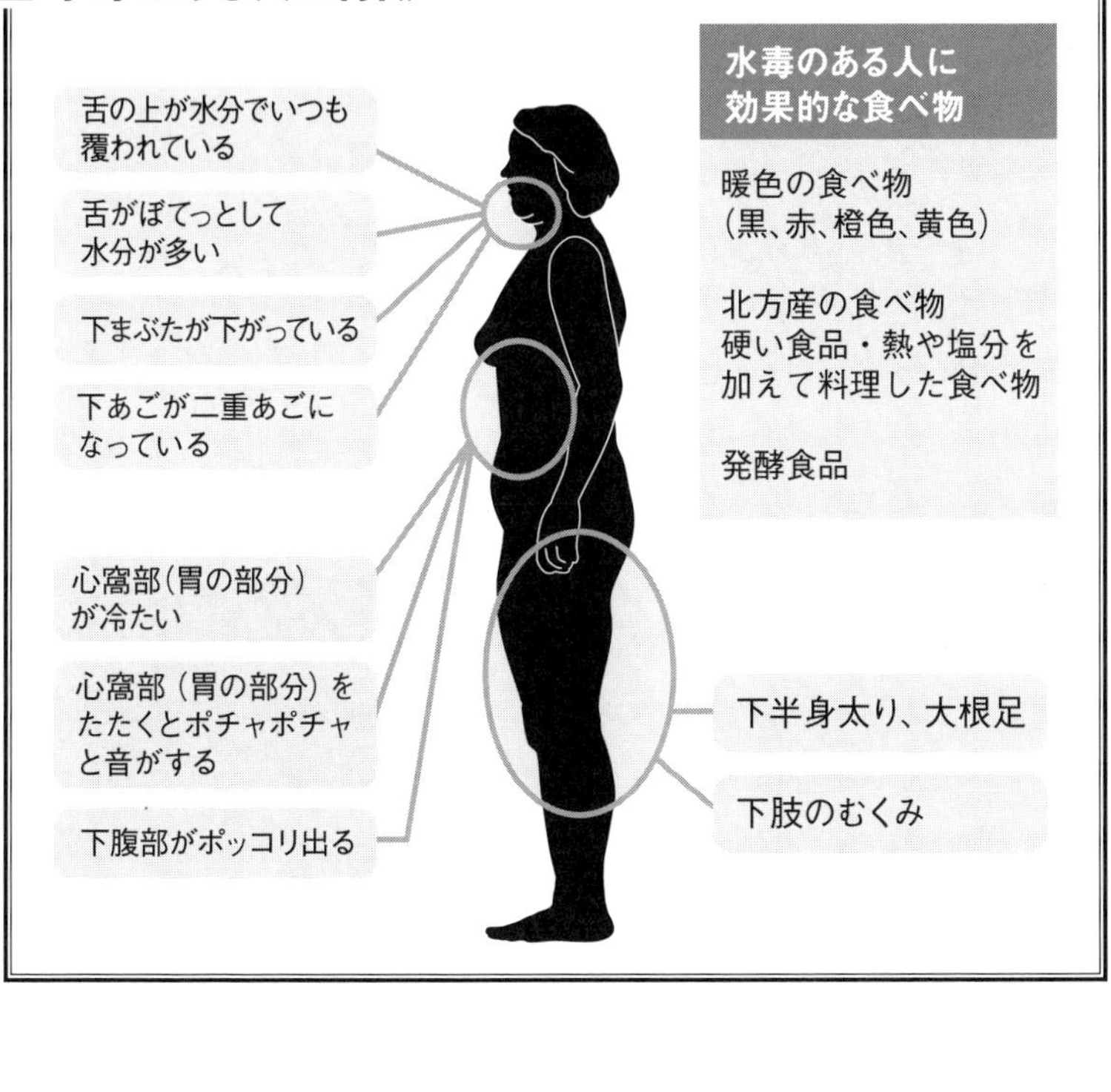
舌の上が水分でいつも覆われている
舌がぼてっとして水分が多い
下まぶたが下がっている
下あごが二重あごになっている
心窩部（胃の部分）が冷たい
心窩部（胃の部分）をたたくとポチャポチャと音がする
下腹部がポッコリ出る
水毒のある人に効果的な食べ物
暖色の食べ物（黒、赤、橙色、黄色）
北方産の食べ物
硬い食品・熱や塩分を加えて料理した食べ物
発酵食品
下半身太り、大根足
下肢のむくみ

福田 稔

非常識6

検査をするなら白血球分画検査

■必ず不具合を見つける最新の検査よりも自分の免疫力の状態を把握しましょう。

昔は検査というと白血球分画検査がどこの病院でも当たり前のように行われていました。現代医学が進歩するにつれて精密な検査が可能となり、腫瘍マーカーや細胞検査によって詳細なデータが収集できるので、白血球分画検査は、あまり行われなくなってしまいました。

検査の方法は、血液を採取して、白血球分類機構を備えた自動血球数装置で測定します。血球は、好中球、リンパ球、単球、好酸球、好塩基球の5種類に分けられますが、この検査では好中球をさらに桿状核球と分葉核球に分類して測定を行います。

ポイントになるのはリンパ球と顆粒球（好中球、好酸球、好塩基球）の割合です。

自律神経がバランス良くはたらいているときは血液1立方《ミリメートル》あたりに5000〜8000個の白血球が含まれています。顆粒球とリンパ球の比率は、顆粒球54〜60％：リンパ球35〜41％。この比率があれば免疫力は十分にあり自分の力で病気を治せます。

ほとんどの病気は、自律神経のアンバランスにより起こります。最近は、交感神経の過剰な緊張状態によって起こるのが40％、副交感神経優位で起こるのが40％、残りは未病で20％です。病気を改善する目標は、リンパ球の比率が35〜41％、数としては1800〜2000

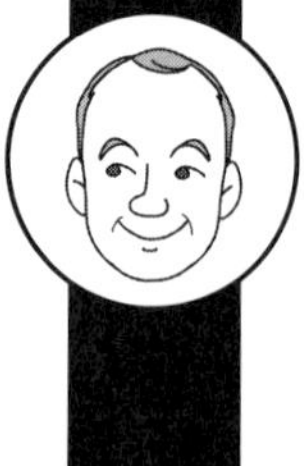

個／立方《ミリメートル》以上です。２０００個／立方《ミリメートル》を超えると症状は日増しに改善へ向かい、１８００個／立方《ミリメートル》程度を維持できると好転し、がんでも共存が可能になります。それ以下では病状は不安定で揺れている状況です。

　白血球分画検査はどこの病院でも行えます。健康保険が適用されれば負担は数百円、白血球像だけなら自己負担で２０００～３０００円前後と比較的安く済み、何より体の負担もありません。

　３カ月に１回程度を目安に検査を行うと、データを見て医者は治療の見通しも立てられ、患者さん自身も自律神経のバランスや免疫力の状態を把握することができます。

　リンパ球がふえない場合は、交感神経緊張状態にあるので、ストレスや睡眠不足など思いあたる原因を探して、しっかりと副交感神経を優位にする方法に取り組みます。

　がん患者さんは腫瘍マーカーの数値で一喜一憂しがちですが、リンパ球が一定以上あれば、不安なく自分の免疫力で戦えます。生検をして腫瘍細胞を傷つけ、増殖のきっかけをつくるよりも安全な方法だと考えます。

■ 検査データの見方

白血球像	骨髄球	0.0
	後骨髄球	0.0
	好中球	49.0
	環状核球	------
	分葉核球	------
	好酸球	8.2
	好塩基球	0.7
	リンパ球	37.2
	異型リンパ	0.0
	単球	4.0

専門的には血液像、白血球像とも呼ばれる。

➡ 全部あわせて顆粒球の割合 57.9%

➡ リンパ球の割合 37.2%

➡ 単球＝マクロファージ

安保 徹

非常識 7

命ある食べ物こそ自然の薬

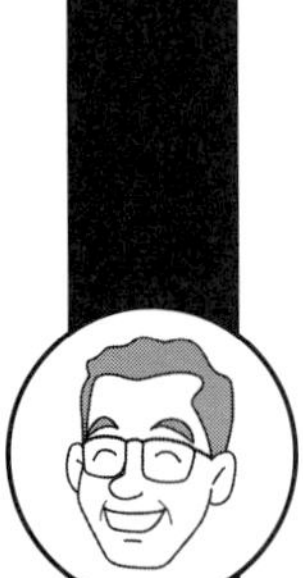

■地面にそのまま蒔《ま》くと芽が出る食べ物は生命エネルギーの宝庫です。

命はお母さんのおなかの中のたった一つの受精卵から始まります。たった一つの細胞が年月をかけ、60兆個もの細胞となり人になります。毎日の食事からとる食べ物を体の中で分解し、必要な栄養にして吸収し、細胞分裂を行い成長を繰り返していくわけです。

年月が経過するとともに、どんなものを食べてきたかという食事の内容が、一人一人の体にも心にも大きく影響を与えていると考えられます。

外国での犯罪者と非行少年の食事の調査では、逸脱した行動やキレやすい行動を引き起こしている原因の一つは、砂糖のとり過ぎやジャンクフード中心の食生活によって、栄養素が欠乏し、脳のはたらきの低下によるもの、と報告しています。放火犯の46％が低血糖障害を起こしていて、低血糖状態では弱いストレスに対しても抑制がきかないことがわかっています。

いじめや非行、校内暴力、家庭内暴力などの問題も食と関わりがあると思います。清涼飲料水などの甘い物の過剰摂取は低血糖症を引き起こし、血糖低下とカルシウム欠乏が重なるとイライラして些細なことに腹を立て、かんしゃくを起こしやすくなったりします。

生涯の食事の回数や量には限界があります。最高の贅沢は、命ある食べ物をとることだと思います。昔から日本人は食事の前に「いただきます」と手を合わせてきました。動物も植物も食材のすべてが命で、栄養学では測れない生命エネルギーを食べてきたからです。

　ところが、現在は清涼飲料水やインスタント食品など、長期間保存できる「命を持たない食品」があふれています。生命エネルギーが高まるかどうかは疑問があります。

　かつては、台所にある食材は自然の治療薬そのものでした。風邪を引きそうなときには体を温め滋養強壮をつける卵酒、胃の消化不良には大根おろし、むくみをとる小豆、ネギや里芋の湿布、梅干しの黒焼きなど、尽きることはありません。こうした民間療法は、成分はもちろん生きている命の力を活用したものです。

　科学と栄養学の進歩によって徐々にその作用が明らかにされてきていますが、東洋医学や昔の人の知恵には何らかの根拠があるように思えてなりません。

■ 免疫力を高める玄米

玄米ご飯と白米ご飯の栄養成分を比べると、エネルギー量はほぼ同じでも他の栄養成分の含有量は違っています。主食を玄米ご飯に変えるだけでバランス良く栄養素をとることができます。

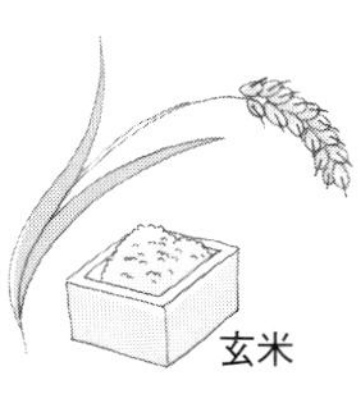

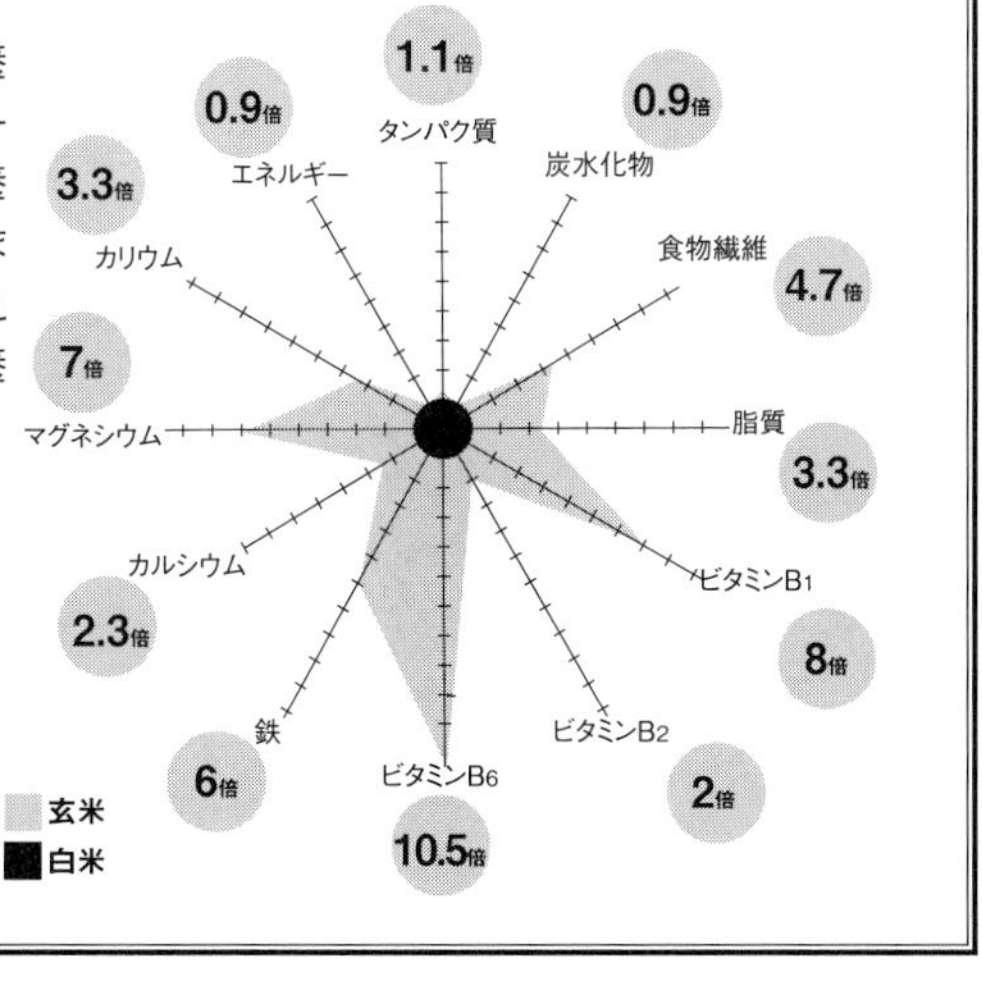

ニンジン・リンゴジュースは魔法の薬

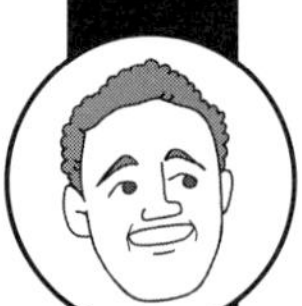

■朝食がわりに3杯のニンジン・リンゴジュースでミニ断食。

ニンジン・リンゴジュースとの出合いは１９７９年、スイスのチューリヒにあるベンナー病院に自然療法を学びに行ったときです。病院でニンジン・リンゴジュースは毎朝の食事として出されて多くの難病の患者さんを治していました。

私の研究でもニンジン・リンゴジュースが好中球やマクロファージなど白血球の何でもむさぼり食べる貪食能を50％上昇させ飛躍的に免疫力を高くしていました。しかも、空腹時や断食中には、より白血球の貪食・殺菌能が増強されることがわかりました。

2つの特性を生かせば、白血球が体内の老廃物をむさぼり食べてくれるので、体の中の病原菌はもちろん血液中の汚れも排出されやすくなり、多くの人が健康になるわけです。

小食や断食を行うと、栄養を吸収する胃腸に血流が集中しないで他の部分への血流が多くなります。排泄を促進するには吸収させなければいい、食べなければいいのです。

こうした経験から20数年前に伊豆にニンジン・リンゴジュースだけで断食をする保養施設をつくり、すでに3万人以上もの人がジュース断食に来られ健康になって帰られています。

ニンジン・リンゴジュースには非常に有効な成分がたくさん含まれています。ニンジンは、赤い色が濃く硬い根菜、リンゴは赤く、寒い地域で収穫される共に体を温める陽性食品です。

ニンジンは米国科学アカデミーでもがん予防の代表的な食べ物で、抗酸化作用のあるβカロテンが豊富で、視力の回復や皮膚病、肌荒れ、病気全般の予防はもちろん、腎臓などの泌尿器の機能向上にも効果があります。強力な浄化力を持つイオウ、リン、カルシウムなどのミネラルも豊富なので胃腸や肝臓を浄化し、骨や歯を丈夫にしてくれます。

リンゴは、「一日1個のリンゴは医者いらず」といわれるように、抗酸化作用のあるビタミン類やポリフェノール、疲労を回復させ炎症を抑える有機酸、ミネラル、酵素、ポリフェノール、整腸作用を促し便通を良くし、血液中のコレステロール値を下げるペクチン、腸内の善玉菌をふやすオリゴ糖、体内の塩分を排出するカリウムなどをバランス良く含んでいます。

朝食を抜いてニンジン・リンゴジュースで行うミニ断食は免疫増強と老廃物の排泄にとても効果的なものなのです。

■ ニンジン・リンゴジュース

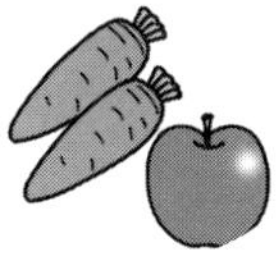

[材料]
ニンジン２本（約 400 g）
リンゴ１個（約 300 g）

[作り方]
たわしでよく洗います。種も皮もそのまま丸ごとを、適当な大きさに切ってジューサーにかけます。コップ 2.5 杯分ができます。

ジューサーはミキサーと違い食物繊維が入らないので他の栄養素の吸収を妨げないでとることができます。

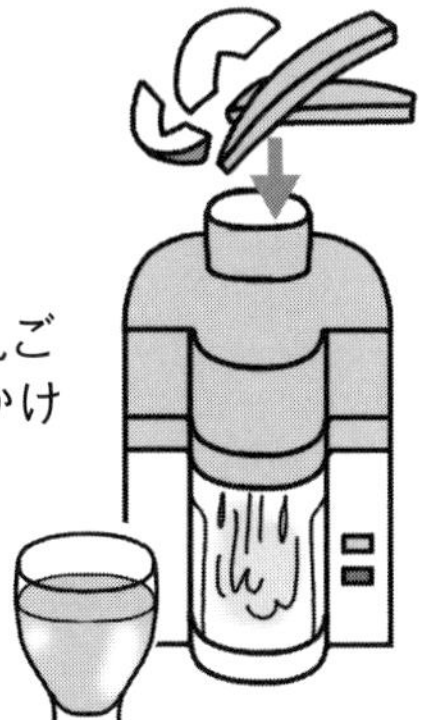

福田稔
非常識9
病気を治す痛いほどの反射

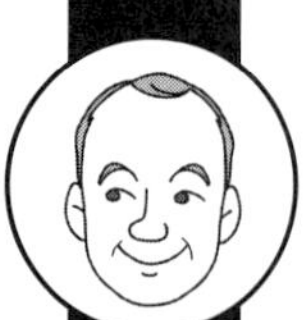

■〝嫌なもの反射〟で副交感神経を刺激して健康を獲得できます。

初めの頃は爪もみで病気が治るのなら医師はいらないとよくいわれたものです。

私は外科医ですから、初めて自律神経免疫療法を提唱し始めた当時は、いろいろ悩んだりしたこともありますが、患者さんと向き合うことで多くのことを学びました。そして、すべての病気は自律神経の偏りによって起き、リンパ球と顆粒球のバランスさえとれればどんな病気でも回復へ向かうことも確信することができました。

誰でも自分の自律神経の働きをととのえ、免疫を高めてくれるのが爪もみです。爪の生え際には神経繊維が密集していて、痛い刺激を与えることで、その刺激を反射して、はね返そうと副交感神経が刺激からの回復を誘導します。つまりシーソーのような偏りをもとに戻そうとするのです。

方法はいたって簡単です。両手の爪の生え際から順番に、反対側の親指と人さし指で両側からつまんで押しもみをするだけです。右手の親指を刺激する場合は、左手の親指と人さし指で、厳密な位置にこだわる必要はありません。とにかく痛いくらいにギュギュッともんでもギューと押してもかまいません。5本の指をそれぞれ10秒ずつ、自分が治したい病気や症状に対応する指は念入りに20秒ずつ刺激を加えてください。両手の指全部を行っても合計で

2分ほど、1日2～3度毎日行うことに意味があります。薬指だけを単独で刺激すると免疫力を低下させる可能性があるので必ず他の指と一緒に刺激しましょう。下半身の症状を改善したいときは両足の指の爪もみも手と同じように刺激しましょう。

爪もみを始めると、まずは、手足がポカポカする、体が軽くなるという変化が感じられます。実際に爪もみを実践した人からは症状が劇的に変わったという声をいただくこともありますが、小さな変化を積み重ねながら体調を徐々に向上させ、白血球のバランスをととのえやすくするものです。

こんな簡単な方法でと思う方もいますが、素直に取り組んでみてください。

■ 病気症状別の指（20秒ずつ刺激）

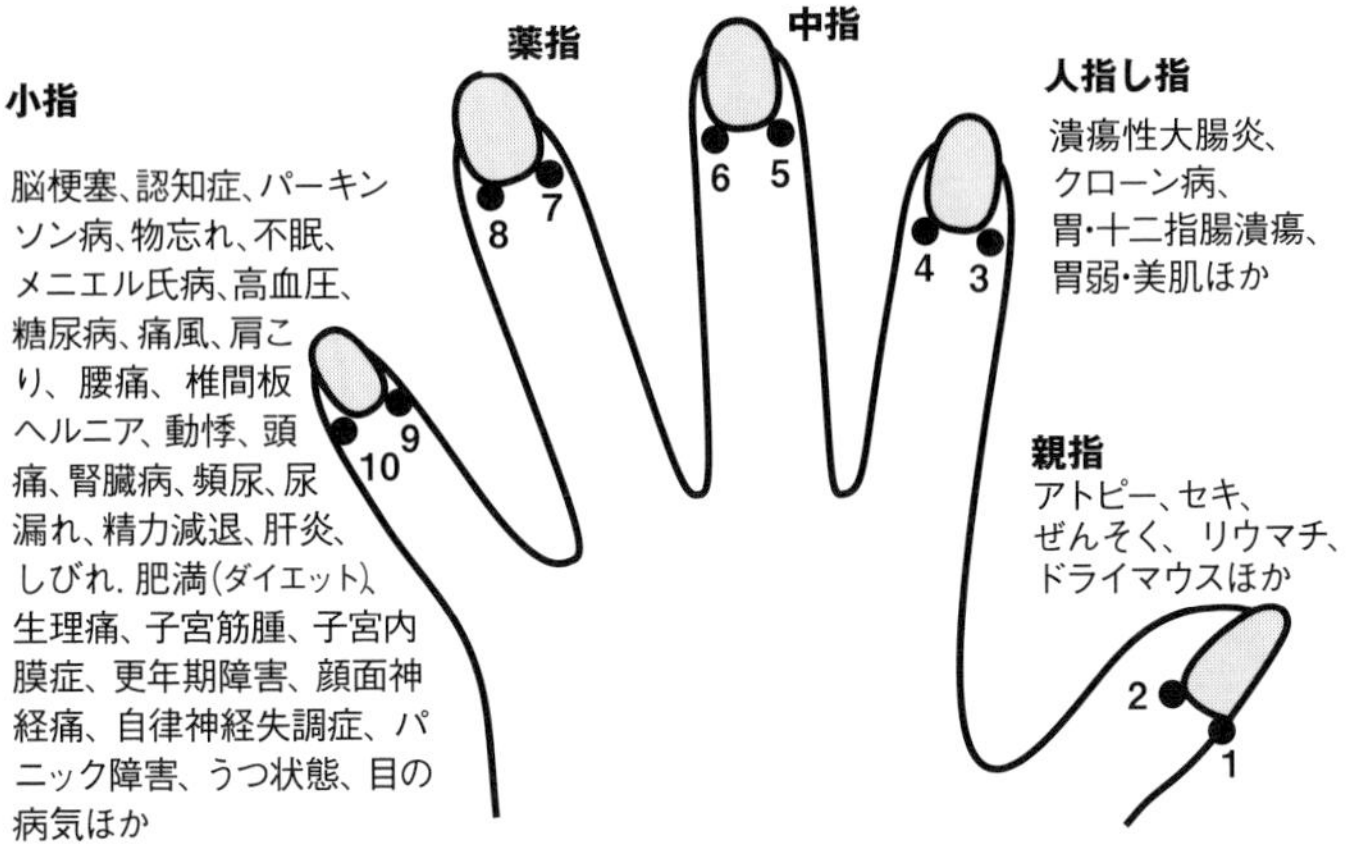

爪もみを始めると一時的に痛みや症状が出ることがありますが、症状が改善する前の反応です。心配しないで続けましょう。免疫力を高める爪もみは一つの方法です。爪もみだけですべてが解決するわけではありません。

安保　徹

非常識10

平均寿命より延ばしたい健康寿命

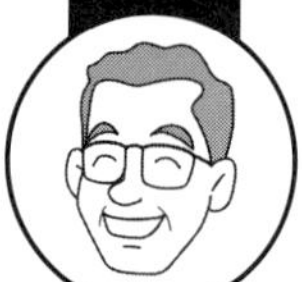

■運動を続けて健康長寿で寝たきりを予防しましょう。

中高年になって気をつけたいのがメタボリックシンドローム、代謝異常症候群ですが、人生80年という長寿社会で気をつけたいのはロコモティブシンドローム、運動器症候群です。ロコモティブとは、人の運動をつかさどる骨、関節、筋肉、腱、神経など「運動器」のことです。日本整形外科学会によって名付けられたロコモティブシンドロームは、通称「ロコモ」と呼ばれ、運動器が不安定になって、起こる運動器不安定症のことです。

高齢になると、骨、関節、筋肉、腱、神経などの運動器の機能が侵される、骨粗しょう症や関節リウマチ、変形性関節症や脊椎《せきつい》の変形などの病気が起こりやすくなります。こうした病気にかかると運動機能が衰え、バランスをとる能力や移動する能力が低下します。内臓の働きが健康であっても転倒の危険性が高まり、寝たきりや閉じこもりになりやすくなります。

私たちが生まれてから死ぬまでの平均寿命は確実に延びているのですが、運動器が不安定な状態では、思うように動くことができず介護が必要となる可能性は高くなり、決して健康とはいえません。

大事になるのは寿命の質で、どれだけ健康で満足した生活を過ごせるか、どれだけ自立して元気に暮らすことができるか、という健康寿命を延ばすことです。それには、まず運動を担う骨や関節などの「運動器」が丈夫でなくてはなりません。

日本人の平均寿命は80・9年、健康寿命は74・5年、ともに世界一です。その差の6・4年の年数を短くすることが、より充実した人生を送ることにつながります。

たとえ病気や障害を持っていたとしても、自分に対しても前向きで考え生きていくことができれば健康だと考えられます。決して健康寿命は体の機能だけを指すものではありませんが、健康な運動器をもつことは運動療法が欠かせない生活習慣病予防や脳の老化防止にとっても重要です。

私も自分なりにラジオ体操や全身をゆするゆらゆら運動、腕立て伏せやゴムを使った胸筋体操、足蹴りなど、体を動かして筋肉を鍛えています。その結果、眼精疲労は軽くなり、脳の血流も良くなっていることを実感しています。無理なく毎日できる運動を継続しましょう。

■ 運動器不安定症の評価基準

ロコモティブシンドローム、運動器不安定症と
評価される基準は、以下のようになります。

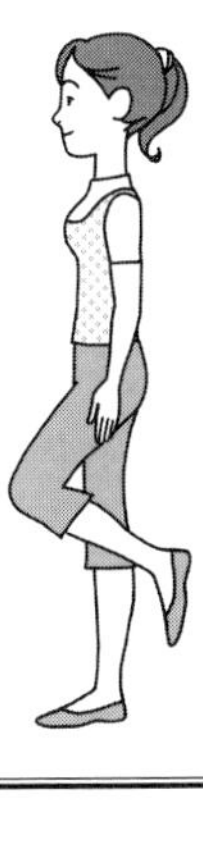

① 開眼片脚起立時間

左右2回ずつ目を開けて片足立ちを行って測定します。
長い時間で片足で 15 秒間立ったままでいられない場合

② 3mタイムド アップ&ゴー テスト

椅子に座った姿勢から立ち上がって3メートル先で折り返し、もう一度椅子に座るまでの時間を測定して 11 秒以上かかってしまう場合

いつでも何でも生姜紅茶

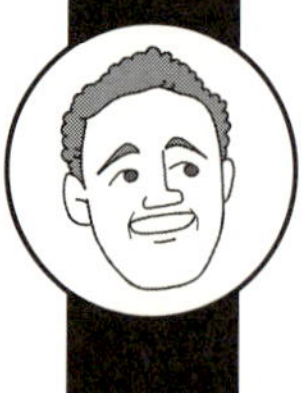

■漢方薬の基本は、体を温め、すべての流れを良くする生姜にあります。

生姜ほど体にいい食べ物はありません。何しろ2000年以上もの歴史のある漢方薬の中で、200種類のうちのおよそ150種類には生姜が使われているほどです。

「気・血・水」の流れが悪くなると、病気にかかりやすいとされる東洋医学において、生姜は、この「気・血・水」の流れを正常にする働きがあるからです。

生姜は、体を温めエネルギーがでて元気になるので、うつ気分を取り気を開きます。副腎髄質を刺激してアドレナリンを分泌させて気力を高めてくれます。

血管を開き、血流を良くします。痰の分泌をスムーズにして、血液の汚れを取ります。血小板の凝縮を抑え、血栓を溶かし体を温めます。さらに、コレステロール値を下げ、肝臓機能を強化し、白血球の機能を促進します。

発汗を促し体液の流れを良くします。尿の排泄を良くし水分の過剰な滞りをなくします。

私が、ことあるごとに生姜紅茶を提唱してきたのは、「気・血・水」のバランスを正常にするためどんな病気の人にもおすすめできるからです。そして、現代人に多い水毒や低体温を改善する作用を持ち合わせているからです。

生姜は400種類もの成分が含まれている万能ハーブです。ゴツゴツとしたこぶのようなひね生姜を使います。

生姜（陽性食品）を体を冷やす緑茶ではなく、茶葉を発酵させている紅茶（陽性食品）と組み合わせることで、さらに体を温め、水分の排泄を促します。

生姜に含まれている成分のジンゲロールやショウガオールには、心臓の働きを強くする強心作用があり、血行はいっそう勢いよくなります。腎臓の血流量もふえ、利尿作用はより強力になります。ジンゲロールには発汗作用や保温作用があるため体の温度が何よりも高くなります。

紅茶にあるカフェインの利尿作用、赤い色素のテアフラビンによる体を温める作用、そして黒砂糖を加えると含有成分の黒糖オリゴが血糖を下げ、脂肪を燃やし減量するはたらきが期待できます。くずの粉を加えると滋養強壮効果が高まり、保温、発汗、健胃作用がもっと働くようになります。

食前や食後、喉が渇いたと感じたときにいつでも飲むと体がポカポカして尿の排泄も良くなります。毎日継続していくと体温が上がるのがわかるはずです。

■万能　生姜紅茶

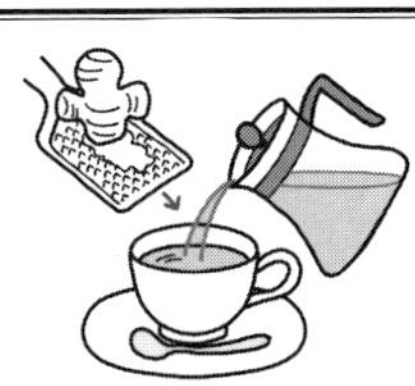

［材　料］紅茶、生姜、はちみつもしくは黒砂糖

［作り方］カップ一杯の紅茶に生姜をすりおろして布巾で絞った汁小さじ1～2杯入れ、はちみつもしくは黒砂糖を入れればできあがり。

生姜の皮とその境目には健康に重要な成分があるのでくれぐれも生姜の皮は剥かないようにしましょう。面倒な人は生姜を一度にすりおろしておき冷凍庫で保存してもいいし、すりおろし生姜のチューブでもかまいません。でも一番いいのは、生の生姜をその場ですりおろして使うことです。なぜならばジンゲロールもショウガオールもすりおろした段階で有効成分が減少してくるからです。

福田 稔

非常識12

頭寒足熱の本当の意味

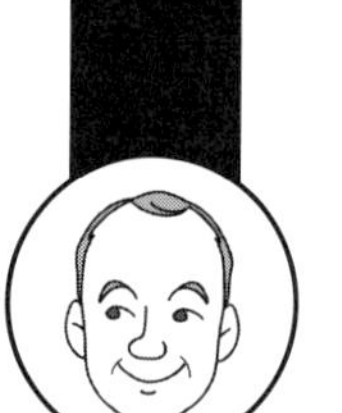

■「気・血・水」の3要素のバランスを保つことが心身の健康につながります。

頭寒足熱は、「足を温めて頭を冷やせば病気が良くなる」という単純な意味ではありません。

私自身うつ病になり、長男の嫁がつれてきた鍼灸《しんきゅう》・気功師の治療によって、頭寒足熱は「頭部のうっ血をとり血液を下に流すこと」だったと身をもって実感することができました。

頭寒足熱は、うっ血状態の頭を正常な血流状態にして冷えた足を温かくすることです。自分の頭を探るうちに、つむじを頂点にして手足の先までを治療するとうっ血がとれやすくなることに気づきました。放射状に頭を探っていくと、必ず直径1センチメートル弱の大きなくぼみがあり、このつむじこそが全体に気を通すポイントだとがわかりました。

治療の起点を百会からつむじに変えると、驚くほど患者さんの顔色や肌つやがみずみずしくなり、目の輝きが違ってきます。発汗量も多くなり治療後には、例外なく体が温まり、風呂上がりのようにさっぱりしたといいます。

東洋医学では、人の体は体内を循環する「気・血・水」の3要素の不足や停滞、偏りで不調や病気が起きるというのが根本的な考えです。それぞれが互いに影響しあいバランスを保っています。目に見えないはたらきがあるとされる気は、いわば血や水のエンジンで、血や水を循環させ栄養を与え潤すはたらきをしています。

振り返ってみると、私自身もがん患者さんが殺到した頃から激しい血流障害が起こり、体は冷えきり、神経はいらだち満身創痍《そうい》の状態でした。治療成績が右上がりになる中で慢心して自分が病気を治してやると豪語し、思い上がっていました。

健康な体は、上半身に上ろうとする熱気を引き下げ、下半身に下りようとする冷気を押し上げる力、頭寒足熱の姿があります。

同じように健康な心も、表面に上る、うぬぼれや慢心などの傲慢《ごうまん》な感情を、謙虚で真摯《しんし》な理性が戒める姿があります。頭寒足熱の教えは、体ばかりでなく心にまで通ずるものであり、足を冷やさないよう運動を行い心臓の補助ポンプの役割をサポートするようにとの教えです。

■「気・血・水」の３要素

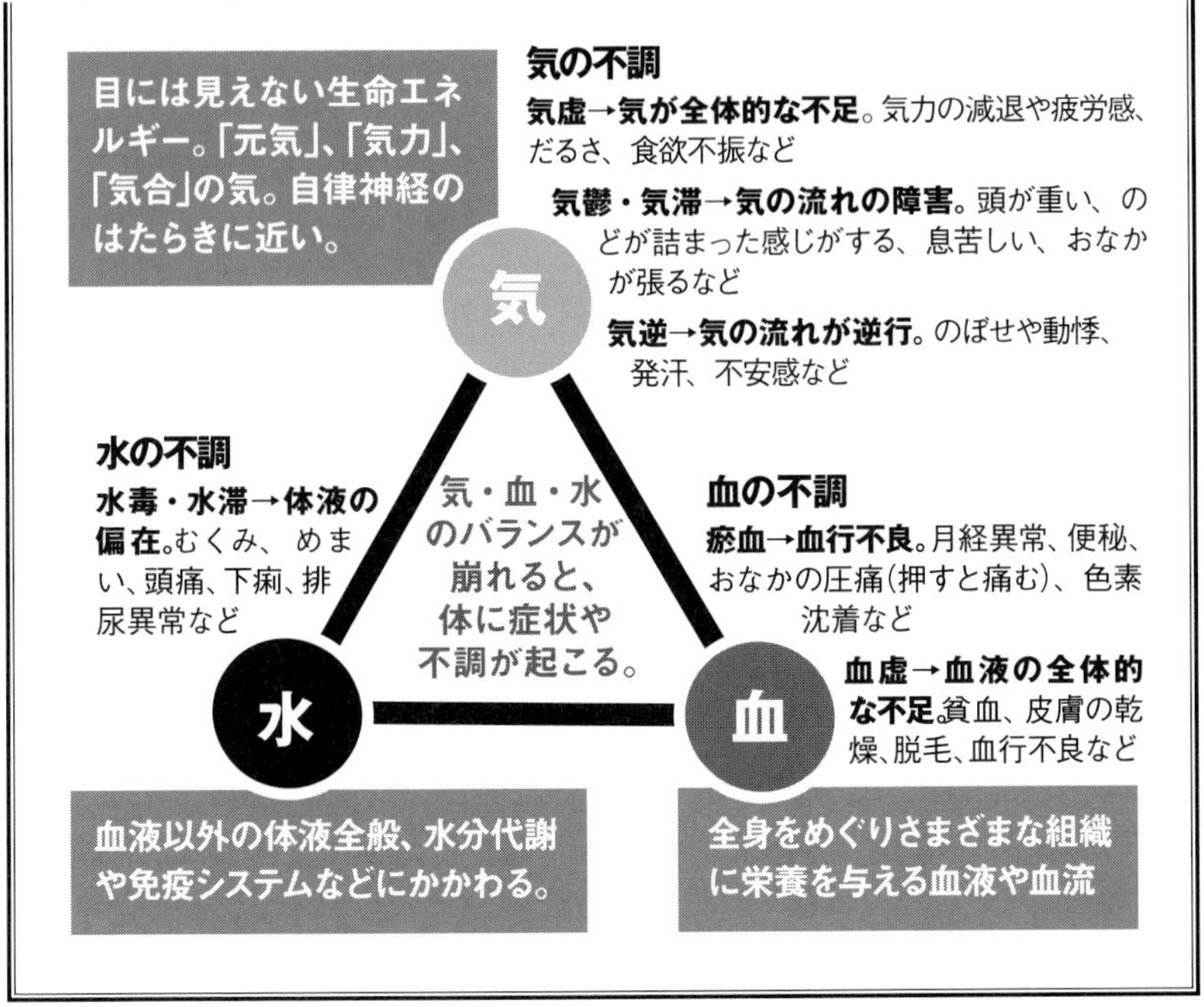

目には見えない生命エネルギー。「元気」、「気力」、「気合」の気。自律神経のはたらきに近い。
気の不調
気虚→気が全体的な不足。気力の減退や疲労感、だるさ、食欲不振など
気鬱・気滞→気の流れの障害。頭が重い、のどが詰まった感じがする、息苦しい、おなかが張るなど
気逆→気の流れが逆行。のぼせや動悸、発汗、不安感など
気
水の不調
水毒・水滞→体液の偏在。むくみ、めまい、頭痛、下痢、排尿異常など
気・血・水のバランスが崩れると、体に症状や不調が起こる。
血の不調
瘀血→血行不良。月経異常、便秘、おなかの圧痛（押すと痛む）、色素沈着など
血虚→血液の全体的な不足。貧血、皮膚の乾燥、脱毛、血行不良など
水
血
血液以外の体液全般、水分代謝や免疫システムなどにかかわる。
全身をめぐりさまざまな組織に栄養を与える血液や血流

安保徹コラム 1

免疫を担う白血球の役割

白血球は、顆粒球、リンパ球、単球の総称

それぞれ異なる形態・性質がある白血球は、体が正常なときはそれぞれの占める割合が一定範囲内に保たれています。体に何らかの異常が発生するとお互いの比率に変化が現れます。血液像（白血球分画）の検査はその増減を調べるものです。ポイントは顆粒球とリンパ球の割合です。

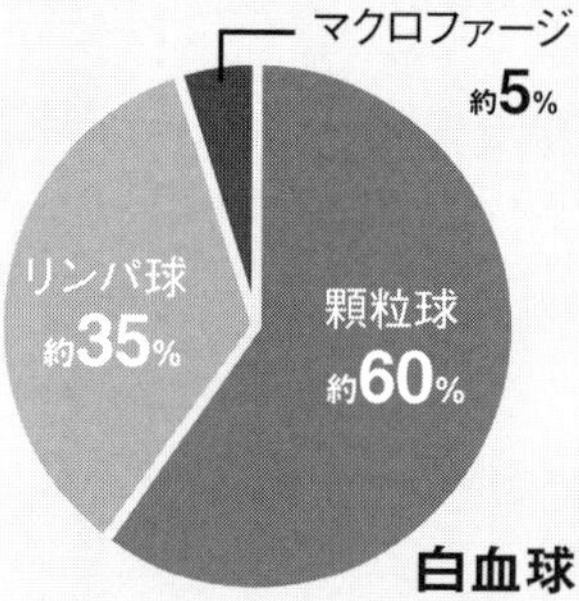

リンパ球

T細胞 胸腺（Thymus）で教育されつくられる。

● **ヘルパーT細胞** 獲得免疫
攻撃対象の敵を認識する司令官。仲間へ敵の情報を伝達する物質サイトカインを出してＢ細胞、キラーＴ細胞に指令を出す（Th1、Th2がある）。

● **キラーT細胞**
敵を分解する酵素パーフォリンをふりかけて細胞ごと傷害させる。

● **B細胞** 獲得免疫 抗原提示
ヘルパーT細胞の指令を受けて抗体、免疫グロブリンをつくる（ＩｇM、ＩｇG、ＩｇＡ、ＩｇE）

● **胸腺外分化T細胞**
自然免疫
胸腺以外でつくられ、体内の細胞を監視し、変異した細胞を傷害させる。

● **NK細胞**
（ナチュラル・キラー細胞）
自然免疫
がん細胞を攻撃する大型細胞。敵を丸のみすることもある。グランザイムという酵素を振りかける。

リンパ球はウイルス感染症、甲状腺機能亢進症、副腎の病気では増加し、悪性リンパ腫、がん、白血病では減少する。

単球（マクロファージ）

自然免疫 抗原提示

アメーバーのように動き回り、何でも食べる貪食能を持つ。顆粒球やリンパ球に敵の侵入を知らせ、リンパ球が働いたあとの死骸の片づけもする。敵の情報をヘルパー Ｔ 細胞に伝達する。マクロファージは結核、梅毒、はしかなどで増加する。

顆粒球

自然免疫

好中球、好酸球、好塩基球の３種類。

好中球８割以上占める（マクロファージの進化したもの）。

貪食能、活性酸素を放出し殺菌能力がある。大型細菌を飲み込み化膿性の炎症を起こす。死骸は膿になる。

好中球は、感染や急性の炎症に最も早く反応し、感染症、外傷、慢性骨髄性白血病、心筋梗塞で増加し、急性白血病や腸チフス、敗血症などで減少する。

好酸球はアレルギー性疾患（気管支ぜんそく、花粉症、じんましん）、寄生虫病、ホジキン病などで増加し、クッシング症候群などで減少する。

好塩基球は最も数が少なく、甲状腺機能低下症、慢性骨髄性白血病などで増加する。

第二章

病気の捉え方

原因を知ることが改善への第一歩

経験から治療法を発見。困ったときに改善への道がみつかる可能性あり。

自律神経と白血球

安保　徹

■白血球の自律神経支配の法則

私たちの体の中には病気の予防や病気を治す免疫という仕組みが備わっています。免疫は自分たちの体を守るばかりでなく、侵入者に対して攻撃を行う、体に備わっている自然治癒力です。

いかにして免疫力を高めるかが、病気から体を守り病気を治すポイントです。

免疫力に大きな影響を与えるのが自律神経です。自律神経は自分の意思とは無関係に体の働きを調整している神経で、交感神経と副交感神経があります。

交感神経は昼間の活動や興奮時に働く神経で、副交感神経は夜間、食事やリラックス、休息しているときに働く神経です。

両者は、どちらか一方の働きが優位になると、もう片方がダウンするシーソーのような関係でバランスをとっています。

自律神経の働きと免疫力は連動をしています。交感神経が優位の活動的な状態は細菌などの微生物の侵入がしやすいので、アドレナリンを放出してその受容体を持つ顆粒球を増加させます。副交感神経が優位になると消化の過程で現れる体に不都合な物質を処理するために、アセチルコリンが分泌されその受容体を持つリンパ球が増加します。

両者の神経がバランスよくはたらき顆粒球とリンパ球が適度な増減を繰り返しているのなら、何も問題はありません。どちらかにバランスが傾いた状態が続くと問題です。

交感神経緊張状態は、ふえ過ぎた顆粒球が放出する活性酸素によって周辺の正常な細胞を酸化させ、炎症を起こさせ破壊していきます。同時に、リンパ球は減少していますから、小さなサイズの敵に対する処理能力が落ちて異物の処理能力まで落ちて免疫が低下します。顆粒球は体の中にある常在菌と反応する性質があるため、粘膜のある場所で炎症

■自律神経の働き

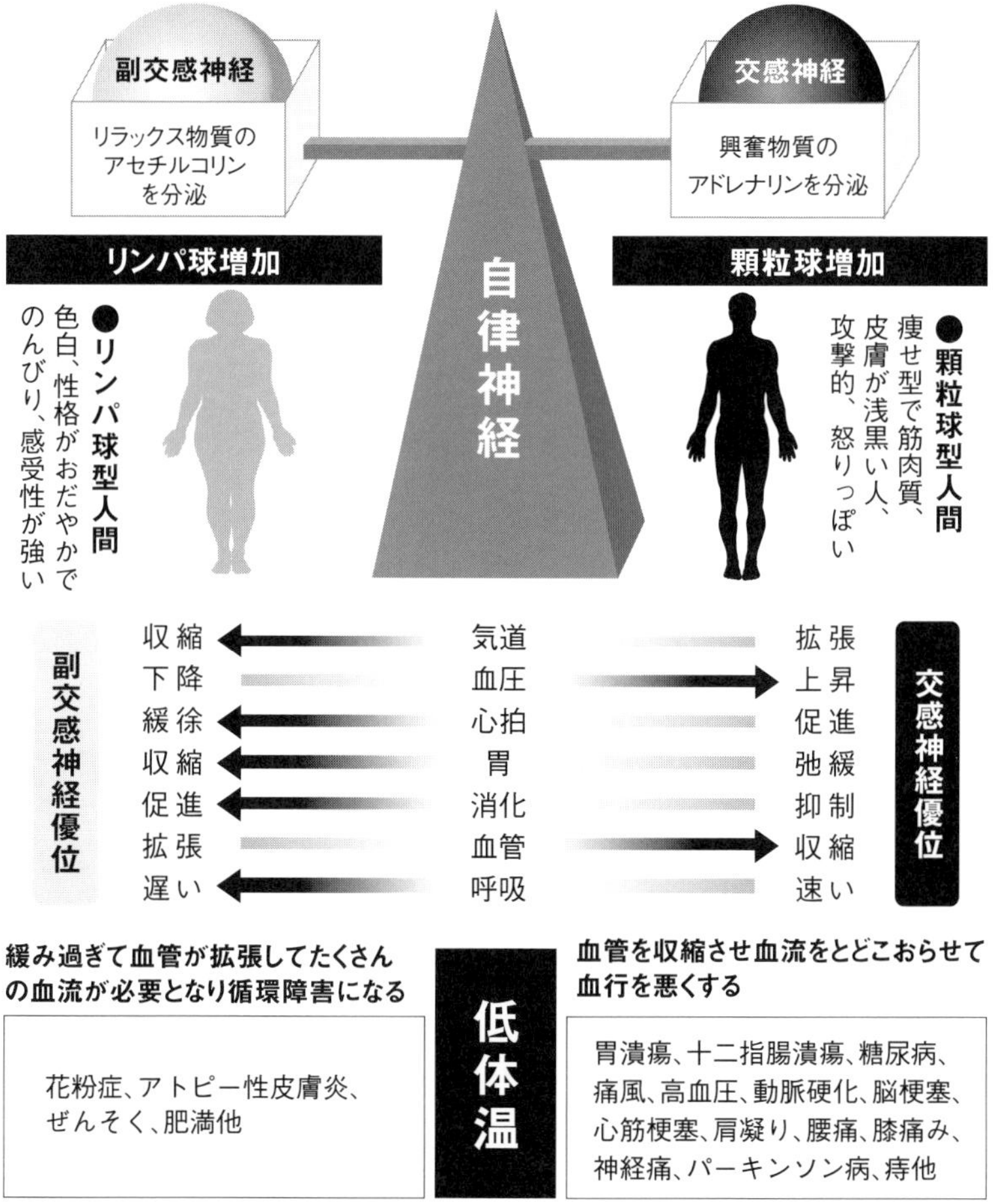

を起こし、肝炎、膵炎、急性肺炎など化膿性の炎症を起こします。胃潰瘍や十二指腸潰瘍などの炎症系の病気や痛みの病気、ひどくなると、自己免疫疾患やがんになる可能性があります。

このとき、排泄、分泌機能を調整している副交感神経が抑制されるので、各種ホルモンの分泌が抑えられたり便通が悪くなったりします。数が少ないだけでなく、がんを攻撃するリンパ球は放出する武器さえも使えずにがんが発病することになります。

交感神経によるアドレナリンの分泌、心身の興奮、血管の収縮による血流障害が起こり、血液本来の酸素や栄養を送り、二酸化炭素や老廃物を回収するはたらきが阻害されて、一層血流は停滞することになります。

血流障害は肩こり、頭痛、腰痛などの不快な症状の原因となり、排泄分泌能の低下は便秘や排尿障害、胆石、腎臓結石などを引き起こします。

副交感神経が過剰になると、ふえ過ぎたリンパ球が、花粉やハウスダストなどの抗原に過剰に反応して、花粉症やアトピー性皮膚炎、ぜんそくなどのアレルギー反応を引き起こしてしまいます。副交感神経によるアセチルコリンの分泌、過剰なリラックス、血管の拡張によって血流はうっ血し、循環障害になります。

こうした自律神経のバランスの崩れは低体温状態を引き起こし、免疫がはたらく上での必要な熱が不足して、さらなる免疫力の低下を招きます。両者の違いは、病気の種類が違っているだけで、病気を引き起こすのに変わりはありません。

■ ストレスが病気を招く仕組み（交感神経の優位）

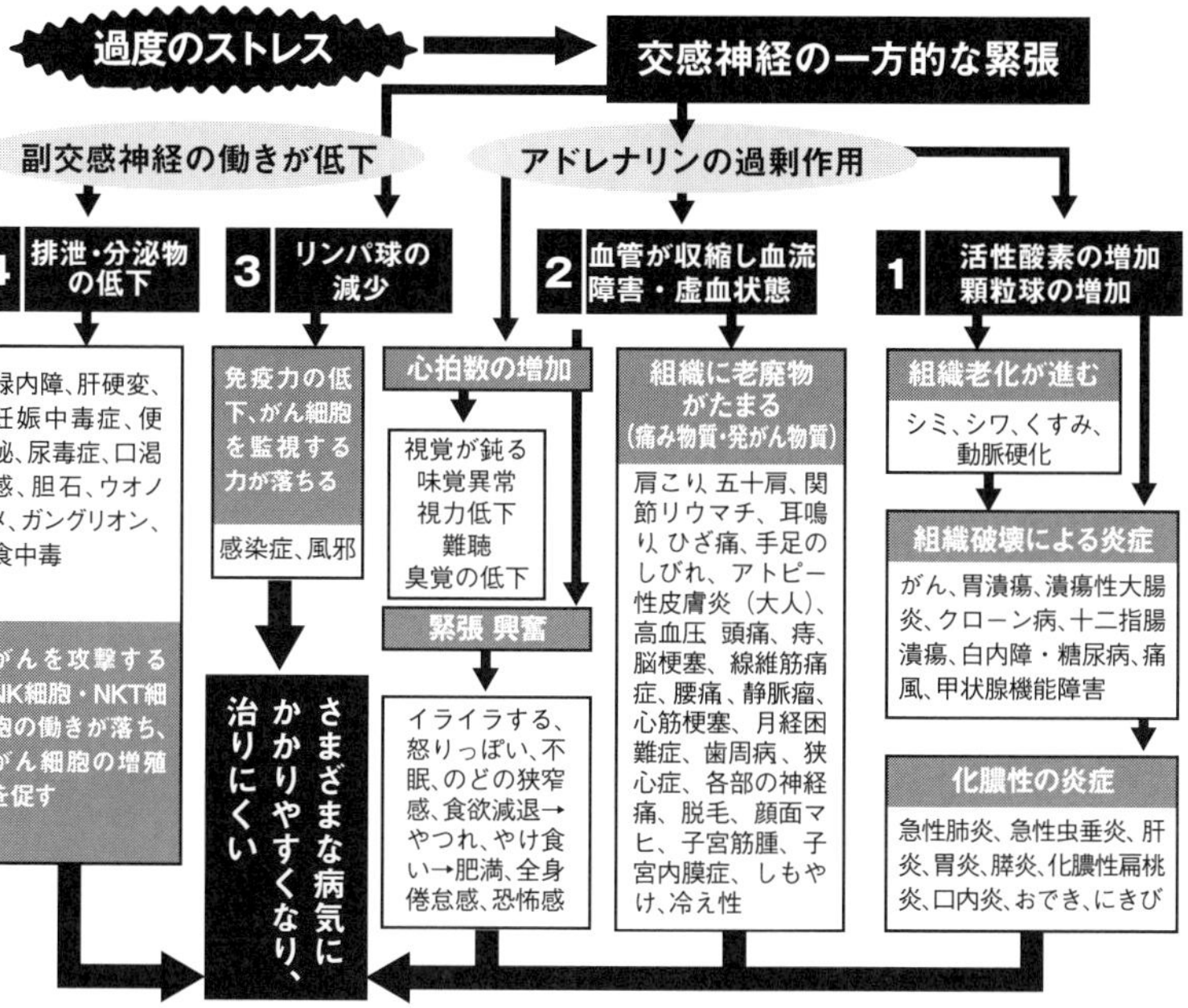
過度のストレス
交感神経の一方的な緊張
副交感神経の働きが低下
アドレナリンの過剰作用
4 排泄・分泌物の低下
3 リンパ球の減少
2 血管が収縮し血流障害・虚血状態
1 活性酸素の増加 顆粒球の増加
緑内障、肝硬変、妊娠中毒症、便秘、尿毒症、口渇感、胆石、ウオノメ、ガングリオン、食中毒
がんを攻撃するNK細胞・NKT細胞の働きが落ち、がん細胞の増殖を促す
免疫力の低下、がん細胞を監視する力が落ちる
感染症、風邪
さまざまな病気にかかりやすくなり、治りにくい
心拍数の増加
視覚が鈍る 味覚異常 視力低下 難聴 臭覚の低下
緊張 興奮
イライラする、怒りっぽい、不眠、のどの狭窄感、食欲減退→やつれ、やけ食い→肥満、全身倦怠感、恐怖感
組織に老廃物がたまる（痛み物質・発がん物質）
肩こり、五十肩、関節リウマチ、耳鳴り、ひざ痛、手足のしびれ、アトピー性皮膚炎（大人）、高血圧 頭痛、痔、脳梗塞、線維筋痛症、腰痛、静脈瘤、心筋梗塞、月経困難症、歯周病、狭心症、各部の神経痛、脱毛、顔面マヒ、子宮筋腫、子宮内膜症、しもやけ、冷え性
組織老化が進む
シミ、シワ、くすみ、動脈硬化
組織破壊による炎症
がん、胃潰瘍、潰瘍性大腸炎、クローン病、十二指腸潰瘍、白内障・糖尿病、痛風、甲状腺機能障害
化膿性の炎症
急性肺炎、急性虫垂炎、肝炎、胃炎、膵炎、化膿性扁桃炎、口内炎、おでき、にきび

■ 過保護や運動不足が病気を招く仕組み（副交感神経の優位）

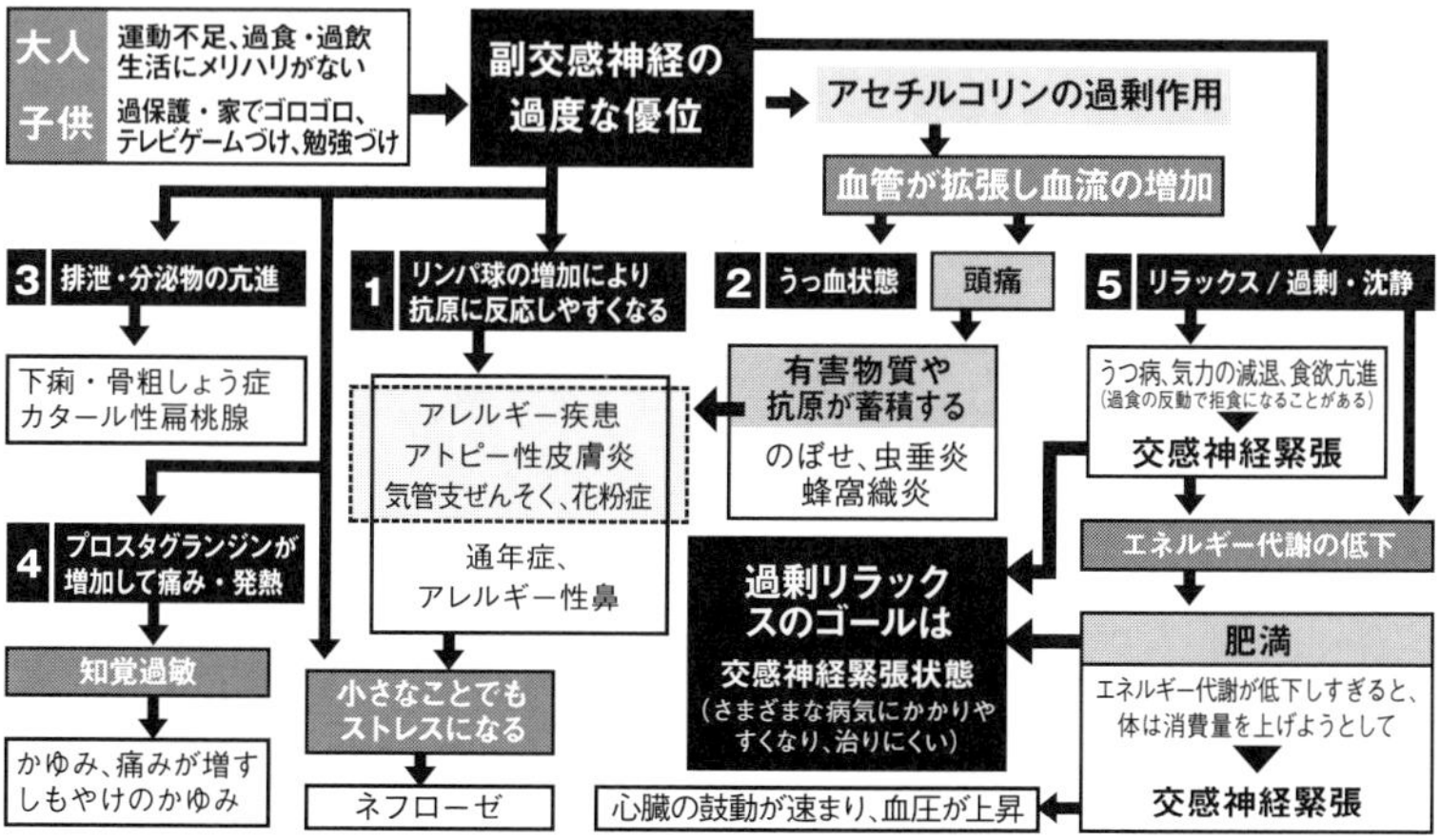
大人 運動不足、過食・過飲生活にメリハリがない
子供 過保護・家でゴロゴロ、テレビゲームづけ、勉強づけ
副交感神経の過度な優位
アセチルコリンの過剰作用
血管が拡張し血流の増加
3 排泄・分泌物の亢進
下痢・骨粗しょう症 カタール性扁桃腺
1 リンパ球の増加により抗原に反応しやすくなる
アレルギー疾患 アトピー性皮膚炎 気管支ぜんそく、花粉症
通年症、アレルギー性鼻
2 うっ血状態
頭痛
有害物質や抗原が蓄積する
のぼせ、虫垂炎 蜂窩織炎
5 リラックス／過剰・沈静
うつ病、気力の減退、食欲亢進（過食の反動で拒食になることがある）
交感神経緊張
エネルギー代謝の低下
4 プロスタグランジンが増加して痛み・発熱
知覚過敏
かゆみ、痛みが増す しもやけのかゆみ
小さなことでもストレスになる
ネフローゼ
過剰リラックスのゴールは 交感神経緊張状態（さまざまな病気にかかりやすくなり、治りにくい）
肥満
エネルギー代謝が低下しすぎると、体は消費量を上げようとして
交感神経緊張
心臓の鼓動が速まり、血圧が上昇

体質と病気

石原結實

■陽性体質、陰性体質

病気になった場合、西洋医学では病気の症状だけの治療を考えるのに対して、東洋医学ではその症状を体全体からとらえ、病気になる体質自体を治療する（体質改善）と考えています。

東洋医学では宇宙のすべてが「陽」と「陰」のバランスで成り立っていると考えます。たとえば、太陽、夏、昼、南方などは「陽」で、月、冬、夜、北方などは「陰」です。「陽」は、乾燥、温かい、明るい、収縮などの性質を持ち、「陰」は、湿っている、冷え、暗い、拡張などの性質があります。体質も食べ物も同じようにわけられます。

人の体質は暑がりの「陽性体質」と冷え性で寒がりの「陰性体質」にわけられ、かかりやすい病気も異なっています。

一般的に男性は「陽」が強く、女性は「陰」が強い傾向にあります。ただ男性でも色白で長身、白髪になりやすい人は「陰性」、女性でも元気で声が大きく活発に動き回る人は「陽性」の場合が多いようです。

「陽性体質」の人は、色が黒い、暑がり、はげるか髪が少ない、声が大きくよくしゃべる、楽天的、せかせかと忙しく動き回る、といった特徴があります。すぐに思い浮かぶのは、赤ら顔でずんぐりむっくり、頭のはげた高血圧の中高年男性、いつもせかせか動き回っているやたら声が大きく元気な中高年女性です。血の気が多く体温が高い人です。

暑がりで、若い頃は元気で、筋肉がよく発達した体の温かな健康体で食欲も旺盛です。

しかし、加齢とともに、食べ過ぎ、栄養過剰によるメタボリックシンドロームになりやすく、高血圧、脳梗塞、糖尿病、痛風、心筋梗塞、肥満、がんなどにかかりやすくなります。

「陰性体質」の人はその逆で、色が白い、寒がり、月経不順、白髪が多い、繊細で神経質といった特徴です。ナイーブで周りの目を気にしがちな人、体温が低いため青白い顔をしていて血の気が少ない人です。

寒がりの冷え性で、筋肉が少なく、代わりに脂肪や

	陽性 （乾・熱・収縮）体質	間性	陰性 （冷・湿・拡張）体質
特徴	男性が多い。色が黒い、暑がり、はげるか髪が少ない、声が大きくよくしゃべる、楽天的、せかせかと忙しく動き回るなどの特徴がある。 すぐに思い浮かぶのは、赤ら顔でずんぐりむっくり、頭のはげた高血圧の中高年男性。いつもせかせか動き回っているやたら声が大きく元気な中高年女性。血の気が多く体温が高い人、暑がり、血圧高め、筋肉質、活発、はげ、便秘がちなど	緊張とリラックスのバランスよい生活習慣の人 毎日軽いストレッチを心がけ、便秘が起こりにくい消化器系を保持していて脂肪などで内臓が圧迫されていない体形の方、病気知らずで長命。	女性が多い。色が白い、寒がり、月経不順、白髪が多い、繊細で神経質。ナイーブで周りの目を気にしがちな人、体温が低いため青白い顔をしていて血の気が少ない人、冷え性、血圧低め、体力がない、体に脂肪、水分が多い、朝弱く宵っぱり、白髪、下痢（または便秘）ぎみなど
かかりやすい病気	高血圧、脳卒中、心筋梗塞、糖尿病、歯槽膿漏、痛風、脂肪肝、誇大妄想、便秘、欧米型がん（肺、大腸、膵臓、前立腺など）		低血圧、貧血、胃炎、むくみ、風邪、虫歯、肺炎、結核、胃がん、潰瘍性大腸炎、アレルギー、リウマチ、痛み（頭・首・肩・腰・ひざなど）、うつ、精神病、膠原病、バセドー病、乳がん、卵巣がん、子宮体がん、白血病他

水分が多く、体熱とエネルギーが不足しているため、体が冷え、いつも、肩こり、めまい、動悸、息切れなどに悩まされることが多く、低血圧、貧血、アレルギー、リウマチ、膠原病、胃炎、胃がん、潰瘍性大腸炎、うつ病などにかかりやすくなります。

陰性と陽性のバランスのとれた「間性体質」という健康な状態になるには、陽性体質の人は体を冷やす陰性の食べ物を、陰性体質の人は体を温め血流を良くする陽性の食べ物を食べるといいのです。陽性体質の人が 陽性の食べ物をとると体がもっと熱くなり、陰性体質の人が陰性の食べ物をとると、いっそう体が冷えて病気が悪化してしまいます。

■万病一元 血の汚れから

安保・福田理論の自律神経免疫理論によってわけられる顆粒球人間は陽性体質に、リンパ球人間は陰性体質にあてはまります。

東洋医学では免疫力という言葉こそ使われてきませんでしたが、何千年も前から病気はすべて血の汚れから始まる、「万病一元 血の汚れから」ととらえられています。

血流の流れが悪いことを「瘀血」といいますが、血が汚れてドロドロになることです。

血液の役割は、すべての細胞に栄養や酸素を供給し、同時に二酸化炭素や老廃物を腎臓や肺に持ち帰り排泄しています。ですから瘀血になると、血液中に、尿酸や尿素窒素、乳酸、ピルビン酸などの老廃物がふえてきます。そうなると、血液が汚れ、血流が悪くなり、体が冷えて、さらに血が汚れる悪循環を繰り返していくことになります。

血液（白血球）の力は免疫力そのものなの

で、血流が悪くなると白血球の活性も落ち免疫力が落ちるというわけです。

本来持つ自然治癒力で、体は、たまった老廃物を皮膚から出そうとして湿疹が出たり、ウイルスの力を借りて血液中の老廃物を燃焼しようとして炎症が起こったり、血液の汚れを固めて毒素を出そうとして、がんになったりします。

なぜ、血液が汚れるのかというと、一番の原因は冷えです。体が冷えると代謝が悪くなり糖や脂肪、タンパク質などが不完全燃焼し、中間代謝産物がふえて血液の中に残ってしまうのです。

冷えの原因は、甘いお菓子、精製された食品などの体を冷やす陰性食品のとり過ぎ、水のとり過ぎ、運動不足、過食、シャワー、クーラーなど、恵まれて便利すぎる生活環境が拍車をかけています。

大事なことは血液をきれいにすることです。それには、食べ過ぎないことです。

胃腸は消化吸収をしている間は、体内にたまった栄養物や老廃物を十分に燃焼できないので、体内の老廃物や汚れを排泄・ためこんでしまいます。

不完全燃焼させないために、私は断食を推奨しています。おなかがすいていると白血球の中でも一番大きい貪食細胞マクロファージも同じように空腹で、病原体や血液中の老廃物や不純物、有毒物などをがつがつと、掃除屋（スカベンジャー）といわれるその名の通り、食べてくれます。

そして体を温め血流を良くすることが、病気にならない、健康を回復する方法です。

自律神経免疫療法

福田 稔

■刺激で免疫力を高める

自律神経免疫療法は、磁気針や注射針を使って体全身にある治療点を刺激するものです。刺激することで自律神経のバランスをととのえ、免疫を高める治療法です。

この理論の出発点は東北大学斉藤章先生（故人）の生物学的二進法をもとに、平成7年新潟大学安保徹先生と共同研究によって構築された法則によるものです。

治療の出発点は平成8年11月浅見鉄男先生から学んだ井穴・頭部・刺絡療法（手足の爪の生え際頭頂部のツボを刺激する方法）です。当時新潟の新発田《しばた》市にある山里の老人病院に勤めていて、試験的に希望者に治療を行っていましたが、関節痛も耳なりも驚くほどの変化がありました。

その後、交流磁気治療器を開発したソーケンメディカル株式会社の石渡弘三社長（故人）の開発した磁気針によって、より安全に効果的になりました。

平成12年には、ふくらはぎマッサージ療法を考案した石川洋一先生のおかげでさらに治療が進んでいます。

現在では刺絡、爪もみ、つむじ、仙人穴といった新しい方法がどんどん浮かんできて、電子針療法や磁気療法を用いて確実に効果が向上しています。

こういった治療法は患者さんたちから教えられたものです。患者さんを看ることで多くのことを学び治療にとりいれています。西洋医学や東洋医学、中医学とも異なった、先人たちの知恵の集大成ならではの、日本独自の医学と考えています。

だからこそ、自律神経免疫療法に携わる医師も針灸師も、より謙虚に患者さんに接していかなければなりません。

私の専門分野は外科でしたから、病気は患部を切除すれば治るという思いが強かったので、どうしても病気を医師が治すという発想になりがちです。短気な私も自分自身を戒めながら毎日患者さんと接しています。

接してみてわかったことは病気を治すのは患者さん自身、95％は患者さんによるもので5％が私たち医師の手伝いによるものと考えています。

人間の体に備わっている力を知るにつれ、畏敬の念を払わざるを得ないのが本当のところです。

■3つの特徴

自律神経免疫療法の特徴は大きく3つあります。

ひとつは、さまざまな病気全般にいい結果をもたらしていることです。

これまで現代医学では手のうちようがなかった、特にパーキンソン病やがん、関節リウマチ、膠原病という難病の患者さんには著しく改善効果を上げています。

2つめは、白血球分画検査によって医師ばかりでなく患者さん自身も治療の効果を客観的に判断できる指標があることです。検査によって白血球の中のリンパ球と顆粒球のバランスや総数で病気の状態や免疫力がわかり、治療過程における効果の測定ができます。

3つめは、何よりも人の体全体を看て治療する根治治療です。専門分野にわかれて臓器ごとに分けて局所療法を行う西洋医学とは違って、体全体に関わる自律神経というシステムを捉えて行うことです。

「木を見て森を見ず」とたとえられる西洋医学ですが、臓器一つ一つを見て臓器に診断を下すのでは体全体のひずみは見ることができません。たった1本の木だけを見ていたのでは土壌や水、環境汚染もわからないで森全体を破壊してしまいます。

体全体のつながりは密接に保たれていて体だけではなく心の影響も強く受けています。「病は気から」というように心と体は切り離せません。

病気の本質を見て根本から病気を解決しようとするには、人全体を見る必要があります。

この療法が考案された背景には、私と安保徹先生が共同研究を行い、確立された白血球の自律神経支配の法則があったからこそです。自律神経と白血球の関わりが明らかになり病気が起こるメカニズム、病気を治すメカニズムを解き明かした結果です。

今日までの多くの患者さんの白血球分画検査のデータによって病気がどのような症状を経て改善していくのか、治るまでの期間や治りやすい人の場合の共通点など、その傾向も確立してきました。

そのかいあって、血液型の関係ではA型やB型が未病に位置していること、AB型やO型は少し病気になりやすいこと、同じがんでもリンパ球の多い人のほうが治りやすいことなどわかってきています。病気であってもメスを使わないで、しかもあきらめないで、治療する方法と取り組むことができるようになりました。

■ 気候と自律神経と免疫の関係

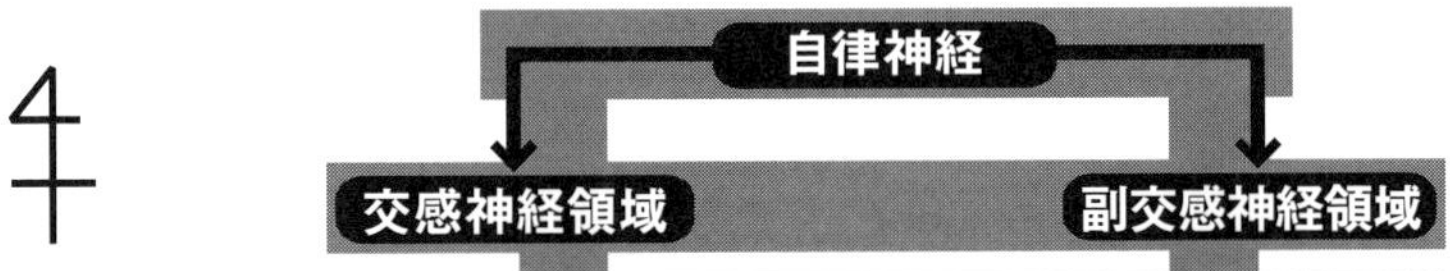

虫垂炎の種類		壊疽性虫垂炎（重病）				カタール性虫垂炎（軽病）	経常炎性虫垂炎（中程度）
気候		冬					夏
	気圧（Hpa）	1018				1011	1013
	温度（℃）	11				15	16
白血球	総数（mm^2）	7000	6900	5900	3200	5400	5700
	顆粒球（%）	66	61	59	58	56	48
	リンパ球（%）	32	35	37	39	41	51
血液型			AB	A	B	O	

■ 鳥居の法則

神社は南北を軸に東西に鳥居を立て、その中を参道が拝殿に向かってまっすぐに伸びています。水野南北の名前の由来も南北を通すところからつけられていますが、南北を通す鳥居のように、上図のように西の交感神経、東の副交感神経に偏らない部分、白血球が偏っていない部分を未病（自覚症状も他覚症状もなく、一応健康で病気にはなっていないが、病気に近い健康状態）健康でいられる領域です。血液型では不思議とA型とB型の人が健康の位置にあります。

軽症「カタール性虫垂炎」： 虫垂はやや丸みを帯び赤くなるが、手術を行う必要はなく、ほとんどが1週間くらいで自然治癒。4～6月の晴れた過ごしやすい日に発症。顆粒球とリンパ球比率は正常にほぼ近い。

中程度「峰窩織炎性虫垂炎」： 虫垂全体が真っ赤になり、パンパンに腫れ上がり、虫垂壁から膿がにじみ出る。手術が必要な場合もある。初夏の晴れた気温の高い日に発症。低気圧でリンパ球比率が高い。

重症「壊疽性虫垂炎」： 虫垂が腐り黒く変色してもろくなり、壊れやすくなる。破れると腹膜炎が起こり命を落とす場合もある。冬の晴れた気温の低い日に発症。高気圧で顆粒球比率が高い。

安保徹

季節や天気、日中にもある自律神経のリズム

■病気の謎解き

「晴れた日には虫垂炎の患者が多い」という福田稔先生の何げない言葉から始めた共同研究によって、多くの病気の謎を解くことができました。

晴れの日には顆粒球がふえるので虫垂炎が多く、雨の日はリンパ球がふえて痛みやこりなどの不快な症状が出やすいのです。

夜中や明け方に多いぜんそくは、夜、副交感神経が優位になり、ふえたリンパ球のしわざです。関節のこわばりが明け方に多いのは、夜ふえたリンパ球が炎症を起こすためです。でも、日中は交感神経優位になり顆粒球がふえるので自然消滅します。夜間から明け方に尿意をもよおすのも、副交感神経優位になり排泄を促進するためです。

春から夏にかけてアレルギーが多いのは、副交感神経が優位になりリンパ球が多くなるからです。季節の変わり目は、自律神経のバランスを崩している人ほど自律神経が移り変わる大きな揺さぶりを感じ、体調不良になりやすくなります。

冬は、寒冷ストレスで交感神経が緊張するため体が疲れ、顆粒球による活性酸素がたまりやすく長時間の睡眠が必要です。逆に夏はリラックスの副交感神経が優位なので、疲労もたまりにくく冬よりも睡眠時間が短くてもバランスはとれています。

自律神経のバランスをととのえてさえおけば健康には何も心配することはありません。

■ 日中の体温と顆粒球、リンパ球の変化

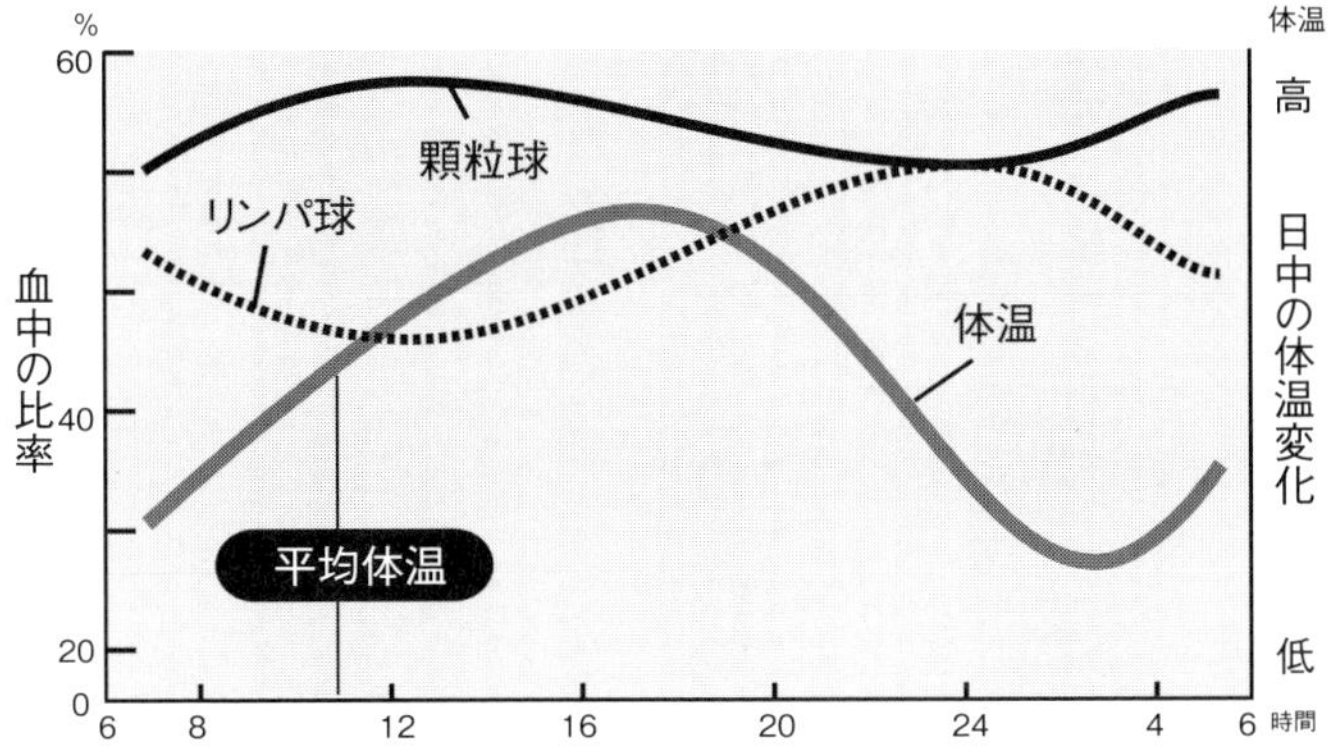

日中のふえた顆粒球は、狩猟活動中、手足が傷ついて細菌が侵入した場合に備え、夜間のリンパ球は体に侵入した異物を休息中に処理するためで、自然と目的に応じてリズムが形成されています。

■ 気象や季節によって変化する免疫

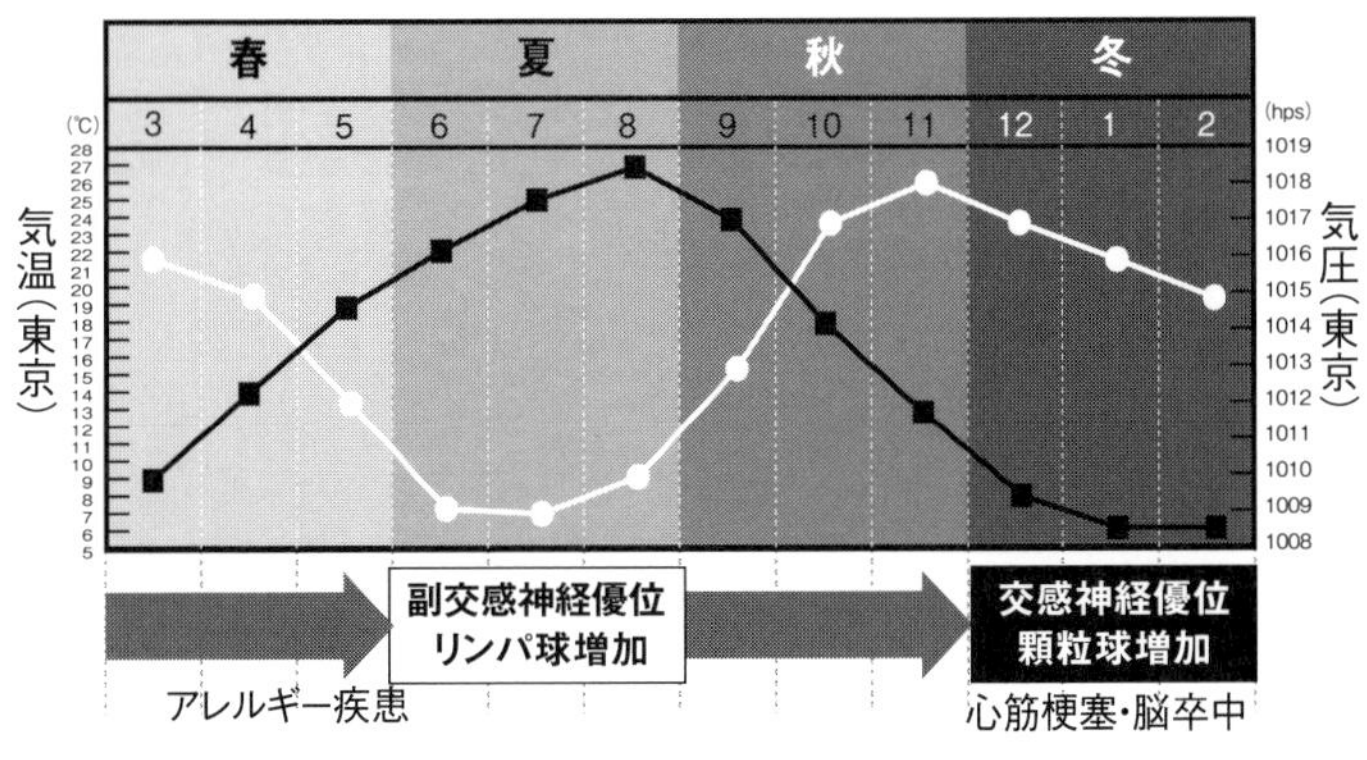

春は気圧が低くなるにつれリンパ球がふえてアレルギーに、秋は気圧が高くなるにつれて顆粒球がふえてさらなる緊張状態の病気、脳疾患が起こりやすくなります。

石原結實

すべての病気の原因は血液の汚れ

■瘀血の自覚症状、他覚症状

瘀血《おけつ》は、「瘀」は「滞り」という意味を持ち、西洋医学では血行不良の状態です。

血液を汚す原因は体内で発生した老廃物や余剰物、侵入した異物です。本来は排泄されるべき物が冷えによって排泄がうまくいかなかったり、排泄よりも蓄積が速い場合は汚れはどんどんたまっていきます。

たまっていくと瘀血を知らせる症状が体のいろいろな部分に出てきます。

体が冷えて血流が悪くなると血液が滞留し、表面の毛細血管が拡張してきます。その結果、起こるのが赤ら顔、目の下のクマ、下肢の静脈瘤などです。さらに血液の汚れがますと、汚れた血を体外に捨てて体内を浄化しようとします。それが鼻血、歯茎の出血、痔や不正出血です。

瘀血の症状は出ていても、西洋医学の精密検査や血液検査ではわからないことが多いのです。

突然死を起こした人の80%は瘀血から心筋梗塞や脳卒中などの循環器系の病気に進んでしまった人が多いようです。突然死した人を家族や同僚、友人が後で振り返ると90%になんらかの瘀血のサインがあったという報告もあります。

本格的な病気になる前に体を休息させたり冷えを解消したりいたわることをしましょう。

ちなみに女性は13~50歳くらいまでの約35年間に渡って月経があります。月経は自然の瀉血《しゃけつ》、汚れた血液を抜いているのと同じです。28日周期で1年間に13回、月経の期間が6日と考えると年間約80日。35年間ですから2800日。1年365日で計算すると約7年間月経によって汚れた血液を浄化しています。男性79歳、女性86歳、7歳の平均寿命の差になります。

ストレスや喫煙、飲酒など、血液を汚しやすい過酷な環境におかれている男性こそ、瘀血対策を考慮していかなければなりません。

■ 瘀血の症状

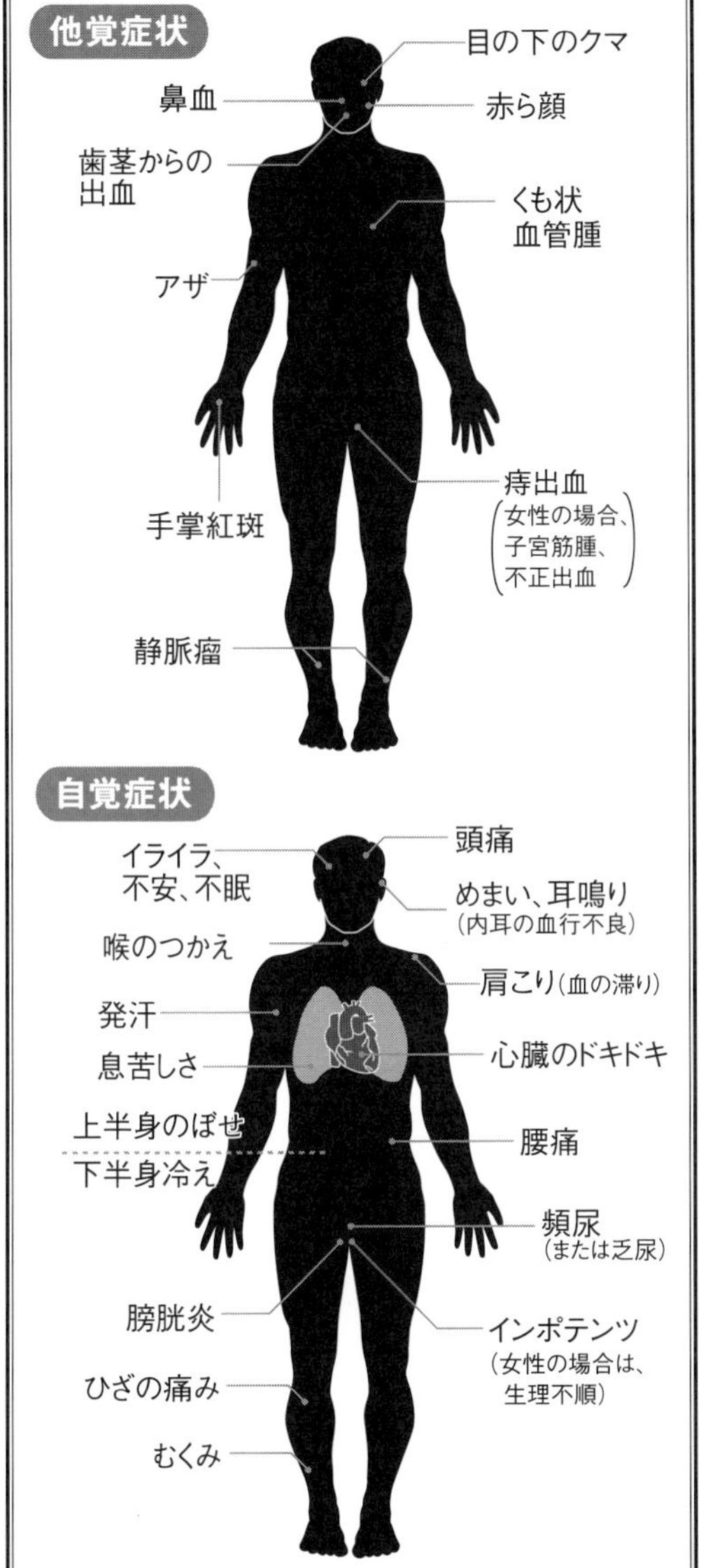

治癒に向けて必ず起こる瞑眩《めんげん》反応（好転反応）

福田 稔

■恐れる必要はない反応

自律神経免疫療法は、「嫌なもの反射」のひとつです。嫌なものや不快なものを跳ね返そうとはたらく副交感神経によるものです。傾き過ぎたシーソーに刺激を与えて、元に戻そうとしているわけです。治療点は患者さんの虚血《きょけつ》やうっ血のある所ですから、痛みは強く感じます。人によっては血管が弱っている個所は青あざができます。しかし、皮下出血の青あざの個所は、自然治癒力によって新しく毛細血管がつくりかえられるのでかえって丈夫になり血流も回復します。

どうやら針の治療よりも副交感神経を刺激する作用は強いようです。

瞑眩《めんげん》と呼ばれる好転反応は、治療過程において必ずといっていいほど起きてきます。

慢性病によって鈍っていた細胞が、正常化に向け活性化する過程で起こる体の変化ですから、慢性的に疲労していた筋肉がほぐれ、老廃物が血液中に流れることなどによって、だるさや眠気、ほてり、痛み、濃い色の尿の排出などを感じる場合が多いようです。

がんやアトピー性皮膚炎、難病や大病の患者さんの治療中は、自律神経の揺れが激しくなります。腎臓透析の患者さんの治療でも、必ず好転反応は起こりますが、その後は腎臓透析の治療を受けなくて済んでいます。

好転反応が起こると、最初はリンパ球比率が下がります。一度へったリンパ球がさらに何度かへる時期を経て、悪いものが体外に排出されて、体の負担がなくなり自分で体を支えられるようになると、リンパ球がふえ始めます。

自律神経と白血球の法則は、机上の空論ではありません。リンパ球と顆粒球のバランスは生命力の反応そのものなのです。

リンパ球が５００をきると死が近くなります。たとえ５００以下になり余命宣告をされたがん患者さんでも、自律神経免疫療法で最後に苦難なく質の高い生活を過ごせた、と本人やご家族から感謝をされています。

医師は治療において単純な検査データの中に、患者さんの体の中で何が起きているかを考えることが必要です。医師にできるのは、患者さんの生活の中から治らない理由を把握し励ますことだけです。病気を治すのは95％は患者さん、医師のサポートは５％、謙虚な医師と積極的に病気を治そうとする患者さんの協力があってこそ、好転反応の意味を理解できるのだと思います。医師に治癒をゆだねていては病気は治りません。

■ 嫌なもの反射

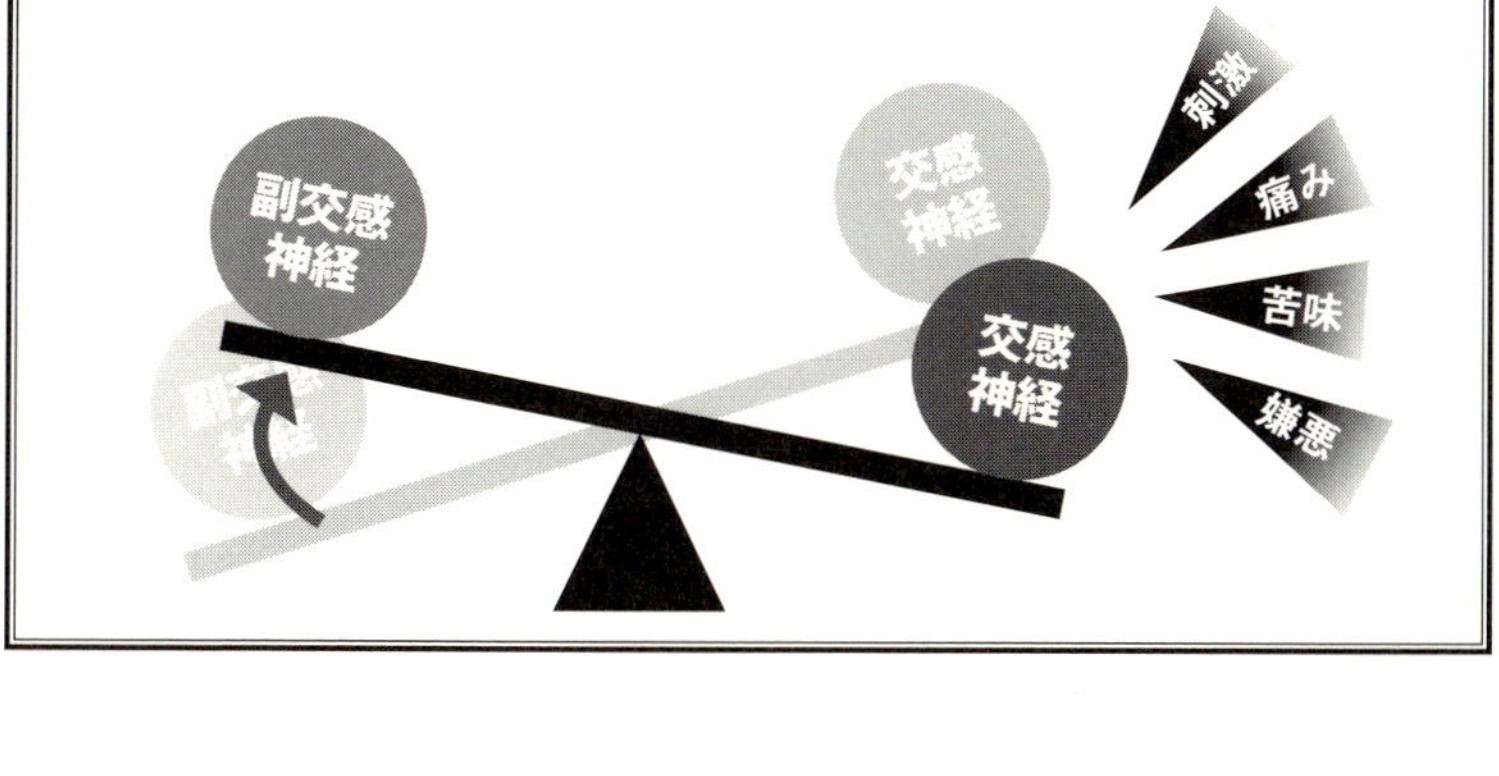

がん

■原因

別名悪性新生物です。西洋医学では、正常な細胞を突然がん細胞に豹変させてしまう発がん性物質が原因とされています。排ガスや喫煙、食品添加物などの外的要因が発がん遺伝子にはたらいて、がんが起こるとされていますが、私はこれには疑問を持っています。

がんは、何らかのストレスによって交感神経緊張状態が長く続き、正常な細胞が突然変異してがん細胞になり、際限なく急激にふえて腫瘍になる病気です。完全に外的要因を否定するわけではありませんが、最大の原因はストレスによる交感神経緊張状態です。

交感神経が緊張するとアドレナリンのはたらきで血管が収縮し、血流が停滞をします。そうなると酸素や栄養は体の隅々にまで運ばれにくく、二酸化炭素や老廃物も排泄されにくくなって代謝が低下します。エネルギー生産も減少し、36度以下の低体温になります。

白血球の主体は顆粒球です。体内は顆粒球の出す活性酸素によって傷つけられ、しかもがん細胞を攻撃するリンパ球（ＮＫ細胞）は減少していきます。リンパ球の攻撃力は体温38～39度台で最大ですから低体温では働きが悪く免疫力は低下するわけです。こうしてがん細胞は増殖を続けていくのです。

■予兆

がんになるまでに、何らかの体調の変化を感じる人も多いはずです。がん患者さんに共通しているのは、がんになる前には極度の肉体的疲労や精神的な悩みを抱えている点で、がん細胞増殖への引き金になるようです。

　診断機器の技術が進歩し無症状であっても検査によって簡単に発見されるがんがふえています。見つけ過ぎて行った間違った治療によって死亡率が上がってしまいます。

　がんはいろいろな要因によって毎日数十〜数百個もの細胞が、がん細胞に変化しているので40歳を過ぎたら体の中にがん細胞のない人はいないでしょう。早期に発見される1グラムのがんになるまでには最低でも30回以上の分裂が必要で長い時間がかかっています。

■症状

　自覚症状は、しこりや痛み、出血です。みぞおちあたりに痛みや吐き気があると胃がん、血便や便潜血は大腸がん、咳や痰の中の潜血は肺がん、不正性器出血やピンクのおりものなら子宮がん、胸のしこりは乳がんなどです。

■治療法

　がんを取り除く外科療法、放射線をがんに直接照射する放射線療法、抗がん剤でがんを攻撃する化学療法などがあります。

　外科療法ではがんが早期で原発巣だけにとどまっている場合は、比較的簡単にがんを取り除くことができます。しかし転移防止にリンパ節までも取り除く手術は、免疫力の低下につながります。逆にメスを入れることで組織が破壊され交感神経緊張状態が強まり顆粒球が増加し転移が早まることもあります。

　放射線療法は進化し、放射線でピンポイントで正確にがん細胞だけを狙う機器もあります。放射線照射により免疫が抑制され細胞が破壊されてさらなる交感神経緊張状態をつくります。

ほとんどの抗がん剤治療は、正常な細胞までにもダメージを与え、骨髄の造血細胞にまで影響を与え体温は34度にも下がり、リンパ球の数も活性も減少し免疫力は低下します。

かつてはがんの自然退縮研究がありました。自然退縮は結核や病原菌感染症で発熱したときに起こると報告もあり、そこから結核菌の毒性を弱め発熱くらいの活性を残す考え方が生まれ、丸山ワクチンが開発されました。しかし、日本が豊かになると、偶然よりも積極的に治療できる抗がん剤の開発が始まりました。

抗がん剤や放射線治療は、がんよりも増殖が早い骨髄や腸、皮膚や髪の細胞に被害を大きく与えてしまいます。食事ができない、髪の毛が抜けるという副作用です。骨髄では白血球がつくれなくなり、やつれてしまいます。

私も昔は抗がん剤を使って患者さんのがんが小さくなると握手して喜びました。しかし、体は消耗し、がんそのものを攻撃し消滅させるリンパ球は失うので、患者さんが次に立ち上がろうとするときは手遅れになっていることもありました。体を傷めつける治療で病気を治そうとすることはしょせん無理です。

治療は、徹底的に副交感神経を優位にする方法を取り入れて、それを実践するのみです。免疫を高める食事、呼吸、入浴など、できるものをとらわれないで行います。体温を上げるとリンパ球も活性化し、免疫力が戻ってきます。がんから生還された人たちは生き方を徹底的に見直し前向きに歩まれた人が多いようです。

■がんの三大治療＆免疫療法

手術　手術が引き金になりがんが広がる

手術はがん細胞を取り除く治療法。最も確実そうに見えますが、免疫学から見ると手術そのものが免疫を強く抑制するため最も危険な治療法です。免疫が抑制された極限の状態で発生したがんに手術を行い組織破壊すると、その中の強い酸化物が交感神経を刺激し顆粒球が増大します。顆粒球がふえて、発がんしたものをさらに顆粒球をふやし、がんを全身に広げる結果になります。転移を防ぐためにリンパ節を取り除くと（リンパ節廓清）リンパ節はリンパ球が集まるところのため免疫抑制はより強くなります。

抗がん剤　がんを完全に治す万能薬ではない

抗がん剤で完治が見込めるのは急性白血病、悪性リンパ腫、睾丸腫瘍などです。進行を遅らせ、症状が軽減される効果はあっても完治には至りません。効果が低いだけでなく、がん細胞ばかりでなく正常な細胞にまで副作用を与えます。副作用は白血球の減少、発熱、血小板の減少と出血、血色素の減少による貧血、吐き気やおう吐、しびれ、激しい咳、皮膚がボロボロ、唾液が出ない、髪が抜ける、下痢などが典型的なものです。体全体の新陳代謝を抑制するためやつれて、本来持っている治癒力も失っていきます。抗がん剤の中にはがんの病巣に直接薬を注入してがん組織の分裂をとめるものもありますが、治っても安心はできません。少量使う低用量療法では、完全にがんを殺せませんが、反射作用がはたらきリンパ球の数をふやし、免疫力を高められます。

放射線　免疫抑制を招く

放射線照射はがんとその周辺の限られた場所を狙い撃ちする方法です。技術の進歩によってがん組織のある部位に正確に放射線照射ができます。しかし、放射線照射は全身を免疫抑制状態にし、体の活力をなくしとても疲れる症状が出ます。リンパ球のつくられる骨髄へ照射されなくても疲れる症状が起こるのは、がん組織との境目にある正常な細胞も破壊するので細胞の内容物が出てきて交感神経緊張状態をつくるからです。技術革新し続ける放射線治療ですが、放射線そのものが発がんを促す性格のものであることを理解して取り組むべきです。

免疫治療　研究段階にある

免疫療法は、がんの抗体を遺伝子操作でつくり体内に投与したり、免疫細胞の間のサイトカインという生理活性物質を人工的に増殖させたり、キラー細胞やNK細胞、T細胞を活性化させ培養したり、樹状細胞を抽出しガン抗原を結合させたりしたものをもう一度体の中に戻したりする治療です。免疫細胞は微妙なものであり、培養には手間やコストがかかり、保険が適用されないため治療費が高額です。副作用は少ないのですが、がんに対して確実な方法とまではいいきれる現状にはありません。

安保 徹

決して恐ろしいものではないがん

■誰にでもがんにかかる可能性がある

がんは3人に2人がかかるほどの病気で、がんになる可能性は誰にでもあります。

がんを撲滅させようと3大療法を駆使してきましたが、残念ながら撲滅には至っていません。むしろふえているのが現実です。

私は、3大療法には賛成ではありません。3大療法は体温を下げてリンパ球を減少させ闘う力を奪うので逆効果になることを知ってほしいのです。免疫を抑制するような治療は受けない、受けている場合は、やめるほうがいいと思っています。

たとえば肺がんは、喫煙率は減少していますが死亡率は増加しています。煙草を吸わなくても肺がんになるのです。がんは結局は原因不明の世界です。

しかし、白血球と自律神経の関係から考えるとがん患者さんの血液ではほとんどの場合、顆粒球が増加しリンパ球が減少し、交感神経緊張状態にあることがわかります。

患者さんの多くは肉体的・精神的なストレスを抱えています。仕事で無理し過ぎていたり、心に深い悩みを抱えていたり、無理と我慢を重ね、心はかたくなになっています。

大事なことは、ストレスの多い生活パターンを見直すことです。神経質になって完璧を求めずに、目標の7割達成できればよしとすると精神的なストレスも肉体的な疲労もため込まずにすみます。ある意味、楽に生きていけます。

気持ちの持ち方が非常に大事でがんを怖い、恐ろしい、悪い病気と捉えるのではなく治そうという心構えで臨むことが大切です。

かつて私は、大学の教授選考に何度も応募して落選を繰り返して落胆していたときに胃が痛くなったことがあります。健康診断を受けると「黒に近い」といわれ数週間後の精密診断結果が出るまでに6~7キログラムもやせてしまいました。幸い結果は「白」でしたが、そのストレスでびらん性胃炎になったことがあります。検査結果が出るまでにがんかもしれない、違うと自問自答を繰り返し葛藤した状況がストレスになったのです。

検査結果が気になる人は、それだけで極度の緊張状態になって交感神経優位になるので健康診断は程々に、半年は開けるのがいいでしょう。私は現在、大学での健康診断も一切受けていません。

がんが大きく成長して周りの臓器を圧迫している場合は取り除くことも必要です。でも転移を恐れ、不必要な部位まで大きく切除したりリンパ節を取り除いたりすると、がん組織ばかりでなく正常な細胞にまでダメージを与えます。強烈な痛みのあるときは薬や放射線を使ってもいいでしょうが、がんが治るわけではありません。

腫瘍が完全になくなるまで抗がん剤を投与すると、リンパ球の数が減り再び腫瘍ができますが、少量の抗がん剤を使う低用量療法では、それを中和させようとリンパ球がふえます。自然治癒力の考え方と近代医学をうまく統合させれば、がん治療は飛躍的な成果を遂げることでしょう。今では、がんは恐ろしいものとは思わなくなりました。

石原結實

がんは血液の浄化装置

■血液の汚れと冷えが、がんをつくる

がんは癌と書きますが、岩のようにかたい病気の意味です。皮膚がんや肝臓がん、乳がんを触診するととても硬く感じます。すべての物体が冷やすと硬くなることを考えると、がんはある面冷えから起こる病気です。

体の中でもがんにならない臓器となりやすい臓器があります。がんにならない臓器は心臓や脾臓《ひぞう》、小腸といった自らがかなり発熱をしている臓器です。心臓は、体重の約200分の1の重さですが、体熱の11％を生み出しています。脾臓は、赤血球が集まっていて赤くて体熱が高い臓器です。小腸は食物の消化や吸収をするために蠕動《ぜんどう》運動をしているのでエネルギー消費量が多い臓器です。

反対にがんになりやすい臓器は、中心部が空いてる管状で、周辺にしか細胞がない形状になっている肺、食道、胃、大腸、子宮などの管腔臓器です。体温よりも温度が低い外気とつながっているので臓器の温度がさらに低く冷えやすい臓器です。

また、体から突出している乳房も体温が低いため冷えに弱い女性は乳がんになりやすいのです。乳房の大きさに関わらず栄養を運ぶ血管の数は同じため大きい人ほど乳房の体温が低くなり、乳がんにかかりやすくなります。

がん細胞は、冷えが大好きで最も分裂増殖をするのは体温が35度のときで、大嫌いなのは熱で39・3度以上の体温では死滅をしてしまいます。

甲状腺は新陳代謝を司《つかさど》るホルモンを分泌する所ですが、甲状腺のはたらきが活発過ぎて発熱や発汗が続くバセドー病の患者さんは、がんになる確率が一般の人の１０００分の1以下といわれています。このことからも熱ががん細胞に有効なことがわかります。

東洋医学ではがんは血液の汚れを一手に引き受ける究極の浄化装置といわれています。がんを無理にとっても根本の解決にはならないのです。

体内の汚れた血液の一部を体外に除去（瀉血）して血液をキレイに保とうとして、あらゆるがんが「出血」という症状を呈するわけです。血痰、吐血、血尿、下血、不正出血、これは腫瘍から汚血を排泄するためです。

がんを手術で切除しても放射線で消却したり、抗がん剤で消滅しても原因を取り除いているのではありません。抗がん剤ほど発がん性の強い薬はないともいわれています。

アンケート調査でも90％の医師ががんになったときに抗がん剤治療を拒否するという結果が報告されている本もあるくらいです。

白血球とがん細胞はとても良く似ています。まず、血液内や細胞内を自由に移動するのは、白血球とがん細胞だけであること、細胞膜から活性酸素を多量に放出して、ばい菌などの異物を弱らせむさぼり食べて、どちらも血液を浄化するはたらきをしていることです。がん細胞も意思を持って発生し増殖しているのです。

西洋医学でもがんに対して温熱療法（hyperthermia）が用いられています。がんを防ぐには体をしっかりと温め汚れた血液を浄化、排泄することが理にかなった方法です。

発熱や転移はがんに対する反撃の始まり

福田 稔

■がんの強敵は熱

がんの発病は、たった1個の細胞の異常増殖から始まります。細胞の核内で細胞増殖をコントロールしている遺伝子に異常が起こると、細胞はがん細胞に変異し無限にふえていきます。この異常に自律神経の乱れが関わり、過剰な交感神経緊張が続き顆粒球がふえ大量の活性酸素による組織破壊で発病する病気です。副交感神経の働きは抑えられ、がん細胞を破壊させるリンパ球が減少するためがんへの攻撃力は弱まり増殖が続いていきます。

これまで100例以上のガン患者さんの治療に携わった結果、がんを治すために必要なリンパ球の数は1800～2000個／立方ミリメートル以上です。1800個以下の場合は病状は安定しません。

患者さんの治療に関わり、発見をしたことは、転移こそがんを治すチャンスであることです。転移を起こしているがん患者さんのほとんどのリンパ球の数は2000個を超えていて、転移の時期に患者さんは必ず熱を数日間出しています。しかも転移後には病状が良くなるのです。

この事実から私は転移は、がんがリンパ球に攻撃され負けそうになっている状態、このままでは負けてしまうと考えたがんが、バラバラになって他の組織へ移動する実態ではないかと思っています。

がんの転移こそ恐ろしいと考える人にとっては完全否定されますが、このとき解熱しないで刺激して副交感神経を優位にするとその後、がんの縮小が始まる例は少なくありません。リンパ球がふえ血流が良くなり高熱が続けば熱に弱いがんはリンパ球の攻撃には抵抗できなくなります。

　がんの熱に弱い性質は、すでに１００年以上も前にアメリカの外科医により報告され、天然痘やマラリア、丹毒（溶血性連鎖球菌による感染症）などにかかり高熱を出してがんが自然治癒することがわかっています。

　熱や転移は体が、がんへの反撃を開始した証拠ですから、解熱剤や抗がん剤、放射線治療で転移層をたたかないことです。

　もしどうしても３大療法を受けたい場合は免疫力を下げない配慮が必要です。治療結果からいえるのはリンパ球が１０００個台のときはやめたほうがいいでしょう。

自律神経免疫療法で１００％がんを治せるとは言い切れませんが、免疫力さえ保てれば進行は止まりがんとの共存は可能です。

　原因がわかると、少なくともがんは難病ではなく治しやすい病気なのです。

　がん＝死のイメージが定着し過ぎていますが、自分で治す気持ちを持つことが大事です。

　末期がんを自分で治すと決意して来られる患者さんの中には、腫瘍マーカーさえ出なくなった人もいます。治すのは患者さん自身、医師はサポーターに過ぎないのです。

　ストレスの解消、生活習慣の偏りの改善、薬をやめる、副交感神経を優位にする養生法の励行、患者さんからは家でやることが多いといわれますが、自分で治療の実践をしていくと病気で悩んでいるひまもないほどです。

アトピー性皮膚炎

福田　稔

■原因

アトピーは、ギリシャ語の ATOPOS に由来し「奇妙な病気」という意味です。慢性的に湿疹病変を繰り返す皮膚の病気です。

アレルギーの悪循環を生む要因は、遺伝や体質、ハウスダスト、塵、害虫、ダニなどのアレルゲン、ストレス、加工食品、汚染物質など千差万別です。

アレルゲンが体内に入るとリンパ球は排除しようとし、マクロファージの命令を受けて異物を抗原と認識して、T細胞からB細胞に命令が出てアレルゲンを攻撃する抗体免疫グロブリンE（IgE）を作ります。皮膚や粘膜にいるIgE受容体を持った肥満細胞からヒスタミンなどの化学物質が放出されます。こうして、アレルゲンとの接触を繰り返すうちにIgEが体内に蓄積され一定量を超えるため起こると考えられています。

しかし、本当の原因は、自律神経の乱れに伴う血流障害です。副交感神経が優位で起こるもので、血管が開き過ぎて収縮しきれないために血液がよどみ、うっ血をします。血流が低下し、外から侵入してきた花粉やダニなどの異種タンパク、化学物質が体内に停滞します。アトピー性皮膚炎は体がそうした毒物をなんとか排泄しようとする反応です。皮膚からの排泄が皮膚炎、呼吸器から出そうとすればぜんそくや鼻水、くしゃみとなって現れます。

運動不足や清潔で過保護な生活環境、甘くて柔らかい食べ物の食べ過ぎなどの過度の副交感神経を優位にする生活が原因なのです。

■症状

通常は幼小児期に症状が出て年齢とともに変化していきます。乳幼児期には顔面、頭部などにジュクジュクした湿疹、学童期にはひじ、ひざの裏などを中心にカサカサした湿疹がみられるようになります。かゆみも強く、引っ掻き傷もたくさんみられます。

IgE抗体が気管支ぜんそく、アレルギー性鼻炎などを次々と発症する「アレルギーマーチ」になることもあります。

皮膚のバリア機能が低下するため、とびひ、みずいぼ、単純ヘルペスなど皮膚の感染症や眼のまわりの湿疹を叩いたり擦ったりする刺激により、網膜剥離や白内障が生じることもあります。

高齢者や虚弱体質の人は発疹や炎症の反応を起こす体力がないのでお年寄りのアトピー性皮膚炎はほとんどありません。

■治療法

西洋医学では、ステロイド剤がまず処方されます。ステロイド剤は根本的に治す薬ではなく症状を抑制する薬です。一時的に症状が止まってもすぐにぶり返し、また塗ってぶり返す、この繰り返しで悪化の一途をたどります。

ステロイドはもともとは副腎皮質ホルモンですが、薬はコレステロールから合成してつくります。熱心に塗れば塗るほど、皮膚にコレステロールが沈着して酸化します。酸化変性するとなかなか排泄されずに皮膚に蓄積されていきます。

副作用は、皮膚が萎縮して薄くなり、血管壁がもろく弱くなり、免疫力も制御されます。

肥満、ムーンフェース、発がん作用、不眠、白内障・緑内障、大腿骨骨頭壊死《だいたいこっとうえし》、ステロイド潰、骨髄の成長阻害、老化促進作用、感染症にかかりやすいなど、たくさんの副作用が引き起こされます。長期の服用は妊娠した場合、胎児への影響が出る可能性もあります。

ステロイドは交感神経を緊張させるので長期使用した大人の患者さんほど強い交感神経緊張状態にあります。その結果、副交感神経がコントロールしている体の排泄器官を低下させてしまうので、病気は治りにくくなってしまいます。

血流を改善させて過敏な反応を誘発する物質を体外へ洗い流すのが大事です。皮膚のかぶれは自分で体内に滞留している毒素を洗い流そうとしている反応です。リバウンドによる赤く腫れた皮膚や黄色い膿は、酸化変性コレステロールを体外に排出しようとする治癒反応、とにかく薬をやめ、体を温めて排泄を促すことです。

リバウンドは必ず起こり症状が起きている間は顆粒球がふえ皮膚が悪化します。落ち着くとリンパ球がふえます。リバウンドを乗り越えるたびに症状が良くなり、白血球のバランスがととのってきます。

食事はもちろん乾布摩擦、運動、爪もみ、半身浴、汗を流すことに積極的に取り組みましょう。冷えが強いときは玄米に粉寒天をスプーン一杯入れてご飯を炊くと体が温まって尿がよく出るようになります。

簡単すぎて治るとは思えないと最初から取り組まない人もいますが、実際治っているからすすめているのです。

■ 主要なステロイド剤

ステロイド剤の強さは、最も強い(strongest)、非常に強い(verystrong)、強い(strong)、穏やか(mild)、弱い(weak)の5段階で表されることが一般的です。強さの度合いは、最も強いステロイドと最も弱いステロイドの間には、数千倍もの強さの開きがあります。強さは、おもに血管収縮率などを比較して分類されています。

最強	デルモベート、ジフラール、ダイアコート
非常に強い	マイザー、メセデルム、リンデロンDP、フルメタ、アンテベート、トプシム、シマロン、ビスダーム、ネリゾナ、テクスメン、バンデル、アドコルチン、アデソン
強い	ボアラ、ザルックス、リドメックスコーク、リンデロンV、ベトネベート、フルコート、フルゾン、プロパデルム、エクラー、トクダーム、フルベアン
穏やか	アルメタ、レダコート、ケナコルトA、ブランコーン、キンダベート、テストーゲン
弱い	プレドニゾロン、コルテス、オイラゾンD、グリメサゾン、デカドロン、デキサメサゾン、ドレニゾン、ダブベタ、オイラックスH、テラ・コートリル、デルポPD

■ 解消する過程でのリバウンドの起こり方

Step 1 極度の冷え、お風呂に入っても、布団でくるまっても寒くて震えが止まらないほどの冷え

Step 2 皮膚からの黄色い膿のようなすごいにおいの液体が出る患部にガーゼとリント紙を当てて、その上から包帯を巻けば膿が吸い取られ、感染症から傷口を守れるが、自由がきかなくなる。

Step 3 黒い皮膚が赤く、カサカサ状態になる。髪の毛やまつげまで抜ける。カサカサの皮膚から白い粉のような物がふき落ち始める。
精神面でも、そううつ状態になる場合もある。

Step 4 まぶたが腫れ、むくみが出る。かゆい。血圧の低下。
めまいや肩こりも起こる。女性は生理が止まる。眠れない。

リバウンドのたびに体質は着実に変わり、出なかった汗が出てくるようになると、皮膚の色ももとにもどってきます。

安保　徹

生き方を変える必要のある子供たち

■ステロイドを使わず、生活環境を変える

ここ15年で爆発的にふえているアトピー性皮膚炎は子供たちの生き方に原因があります。今は、どの家庭も非常に少子化となり兄弟姉妹が少ないため、子供たちは過保護にされています。

赤ちゃんにとっては泣くことが仕事なのですが、親は泣くとすぐに抱きかかえ泣かせることをしません。猫の糞やばい菌を嫌って公園で水や泥にまみれて遊ぶ子供は、なかなか見ることができなくなりました。

与えられるおもちゃはテレビゲームや漫画、アニメ、室内で遊ぶ物ばかり、いつでも自由に食べられる甘いおやつ、夜更かしして遅く起きる勝手気ままな生活は、ある意味では本当に恵まれています。これでは交感神経の緊張するひまはありません。

昔の子供は、早寝早起き、家の手伝いは当たり前、おやつも決まった時間だけでした。塾通いも今ほどはなく、遊ぶ時間はたっぷりあったのです。家もすきま風が吹き気密性が低く、免疫を鍛えるには最高の環境でした。

子供はもともと大人よりもリンパ球が多いので、過保護に育てられた子供が、ダニやほこりが飛び交う密閉された家に住んで外では排ガスだらけの中を歩く、アレルゲンまっただ中の環境で過剰にふえたリンパ球が反応するのは当たり前です。

副交感神経優位の状態では、代謝が抑制されて低体温になってしまうので活力を失って

しまいます。だから、ストレスにも弱くちょっとしたことで心まで耐えられなくなります。

ゆっくり夏休みを過ごした後には不登校になったり、いじめに負けたり、人間関係で引きこもったりすることも起きてきます。

最近、注意欠陥・多動性障害のような落ち着きのない子供たちが問題になっていますが、これは体を動かして体温を上昇させようと身を守っている動きだと考えられます。

アトピー性皮膚炎の原因は副交感神経優位にあるのですから、ステロイド剤を使う必要はありません。ステロイド剤を長期にわたり塗り続けると、皮膚組織に酸化変性したコレステロールが蓄積されます。これが刺激となり交感神経が緊張し、顆粒球がふえ、皮膚に炎症が起こります。さらに抑えるためにより強力なステロイド剤を使うため悪循環は終わることはありません。

ステロイド剤の長期使用の危険性に気づいてやめる人もふえてきましたが、リバウンドに悩む人も多いのです。

皮膚が赤く腫れ、黄色い膿がジュクジュク出て、再発とまちがう人が多いのですが、これは沈着した酸化変性コレステロールを体外に排出しようとする反応です。

周囲の人は毒素を体から排泄している反応と温かく見守ることが大事です。まずは部屋の掃除をこまめにする、冷たい食べ物や飲み物を避ける、カルキ抜きの水でお風呂をわかすなど、環境を変えてみましょう。

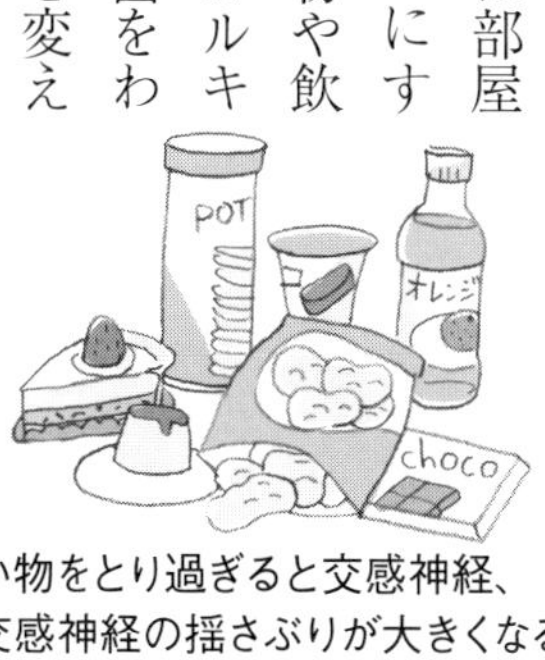

甘い物をとり過ぎると交感神経、
副交感神経の揺さぶりが大きくなる。

石原結實

皮膚から排出される老廃物や余分な水分

■不必要なものを排出する生理現象

西洋医学では何千、何万もの病気があり、原因がわからないときは、病名に本態性とか特発性という言葉をよく使います。

東洋医学では原因がわからなくてもすべての病気が血の汚れによるとします。ですから、アトピー性皮膚炎も血の汚れから起こる病気です。肉や乳製品など高脂肪食品の食べ過ぎ、運動不足、ストレスによって引き起こされた体の冷えです。

湿疹もじんましんもアトピー性皮膚炎もすべて同じで、体内の余分な水分や血液の汚れを皮膚から排出しようという生理現象です。

それにも関わらず、薬で皮膚からの発疹を止めるということは、外へ出ようとする老廃物を体内に閉じ込めるようなもの、まるでおしっこやうんちをとめるようなものです。排泄を抑えるのは体にとっていいことはありません。

皮膚は立派な排泄器官の一つです。

湿疹やじんましん、アトピー性皮膚炎の症状は、肝臓や腎臓などでの解毒、白血球での貪食によって十分に老廃物・有毒物が解毒できないために皮膚からそれらが排泄されている現象と考えられます。

西洋医学では皮膚に出た症状を病気と捉えてステロイド剤や抗ヒスタミン剤などが処方されます。しかし、治療の対象にするべきは、皮膚ではなく体内の汚れです。

対症療法で症状を抑えても一時期よくなっ

たように見えるだけで症状はぶり返すことが多いものです。

皮膚の発赤やかゆみがどうしてもひどくなったときや、仕事や勉強の集中力が必要なときなどに、もうどうすることもできなくなったときにステロイド剤を使って一時的に体力の回復をはかろうとするならばわかりますが、長期間使うのには疑問があります。

根本的改善は、よくかんで少食にし、運動や入浴などで体を温め汗を流し、体内の水と老廃物を排出すればいいのです。

アトピー性皮膚炎は太陽に当たらないほうがいいといわれますが、太陽に当たると皮膚が熱せられ一気に水と老廃物が出てきて症状が悪化したように見えるためです。ほとんどのケースは一定期間すぎればよくなります。海水浴をすると最初の2、3日は海水が水にしみ皮膚がただれるような感じがしても、その後急速に症状が改善していくことが少なくありません。

アトピー性皮膚炎は水毒、陰性の病気です。太陽の光は陽、海水の塩も陽なので夏の海水浴がとても効果的であることが多いものです。どんどん運動して体を温め血液中の老廃物を燃やして血液をクリーニングすればいいのです。クリーニング中は排泄を促進するために余分な物を食べないようにし、免疫を増強させるニンジン・リンゴジュースを飲むのがいいでしょう。吸収は排泄を阻害するの法則通り、食べないほうが排泄が促進されるのです。朝だけ断食、運動や入浴の活用、胃腸を休ませて排泄器官を活発にしましょう。なれてきたら、半日断食や本格的な断食で体質改善に取り組むのがよいと思われます。

解消にリバウンドは必ずつきもの

福田 稔

■自立心を起こさせ甘やかさない

子供のアレルギー疾患はリンパ球過剰によるものです。白血球の割合は、4歳までは顆粒球よりリンパ球が多く、4～15歳くらいは両者の割合が接近してきます。子供の場合両者が同じくらいの割合だとすると、リンパ球がかなり多い状態です。その後15～20歳で顆粒球がふえ始め顆粒球54～60％、リンパ球35～41％、大人と同じ比率におちついてきます。

本来ならば、成長に伴い自律神経のバランスがととのいリンパ球は減少して、アレルギーは自然に治まるものでした。ところが、なかなか治らなくなり、思春期においても重傷化の傾向が強いようです。

一番の原因は、免疫を抑制するステロイド剤を使う西洋医学を始めとして、何かと子供に過保護な両親、特に母親や祖父母にあると考えます。

患者さんの特徴は100％前屈みの姿勢で、ステロイド剤の副作用により顔から首を中心に肌が黒みを帯びています。初めは赤みを帯びていた手足のひじ、ひざなどの曲がった部分は悪化に伴い次第に黒みがかり、皮膚は硬い甲羅からイグアナのような状態になります。肌が透けて見えることはありません。

この病気は副交感神経が優位で起こるので交感神経を刺激してバランスを取ることが大事です。患者さん自身の人生に甘えることなく立ち向かう姿勢が大切になります。親が子供の症状に一喜一憂する態度や過保護がえっ

■ アトピー性皮膚炎の年齢別治療前・治療後の白血球の変化

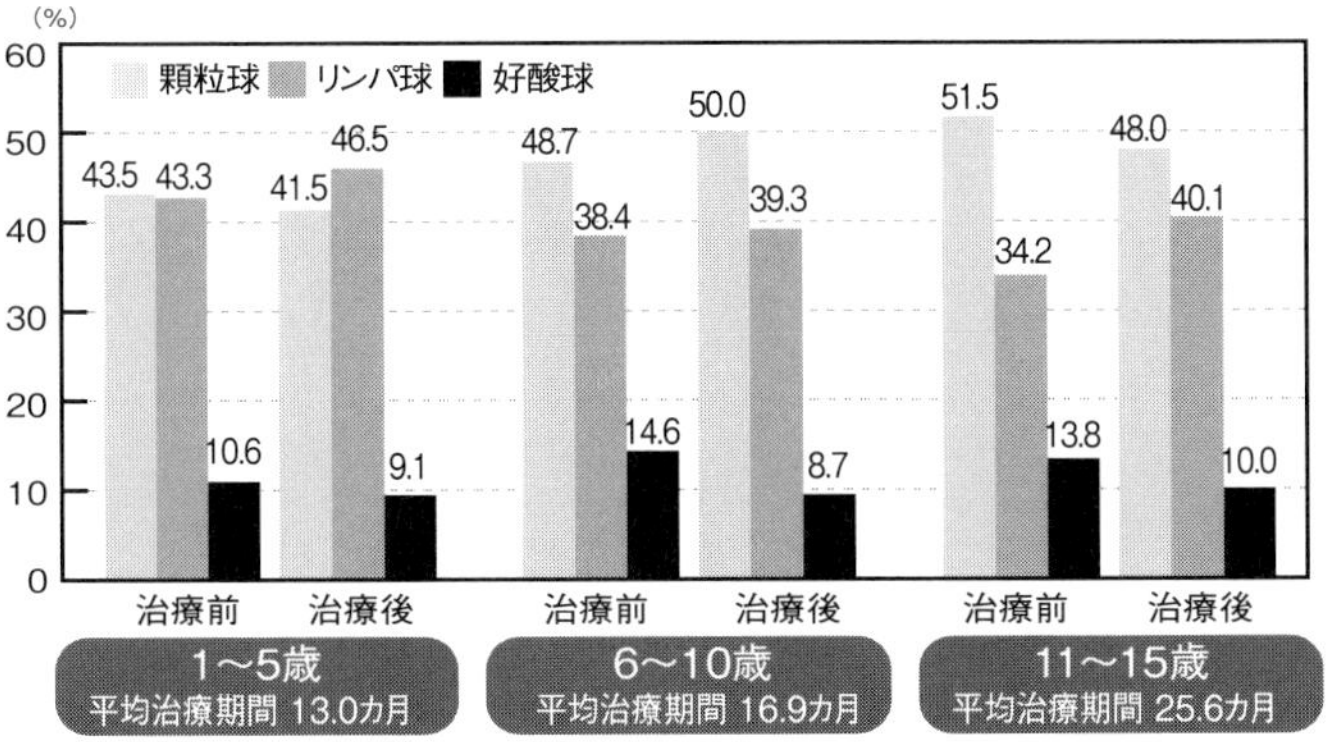

(平均年齢3.4歳/20人)　(平均年齢8.8歳/13人)　(平均年齢12.4歳/8人)

共通しているのは治療後にリンパ球がふえ、アレルギー指標の好酸球が減っていることです。リンパ数が治療後にふえるのは治療前が交換神経優位で排泄能力が落ちて血流障害の状態にあったことを示しています。治療を続けていくと年齢に応じた比率のバランスに調整されていきます。

て症状を長引かせてしまいます。

治療期間は年齢が低いほど短く、ステロイド剤の影響により年齢が上がるほど治療に時間がかかります。受験勉強など何らかのストレスがある場合は、交感神経緊張は慢性化していて長引きます。

治療が長期に及ぶ患者さんは、15歳以上でも必ず母親同伴で来院し、子供が痛みを伴う治療を避けようとしても叱りません。短期間に治癒するのは、時間前に早くから来て積極的に取り組む姿勢のみえる患者さんです。

体にたまった薬剤を出すには温めて血行を良くし排出を促すしかなく、かゆいときにはどんどんかいて血行を良くします。薬剤をたっぷり塗った所は治りが遅いようですが、リバウンドのたびに症状は良くなります。

子供を甘やかさず自立心を育てましょう。

メタボリックシンドローム

石原結實

■恐ろしいメタボリックシンドローム

　ここのところ、「メタボ」と略称で呼ばれているのは、メタボリックシンドローム、内臓脂肪症候群のことです。

　メタボリックシンドロームとは、内臓脂肪型肥満に、高血糖、高血圧、脂質異常などの動脈硬化の危険因子を2つ以上発症している状態を指します。

　メタボリックシンドロームは、内臓脂肪型肥満によって高血圧、高血糖、高脂血症などの生活習慣病を引き起こしやすくなっている病気の予備軍であることを意味しています。

　これらの病気はこれまで別々の治療が行われていましたが、実は、根本の原因はおなかの周りの内臓に脂肪が蓄積した内臓脂肪型肥満にあることがわかってきました。

　内臓脂肪はアディポサイトカインと呼ばれる生理活性物質が分泌していますが、蓄積されすぎると、脂肪細胞から血糖値をコントロールしやすくしたり、動脈硬化を抑えたりする良い生理活性物質の分泌はへり、糖尿病や高血圧症、高脂血症を引き起こす悪い生理活性物質が多く分泌され、血管の炎症や血栓をつくりやすい状態を起こします。

　これといった自覚症状がないため、放置しがちですが、メタボリックシンドロームになると、「血糖値がちょっと高め」「血圧がちょっと高め」といった病気の一歩手前の段階でも、内臓脂肪型肥満をベースに複数重なり併発と、動脈硬化が急速に進行します。

　平成16年の国民健康・栄養調査によると、40～74歳では、メタボリックシンドロームの

■ メタボリックシンドローム診断基準

必須項目	必須項目	内臓脂肪蓄積
	ウエスト周囲径 ： 男性85cm / 女性90cm以上 （内臓脂肪面積男女とも100cm^{2}に相当）	

上記の必須項目にて「内臓脂肪蓄積」の条件を満たし、以下、選択項目のうち「２項目」以上満たすこと

選択項目	脂質異常	高血圧	高血糖
	中性脂肪（TG）150mg/dL以上 かつ/または **HDLコレステロール 40mg/dL未満** 過剰な中性脂肪の増加とHDLコレステロールの減少が問題。	**収縮期血圧 130mmHg以上** かつ/または **拡張期血圧 85mmHg以上** 高血圧症の「最高（収縮期）血圧140mmHg以上/最低（拡張期）血圧90mmHg以上」より低めの数値が基準。	**空腹時血糖値 110mg/dL以上** 糖尿病の「空腹時血糖値126mg/dL以上」より低めの数値で、「境界型」に分類される糖尿病の一歩手前が基準。

立ったままの姿勢で息を吐いて、おへその高さに巻き尺を水平にまいて測定します。おへその位置が下に移動している場合は、肋骨の下の線と前上腸骨棘の中点の高さで測定します。

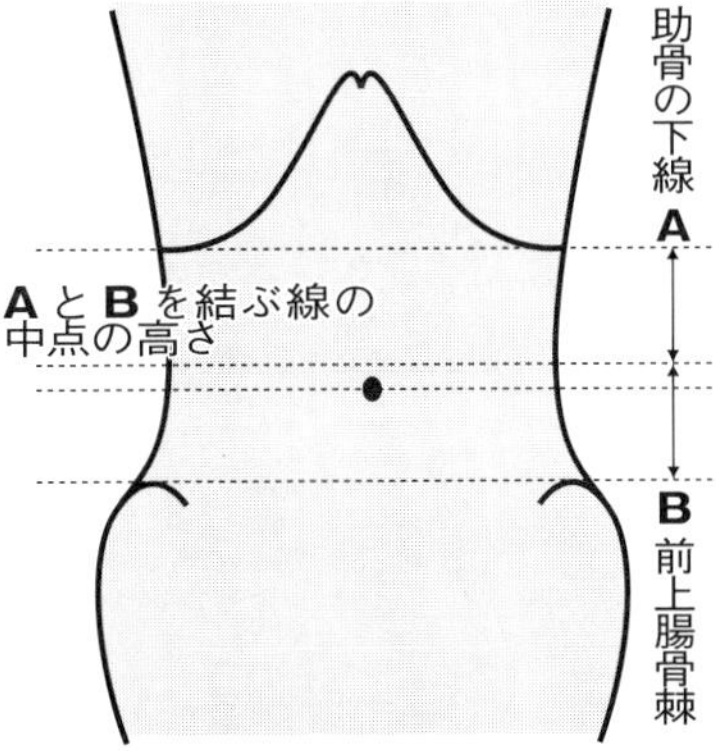

特定検診でのBMI基準

BMIが25以上。ちなみにBMIとは、(ボディ・マス・インデックス)指数のことで体重(kg)/身長(m)^{2}で計算します。

たとえば身長170cm体重90キロの方は、

90÷(1.7×1.7)＝31.14

31.14でこの方は高度肥満になります。

BMI	
18.5未満	やせ
18.5～25未満	標準
25～30未満	肥満
30以上	高度肥満

日本肥満学会では肥満に関する病気になりにくいBMI値を22とし、25を超えるものを肥満と定義しています。

■ 内蔵型肥満

おなかの内臓の周りに脂肪がたまるタイプの肥満。リンゴのように上半身に多く脂肪がつくため、リンゴ型肥満とも呼ばれる。

血糖値基準
空腹時血糖値 100mg/dL以下

人は約９４０万人、予備軍は（内臓脂肪型肥満に加え、高血糖、高血圧、脂質異常のうちいずれか1つが該当する人）は約１０２０万人、あわせて約１９６０万人、中高年男性の２人に１人、女性の５人に１人が、メタボリックシンドロームか、その予備軍と推測されると発表をしています。

メタボリックシンドロームによって他の病気が起こる危険性は、肥満、高血糖、高血圧、高脂血症、４つの危険因子の数とかかわっていて危険因子の数が多くなるほど危険度は高まります。

たとえば心臓病が起こる危険性は、危険因子をまったく持たない人の危険度を1とすると、危険因子を１つ持つ人は5・1倍、２つ持つ人は5・8倍、3～4個持つ人は危険度が35・8倍にもなります。

平成20年４月から40歳以上の国民５６００万人（医療保険加入者被扶養者）に対し、糖尿病などの生活習慣病、特にメタボリックシンドロームの予備軍や該当者の早期発見と進行、発症の予防を主な目的とした特定健診、特定保健指導、いわゆるメタボ検診が義務づけされています。

特定検診の基準では、ＢＭＩ値が加わり、空腹時血糖が１００ミリグラム／dlに引き下げられ正常値の幅が狭くなっています。

受診後は、対象外、動機付け支援、積極支援の3段階に分類され、対象外との判定以外の人は特定保健指導の対象となります。

保健師さんや管理栄養士さんとの面談や保健指導が課せられます。積極的支援では3カ月以上にわたって面談や電話、メールなどで保健指導が続くことになります。

こういったメタボリックシンドローム対策が始まった背景には、増加の一途をたどる医療給付費を削減する目的があります。

生活習慣病予防に手を打つことで、大きな削減効果をあげられるとしています。

■原因

こうした代謝異常の病気は、自然医学的にみると低体温が原因と考えています。

血液中の血糖や中性脂肪、コレステロールは人が生きていく上で必要なエネルギーを生み出すエネルギー源です。生命を維持し健康に活動するための必要物資、いわば石油ストーブの石油です。石油ストーブが燃焼している最中に水をかけると火は消えて石油が残り不燃焼の状態になるわけです。本来は燃焼しきるはずの石油が残ることになります。

つまり、燃焼しきれないで血糖や中性脂肪、コレステロールが残っているのです。

日常お茶、お水、コーヒー、清涼飲料水などで多くの水分をとる人、体が冷えている人は、本来なら燃焼してしまうはずの血糖や中性脂肪、コレステロールが体の中に残ってしまうので高血糖や高中性脂肪、高コレステロールとなってくるわけです。

体温が1度下がると基礎代謝が約12%も低下するため低体温では、脂肪や糖分の燃焼を低下させ、高脂血症や糖尿病を呼び起こし同時に血管を収縮させ、血液の流れを悪くさせ高血圧を誘発します。水分の排泄と体温の上昇が大切です。

高血圧

石原結實

■原因

高血圧は、血管（動脈）にかかる血液の圧力の値が何らかの原因によって正常より高くなってしまった病気です。上（収縮期血圧）が１４０mmHg以上または下（拡張期血圧）が90mmHg以上の場合です。サイレントキラー（沈黙の殺人者）の異名を持ち、放置すると脳卒中、心臓病、腎臓病などの危険因子になり合併症が進行していることがあります。

ほとんどの高血圧は原因が特定できませんが、遺伝、肥満、喫煙、塩分やアルコールのとりすぎ、運動不足やストレスなどを一般的原因とし、本態性高血圧と呼んでいます。

二次性高血圧は腎臓病などから起こる腎性高血圧や副腎の病気、甲状腺機能亢進症など、ほかに原因疾患が存在するために起こる高血圧です。腎臓が悪くなるとレニンという酵素が腎臓から分泌され、つくられるホルモン、アンジオテンシンが血管を強力に収縮させるため血圧が高くなります。

塩分には、水分を周りから吸湿する性格があるので血液中の水分が増え血液量もふえるため心臓によけいな力がかかるのが原因と約50年前より減塩運動は起こりましたが、減塩しても高血圧の患者さんは増加しています。

■症状

高血圧そのものは、自覚症状はほとんどないことが多いものです。ただ、収縮期血圧が１８０mmHg、拡張期血圧が１１０mmHg以上の重症な高血圧になると、頭痛やめまい、倦怠《けんたい》感、耳鳴り、肩こりなどの症状が出ることが少なくありません。

■治療法

1980年に実施された国民栄養調査の対象者1万人を14年後に行った追跡調査では、降圧剤を飲んでいない人のほうが飲んでいる人より自立度（人の助けを借りなければ身の回りのことができない人と、病気にかかっても後遺症がなく自立できる人の比較）が高いという結果がでました。降圧剤を服用して上の血圧が（正常値の人よりも）160〜179の人のほうが自立度が高い結果でした。血圧は放ったらかしておいた人のほうがいいという結論でした。

血圧は全身に栄養素や酸素、免疫物質も運んでいるので無理に力を弱めない方がいいということなのでしょう。

血流が悪くなると元気がなくなったり、風邪やうつになりやすくなったりします。

高血圧によって何らかの症状がでている場合は、降圧剤が必要な場合もありますが、根本原因は塩分摂取や動脈硬化の他にも冷えや下半身の筋力低下が考えられます。

よって、日頃、運動・労働で体を温め発汗を促すような生活習慣こそ大事です。

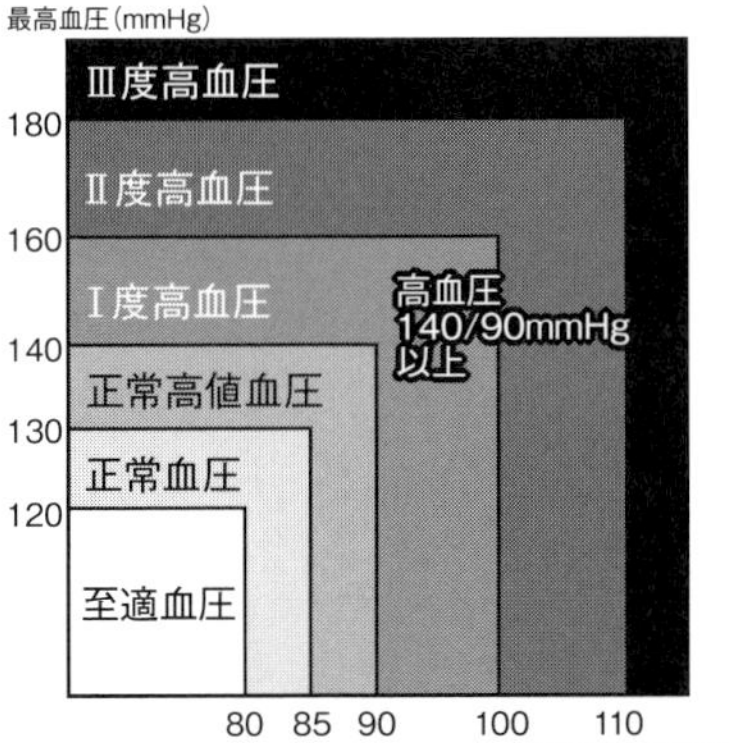

最高血圧＝収縮期血圧
最低血圧＝拡張期血圧（JSH2009）

収縮期血圧が140mmHg以上または拡張期血圧が90mmHg以上の場合は高血圧。ただし、病院や健診のときには緊張してしまい、普段の血圧より10〜20mmHg高くなることもある。

高脂血症

石原結實

■原因

高脂血症は血液の中に溶けている脂質（血清脂質）が異常に多い状態のことです。コレステロール、中性脂肪（トリグリセライド）、リン脂質、遊離脂肪酸など、４つの脂質がふえ過ぎてしまう病気です。

原因は肉や卵、乳製品などの動物性脂肪のとり過ぎや運動不足で、燃焼しきれずに体内に残った脂肪が血液を汚し、病気の原因になります。

コレステロールの過剰摂取により血管内壁に脂質が付着し、内腔が狭くなり動脈の壁が厚く硬くなっていきます、その結果血管を詰まらせてしまう原因になります。

低体温が原因の場合もよくあります。コレステロールは脂肪なので体を温めれば燃えてなくなるはずのものです。

とにかく医師は患者さんが何を好んで食べているかを聞く必要があります。やせていても、食事で糖分や脂肪分を控えていても、コレステロール値が高い人は、陰性体質で体温が低いと考えてよいでしょう。水分やお茶のとり過ぎで体が冷えると脂肪やコレステロール、糖分が燃焼しません。

水分のとり過ぎか、体の冷えによる高脂血症も多いのです。

■症状

高脂血症だけでは自覚症状はほとんどありません。そのままにすると動脈硬化を引き起こし心筋梗塞や脳梗塞を招きかねません。

■治療法

悪玉と思われるコレステロールですが、実は体の中では、細胞膜の成分であり、ホルモン（副腎皮質ホルモンや性ホルモン）や胆汁酸の原材料となり、消化作用を助けています。コレステロールは気力や体力の指標にもなっているし、ストレスに対する防御反応として上昇してくることもあるのです。

アメリカのノースカロライナ大学の研究ではコレステロール値の高い消防士ほど責任感が強く優秀で社交性があると報告しています。低いとセロトニンが脳内細胞で利用されにくくなり情緒不安定になったり反抗的、暴力的になりやすいこともわかっています。

コレステロール値を無理に薬で下げるとストレスに弱くなり、免疫力も下がる心配もあります。コレステロール値が高いほど長生きするという疫学研究もあります。

散歩などの運動やゆっくりとした入浴で体を温め、梅干しや味噌、めんたいこ、ちりめんじゃこ、塩鮭などの体を温める陽性食品をとりましょう。

血液の固まり、血栓が冠動脈や脳の動脈に詰まって起こる血栓症予防には、血栓を溶かすはたらきのある生姜を使った生姜紅茶を積極的にとりましょう。

■高脂血症の診断基準

総コレステロール	220mg/cl以上
LDLコレステロール（悪玉）	140mg/cl以上
中性脂肪（トリグリセライド）	150mg/cl以上
HDLコレステロール（善玉）	40mg/cl未満

余分なコレステロールを肝臓に戻すはたらきがある
HDLは減少すると動脈硬化の危険が高まります。

糖尿病（Ⅱ型糖尿病）

石原結實

■原因

糖尿病は膵臓《すいぞう》のランゲルハンス島のβ細胞から分泌されるインスリンが慢性的に不足して起こる病気です。

　インスリンは血中の糖分を細胞に送り込み、エネルギー源として利用される手助けをします。インスリン不足は血中の糖分が細胞に吸収されずに残り、高血糖状態になります。細胞内ではエネルギー不足になり、残った血糖が尿の中に排泄されるので糖尿病とよばれます。また、ブドウ糖などの糖質だけでなくタンパク質や脂質の利用まで障害されます。

　原因は、食べ過ぎ、肥満、運動不足などの生活習慣などが、インスリンの分泌量を低下させていると考えられています。

■症状

初期は自覚症状はほとんどありません。体内の血糖を水分で薄めて尿と一緒に排泄させようと反応します。よってやたらのどが渇く、多尿という症状のほかにも血糖が細胞に利用されないのですから、空腹感、やせてきた、目がかすむ、倦怠感などの症状が、やがて出現してきます。

　細菌は糖分が大好物なので糖尿病患者の体内に増殖しやすく、かゆみ、膀胱炎、肺炎などを起こしやすくなります。しかも、年中血糖が高いと白血球の力が弱まり免疫力が低下しいろいろな病気にかかりやすくなります。

■治療法

　ハードな食事療法と運動療法をするとインスリンも出にくくなり糖尿病が悪化していく

ことがあります。糖尿病の患者さんの多くは上半身は太っているのに下半身は細いという身体的特徴があり、下半身が弱っている場合が少なくありません。東洋医学では、これを「腎虚」といい、腎とは、下半身にある腎臓、泌尿器、生殖器そして人間に備わっている生命力を意味しています。下半身の筋肉が衰え、筋肉で消費する糖が少なくなると、血液中の糖が残ってしまい、高血糖になります。腎虚の症状としては、足のしびれ、むくみ、精力減退なども起こります。

ウオーキングやスクワットなど下半身を鍛える運動を習慣づけたり、また、ニンジン、レンコンなど植物の根を食べるよう心がけたりしましょう。糖分の吸収を妨げる食物繊維の多い食材、血糖値を下げる成分を含むタマネギも多くとりましょう。

■ 糖尿病の3大合併症

糖尿病に特有の合併症で、血糖コントロールをしないでいると、糖尿病が発症してからから10〜15年で現れる。

糖尿病神経障害

もっとも早く現れる。末梢神経障害症状の出かたはさまざま。手足のしびれ、けがややけどの痛みに気づかない。筋肉の萎縮、筋力の低下、胃腸の不調、立ちくらみ、発汗異常、インポテンツなど、さまざまな自律神経障害の症状が現れる。

糖尿病腎症

腎臓の糸球体の毛細血管に傷害が起き、だんだんに尿がつくれなくなる。その場合、人工透析により機械で血液の不要な成分をろ過して尿を作らなければならない。週に2〜3回、病院などで透析を受けるので、日常生活に大きな影響を及ぼす。人工透析になる原因の1位。

糖尿網膜症

目の底にある網膜の血管が侵され、視力が低下。かすみや痛みなどの自覚症状がなく、異変に気ずいたときは手遅れで中には失明する場合もある。

安保
徹

組織障害を招くのは低体温と高血糖

■食べ過ぎでもないのに起こる

　糖尿病と聞くと誰もがすぐに連想するのが食べ過ぎや飲み過ぎです。糖尿病にかかる人は物事に全力投球するがんばり屋が多いのです。働き過ぎ、無理し過ぎ、我慢してがんばるから血糖値が上がるのです。医師は食生活を改善しなさいといいますが、ストレスを解消しなさいとはいいません。猛烈に働くサラリーマンが我慢してやせる必要はありません。患者さんのほとんどは食事でストレスを発散しているだけで病気になった本当の理由は慢性的な交感神経の緊張です。ごちそうを食べ過ぎて糖尿病になっているのかストレスなのかの見分けが必要です。本当の原因はストレスによる交感神経緊張です。交感神経緊張は低体温を招き、エネルギーの原料のブドウ糖を血液の中にだぶつかせてしまいます。

　人のエネルギー源は、ブドウ糖を原料に合成されるATP（アデノシン三燐酸）です。ATPは細胞内に寄生するミトコンドリアが血液と一緒に細胞内に運ばれた酸素を使い呼吸してつくっています。これを細胞が活用しています。ミトコンドリアが活躍できる最適の温度は健康な体温である36～37度のときです。

　血流が抑制され低体温、低酸素状態になるとミトコンドリアの呼吸も抑制されてしまいます。そうなると細胞はエネルギー不足になって疲労が起こり、体温も維持できません。

細胞自身もＡＴＰも活用ができないので体内では原料であるブドウ糖が血液の中に上昇します。

もちろん、人にはミトコンドリアが酸素を使ってエネルギーを生産する以外に、解糖系というブドウ糖から直接エネルギーを得る方法もあります。しかし、ミトコンドリアがブドウ糖1個から36個のＡＴＰをつくるのに対して解糖系がつくるのは2個ですから病気を治すエネルギーを得るのも至難の業です。

そこで、体は自分で熱を出して低体温から血流を良くしてミトコンドリアを動かす方向にもっていこうとするわけです。しかし発熱を待たずとも、酸素と温熱を体に与えることでミトコンドリアを動かすことができます。

深呼吸をしたり、ぬるめのお湯で10分ほど汗がにじむ程度の入浴や、適度な日光浴、ウオーキングは低体温から解放され、ミトコンドリアは元気になり再び治癒力が戻ってきます。

なお脳のミトコンドリアに酸素を送るには上半身を鍛える必要があります。ただし、ミトコンドリアが過剰にはたらき、極限まで疲弊すると、突然死にもなりかねません。熱中症や日射病、放射線障害、湯あたりなど、心筋や脳、骨格筋に多く存在するミトコンドリアが心停止や意識障害、けいれんを引き起こすことになります。

糖尿病ばかりでなく心筋梗塞、脳梗塞、腎不全、がんなどの組織障害は低体温、高血糖をきっかけにしておきているわけです。

石原結實

高血圧に必要なのは減塩よりも減水指導

■3つのタイプの高血圧

東洋医学では高血圧には本物の血圧、嘘の血圧、早朝高血圧があります。

本物の高血圧はずんぐりむっくりの赤ら顔の「陽性体質」の人です。「陽性体質」の高血圧の人は体の中に脂肪や塩分が蓄積されているので体を温める必要も「陽性」の塩分をとる必要もありません。

嘘の高血圧は、やせて青白い「陰性体質」の人です。もともと若い頃は低血圧だったのに更年期になって下半身が冷え、のぼせや肩こり、頭痛、めまいなどとともに血圧が上がってきた人です。こういう人の場合は塩分を取って温めたほうがいいのです。

早朝高血圧は、下の血圧が高く午後より午前中のほうが高めで運動すると血圧が下がる人です。こういう人は降圧剤を飲んでも効きにくく、逆に調子が悪くなります。早朝高血圧の人には、脳卒中や心臓の発作が午前6～8時頃に集中し多発しています。

明け方から午前中にかけては動脈硬化や心臓肥大を促進するレニン・アンギオテンシン系ホルモンが腎臓から多く分泌されてくることも一つの原因です。しかし、起床時は体温も気温もかなり低い時間帯のため、冷えによって血管が収縮し、血液の流れが悪くなるために血圧が上昇するのです。起きたときに体を動かして体温が上がってくると血管が拡張し血流も良くなり、血圧は低くなっていきます。

昔は、血圧は寒い冬に上昇し、暑い夏は血圧が下がる、午前中は低く、午後が高く、運動や入浴でも高くなるといわれてきましたが、この常識は今や通用しません。

夏になると血圧が上昇し、午前中や起床時に血圧が高くなったり、運動の後に血圧が下がったり、血圧の常識ではわからない人もたくさんいます。

塩のとらなさ過ぎと水分のとり過ぎが原因です。塩は陽性の食材です。体を温める働きがあるので極端に制限すると体を冷やすことにつながります。おいしいと思う量は塩分をとるとかえって体にはいい働きがあります。

水分のとり過ぎも血圧上昇の原因になります。暑い夏ほど水分をとり過ぎて体内の血液の全体量を多くするので多くなった血液をなんとか体全体隅々にまでに送り出そうと心臓にはいつも以上の負担がかかり、さらに血圧は上昇します。その上、体を冷やすので老廃物の燃焼ができなくなり、かえって血液を汚してしまうことになります。尿を排泄させ水分の過剰摂取を控えましょう。

下半身の筋肉の低下も影響します。

年齢とともに高血圧の患者さんがふえていくのは、下半身の筋肉が衰えて上半身に血流が集まるからです。この血液が脳に集まり溢れ出ると脳溢血になるのです。

高血圧の人はウオーキングやスクワット運動を行い、下半身の筋肉をアップして血液を下半身におろすのがいいでしょう。

足腰を動かせば心臓の負担が軽くなり、下半身の筋肉が発達して毛細血管がふえると血液が流れていく場所もふえ血圧の安定につながります。積極的に運動をしましょう。

頭や体に走る血流障害

福田 稔

■手当てでわかる体の状態

昔は治療は手当てといわれていたように、医師は患者さんに、一番に手を当ててみていました。患者さんの手足を触り、冷たいのかどうか、頭部を触るとブヨブヨしているかどうかなど、手を当てるほど一人一人の患者さんの状態がよくわかります。

現在、私が重要視している部分は頭部です。頭部の皮膚をよくよく観察していくと皮膚の表面に線が走っているのが見えるのです。しかも、患者さんが痛いという場所には、独特の線が走り、特に痛みを感じる部分にはわずかなくぼみがある場合があります。

頭の線は一人一人異なりますが、線の走るルートには共通点があります。後頭部、側頭部から耳の前後を通り、首の頸静脈におりて鎖骨の内側から上半身、下半身に続いています。

こうした線は血流障害です。高血圧、糖尿病、高脂血漿などの病気は血流障害が起きています。圧痛（押すと感じる痛み）の部分に刺激を与えていくと効果的です。

虚血（血液が途絶えている状態）では皮膚表面に周囲の皮膚よりくすんでいたり、灰色がかっているくぼんだ線が現れます。

うっ血（血流が滞り血液がたまった状態）している部分が赤い線が浮き上がっています。その程度が重いほど、圧痛は強くなります。よく見極めて刺激を与えていきます。

自律神経免疫療法では注射針や電子針、磁気針などを使って全身の治療点（圧痛点）を刺激します。注射針は即効性があり切れ味がよく、両者の中間が電子針、磁気針です。

注射針を治療点に刺すと、その刺激はチクン、ジーンと感じ少量の出血が見られます。

健康な人は、すぐにきれいな赤い色のサラサラした血液が流れ出しますが、体調が悪い人や病気がある人、過労の人は交感神経が緊張して血流が悪いため、すぐには出血はしません。出血した血は、色がどす黒く、どろどろとした粘りを持っています。

家庭でも爪もみやふくらはぎマッサージを継続すれば症状は改善します。

■ 磁気針刺激によるサーモグラフ（皮膚体温）変化

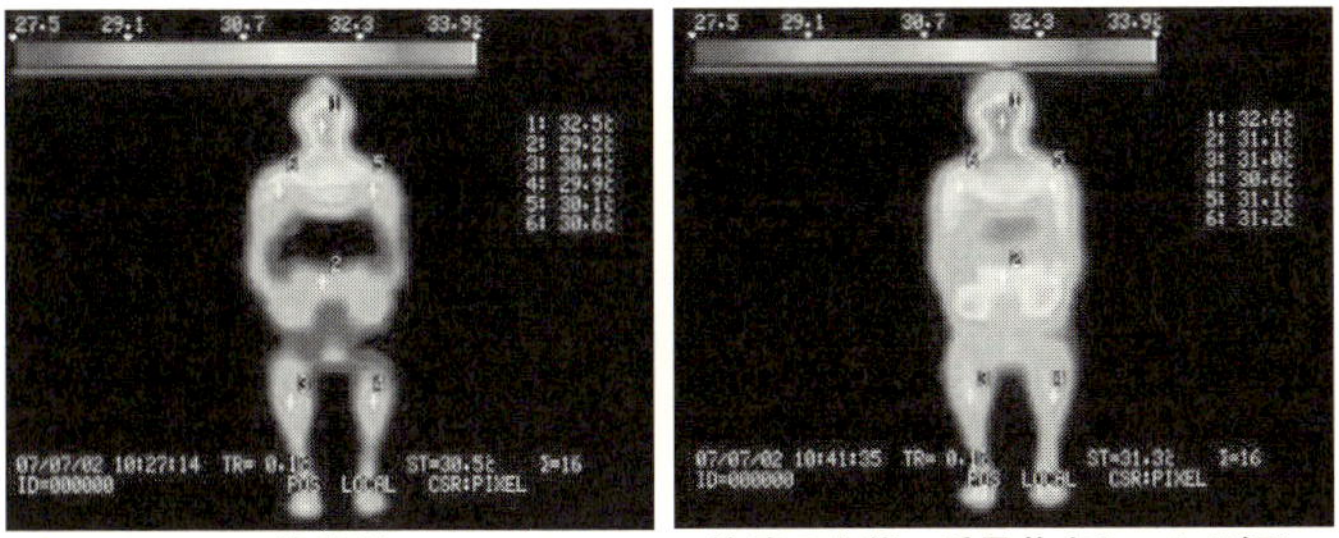

治療前　　治療５分後　手足井穴とつむじ押し

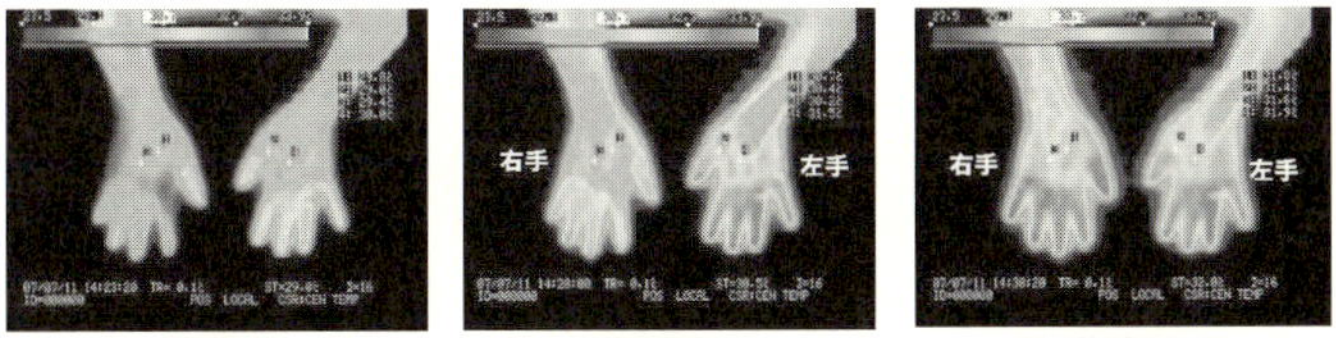

刺激前　　刺激後５分 左手井穴のみ　　刺激後10分 右手井穴追加

モノクロのためはっきりとしていませんが、磁気針の刺激によって確かに体温は上昇しています。電子針、磁気針の刺激はマイルドで出血はなく痛みも少ないので子供の治療に適しています。

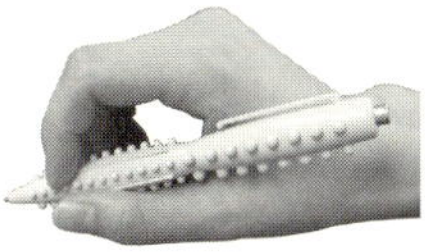

出典:ソーケンメディカル

安保 徹

薬を上手にやめて生き方を変える

■体を通して教えてくれる生き方

講演会でよく聞かれるのが、高血圧の薬をやめたほうがいいのでしょうかという質問です。私はやめるのが一番といいますが、これまで飲み続けてきた人にとって急にやめることは不安で、万一、血圧が急に高くなって脳の血管でも切れたらと考えるようです。

いきなり薬をやめるのが不安なら、まずは食事と運動で体温を上げて、ある程度の自信がついたら、まずは2割減らしてみるといいでしょう。それで、前よりも調子が良くなったらまた2割減らしていき、最終的に自分の力で治していけばいいのです。免疫の力さえ上げれば病気は治るのですから。

中には、「自分は抗がん剤も飲んだし、手術や放射線治療も受けたので、もう手遅れですか」と聞いてくる患者さんもいます。

そうすると、私は「ちょっとくらい間違えたっていいんですよ、しっかり間違えたほうが目が覚めるから」と話しています。

すべての病気はもとの元気な体にもどろうとする現象なので、どんな病気も薬をやめて生き方を変えればいいだけです。

血圧は感情の変化を受けやすくいつもイライラ怒っていたり、過労や心配事が重なったりすると高血圧になります。

ストレスが多いと体内に活性酸素がふえ細胞の酸化が進むので防衛反応として抗酸化力の高いコレステロールや中性脂肪を皮下の脂肪組織や肝臓から放出して血液を通して必要

な個所に送り込むので高脂血症がおきるのです。

血糖も無理をして徹夜してでもがんばりぬくアグレッシブな生き方が、たくさんのエネルギーを取り込み過ぎて高くなり糖尿病になります。

感情やストレス、生き方に無理があることを体が教えてくれているのです。活発を超えて無理をしている世界ですから、ゆったりのんびりほどほどにするのがいいと体が教えてくれているのです。

医師より患者さんのほうが、薬や手術、化学薬品で病気は治せないことを実感しています。処方してもらった薬を飲まない患者さんはふえています。現実に、患者さんには、薬や手術の種類、治療法を選ぶことはできても治療を受けないという選択肢はありません。

治療をしないという選択は、医師からは責任は持てないので他の病院へといわれる結果になります。でも、よくよく考えてみると、自分の命をまったくの他人の医師に全面的に託せるというのは、医師が病気を治してくれると錯覚しているからです。病気を治すのは医師でも薬でもありません。患者さん自身です。

医学はまさに、転換期で面白い時代です。薬では慢性病は治せない、かえって悪くしていることに気がつけばきっと全力を挙げて正しい方向に行くのでしょうが、まだ時間がかかるようです。しかし、医師の中には現代医学に疑問を持ち、漢方や鍼灸をとりいれる先生方もふえていて、21世紀の医療の方向が楽しみです。

石原結實

血液の汚れから病気へのプロセス

■血液を浄化する反応

すべての病気の根本原因は瘀血であるというのが東洋医学の根幹です。体は、瘀血を浄化しようと様々な反応をします。体からの瘀血のサインを見逃さないようにしましょう。

血液が汚れると、いちばんに、手っ取り早く皮膚の排泄機能を使い外に老廃物を出そうとします。それが発疹です。ジンマシン、湿疹、乾癬、フルンケル・カルブンケルなどの化膿疹などすべては体外に出された老廃物です。

西洋医学ではステロイドホルモン剤や抗ヒスタミン剤で発疹を止めようとします。もちろん発疹のために食欲がない、眠れないなどの症状をとるために必要なこともあります。しかし、根本治療は体内・血液内の老廃物を排泄させることです。

血液の汚れを発疹で外に出せない冷えのある人や高齢者、体力のない人、薬で抑えてしまった人に、次に体が起こすのは炎症です。肺炎、気管支炎、膀胱炎、胆嚢炎など、ばい菌の力を借り炎症を起こして老廃物を燃焼しようとするのです。このとき、老廃物を燃やすための発熱と、血液の汚れをつくる最大要因の食べ過ぎを一時的にストップさせるため食欲不振を起こします。

西洋医学では、細菌、ウイルス、真菌（カビ）などを病原菌として抗生物質を使い退治してきましたが、ばい菌の役割は地球上の老廃物を分解して元に戻す働きです。卵酒や生姜湯などを飲み、体を温め発汗させ血液の汚れをなくせば、ばい菌の役目はなくなるので、炎症は自然と治まるという理屈になります。

それでも化学薬品で無理に抑えようとすると動脈硬化なども起こしやすくなります。これは血管の内壁に汚れを沈着させてでも血液を浄化させようとする反応です。その結果、血液の通り道が細くなると心臓から血液を押し出す力が必要になり、高血圧になります。

西洋医学で高血圧には、心臓の力を弱めるβ・ブロッカー製剤や血管拡張剤を使います。一時的にはそれでよいのですが、同じ誤った食生活や運動不足が続くと、また、血液が汚れてきます。すると、汚れた血を固めたり、(血栓)、出血させたりして血液を浄化しようとします。

「がんも血液の汚れの浄化装置である」との説を森下敬一医学博士が40年も前にたてられていますが、東洋医学的にみると肯定できる理論です。

■ 血液が汚れて、病気の進行するプロセス

血液が汚れると、体は発疹、炎症、動脈硬化などで血液を浄化しようとします、それでもきれいにならないと、最終的にガンで浄化しようとします。体のSOSを見逃さないこと！

第1段階　発疹
皮膚には汗腺から汗、皮脂腺からは皮脂などの老廃物を体外に排出する機能がある。血液が汚れるとまずこの皮膚の排泄機能を使って、体外に老廃物を出そうとする。このとき起こる肌のトラブルが発疹。

第2段階　炎症
血液の汚れを体外に排出できない場合は、体内で肺炎、気管支炎、膀胱炎、胆のう炎などの炎症を起こし、血液中の老廃物を燃焼しようとする。炎症に伴って発熱と食欲不振などが起こる。

第3段階　動脈硬化
発疹や炎症でも血液の汚れを体外に排出できない場合は、血管内壁に汚れを沈着させて血液を浄化しようとする、これが動脈硬化。動脈硬化が進むと高血圧になり、それでも浄化できないときは血液の汚れを固めて血栓をつくる。

第4段階　がん
血液の汚れがいつまでたっても改善されないと、血液の最終的な浄化法として、汚れを体の一ヶ所にまとめて腫瘍をつくり、腫瘍から出血させて汚れた血液を体外に排出しようとする。最終的な血液浄化法ががん。

福田 稔

問診でわかる治癒までの道のり

■まぶたの裏に浮かぶ色

患者さんには問診の際に必ず聞いていることがあります。自律神経免疫療法の診断ベースになるリンパ球と顆粒球の比率データは、もちろんですが、気分、睡眠、食欲、便通、そして目をつぶって、まぶたの裏に浮かんでくるイメージの色です。

顆粒球が多い交感神経緊張状態では、黒や青が、リンパ球が多い副交感神経優位の状態では、白や赤が浮かんでくるそうです。

免疫のバランスがとれて、病気が治癒してきたときには、茜《あかね》色が見えるそうです。茜色というと日が暮れる夕焼けの色、赤とんぼ、たそがれのイメージがあります。また、神社の鳥居やお祝いの色に使われる日本の伝統色でもあります。

大昔、中国では夕方に結婚が行われることから女偏に「昏《たそがれ》」と書いて「婚」という文字になったそうです。女性の結婚は人生でいちばん幸せな時期なのかもしれません。

これまでがん、アトピー性皮膚炎、うつ病を中心とした初診時の患者さんのカルテから左図のような傾向がみられました。

未病とは、リンパ球の割合でいうと30～34％、あるいは42～45％。理想的な割合の35～41％でも未病の人はいますが、治癒までの期間は短くてすみます。

この理論を応用すると、古代中国の医学書にある「未病」「陰と陽」「虚と実」などの謎を次々と解明できるのではと考えています。

■自律神経の乱れによって生じる７症

チェック項目	交感神経緊張（顆粒球が過多）		正常	副交感神経が優位（リンパ球が過多）	
顔色 初診時のリンパ球の割合	黒っぽい 24%以下（冷え）	青白い 25～34%	ピンク色 35～41%	赤い 42～40%	白い 50%以上（冷え）
顔貌	けわしい、むっつり			赤ら顔、カッカする	
気分	イライラ			無気力	
睡眠	不　眠			過　眠	
食事	食欲不振（小食）			暴飲暴食（過食）	
便通	便　秘			下　痢	
体温	冷え（虚血による）			冷え（うっ血による）	
治癒までの期間	約２年以上	約１～２年	約6カ月	約6カ月～1年	約１～２年

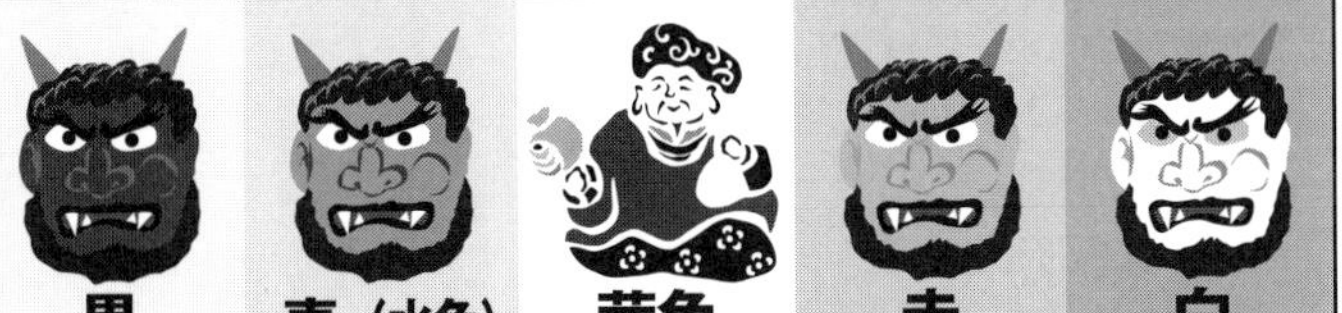

目を閉じて、まぶたに浮かぶイメージ（色）	黒	青（水色）	茜色	赤	白

▼

自律神経のバランスが回復した状態

チェック項目	自律神経のバランスが回復	チェック項目	自律神経のバランスが回復
顔色	ピンク色、明るくみずみずしい リンパ球　30～47%	睡眠	食欲あり、食欲をコントロールできる
		食事	活気があり、穏やかである
顔貌	表情が明るく、目に力がある	食事	快便
気分	活気があり、穏やかである	体温	冷えがない（温度の変化に対応できる）

陰　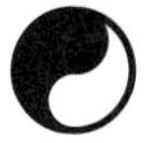　陽

交感神経優位でリンパ球が34%以下のタイプは、リンパ球をふやすのに時間がかかるので、治癒までの期間が長くなります。リンパ球42%以上に相当する副交感神経優位のタイプは、治癒までの期間が短くてすむことがわかりました。これはどんな病気でも同じ傾向にあります。リンパ球の割合が低くてもリンパ球の数が多い場合は治療までの期間は短くてすむようです。

うつ病

福田 稔

■原因

うつ病は心の風邪とよくたとえられます。何らかの原因で気分が落ち込み、生きるエネルギーが乏しくなり、その結果、精神面でも体の面でもさまざまな不調が現れる病気です。ストレスが多い現代では5人に1人が、一度は経験するといわれています。

西洋医学では脳内の神経伝達物質セロトニンやノルアドレナリンなどの異常な減少で起こると考えられていますが、なぜ起こるかは不明です。

真面目で仕事熱心、完全主義で几帳面、仕事や家事を人任せにできない、正義感や責任感が強く柔軟性に乏しく融通がきかないといった性格や昇進、転勤、出産、近親者の病気や死などの生活環境の変化が組み合わされて起こると考えられています。根本はストレスです。

東洋医学では気のつまりが原因です。気の通りが悪くなると、不安や悲しみ、焦り、怒り、後悔、自責の念、失望、羞恥心などの負の感情が滞留し、悩みも多くなって思考や行動を妨げるようになります。その上、血流障害があり、強い冷えがあります。

基本は副交感神経優位の状態で起こります。ただし、抗うつ剤や精神安定剤の服用が長いケースでは交感神経緊張型の血流障害、虚血が起こります。

そのため白血球のバランスでみると交感神経優位の人と副交感神経優位の人、どちらかに偏りがあります。ただ、副交感神経優位のケースはうっ血が起こり、依存心が強い、甘えがあり、自立心が薄い、自分で病気を治す気がないなど患者さんの甘えた性格が原因で自律神経のバランスが乱れている場合が多いようです。いずれにしろ頭に熱がたまり、足に冷えのある頭熱足寒状態にあります。

■うつ病の症状

精神的な症状

気分が憂鬱で悲観的、取り越し苦労が多い、おっくうで仕事もできない、思考や集中力、判断力、記憶力、注意力の低下、興味も関心もなく、喜びも楽しみも感じられない、仕事を能率よくできない、人に会いたくない、人と一緒にいたくない

肉体的な症状

不眠、食欲減退、体重減少、性欲低下、、頭重感、頭痛、めまい、胃部不快感、便秘、口が渇く、肩こり、背中や腰など体の痛み、息苦しい、動悸、手足のしびれ感、嫌な汗や寝汗、排尿困難、女性では月経不順など

■症状

仕事や日常生活に支障が出るほどの落ち込み方で、体に精神的、肉体的不調は起こりますが、検査を受けてもわからない状況です。

以前は、外出も何もできなくなるという患者さんがほとんどでしたが、現在は、つらくても会社や家庭で何とか仕事をこなせる、軽いうつが2〜3年も続くという新しいタイプがふえてきています。

軽いうつは、外見的には健康な人と変わらないため、単なる甘えと誤解されたり、本人が病気と気がつかない場合もあるようです。

うつ病の患者さんは両手をポケットに入れて目線は常に下を向き、足を引きずるようにして歩き、暗い顔をして生気のないのが特徴

です。薬を長期間使用している人ほど仮面のような顔となって笑顔はありません。

■治療法

現代医学では、まずは休養、そして抗うつ剤の薬物療法、精神療法という組み合わせで行われます。ストレスの原因から遠ざかり、心身ともにゆっくりと休養することを指示し、抗うつ薬の服用をすすめます。しかし、薬で治せるのは20~30%です。薬は対症療法で、再発率50%といわれるゆえんです。抗うつ薬の副作用は、口乾、便秘、排尿障害、尿閉といった症状が現れます。

とにかく、薬よりも体を温め頭寒足熱の状態にさせることです。うつは心の面にばかり気を取られがちですが、体の冷えは尋常ではありません。抗うつ剤や精神安定剤は血管を収縮させ交感神経緊張状態を起こし、体の冷えを強化させます。体内にとどこおった悪いものを体外に排泄させずに、しかも体を冷やして上半身のうっ血を強くさせます。

湯たんぽやかいろ、爪もみ、温泉、食事療法など、体の冷えをとる試みをまずしましょう。心を開くきっかけは体を温めることで必ず訪れます。温まることで気力が徐々に回復し、がんばろうと思えるようになります。治るきっかけは必ず本人がつかめます。

うつ病の患者さんを支えるのは家族しかいません。「がんばれ」と励ましたり、気晴らしに誘うのは逆効果です。自殺を考えるほど深刻な状況の場合、言動にそのサインが現れていることがあるので注意深く見守りましょう。それよりも大事なのは「治るんだ」「大丈夫だ」という温かい安心を与える言葉です。

これまでの自律神経免疫療法では患者さんが感情を自制できるようになるまでは時間がかかりました。頭寒足熱にさせ気を徹すつむじ療法の導入により効果が早くなり手応えを感じています。患者さんのつむじ周辺にはぶよぶよとした触感がありますが、つむじ療法で頭部の血液がよく流れ始め、赤ら顔は消失し、気の通りも下半身の冷えも良くなります。

感情のコントロールが困難になることを恐れて抗うつ剤を手放せない患者さんでもつむじ療法により3～4カ月で抗うつ剤をやめようとする気力を持てるようになります。気のとおりをととのえ血流を促進し、患者さんの性格や考え方の偏りの修正を手伝う自律神経免疫療法と、本人の治そうという気力があれば快方に向かうのはそれほど難しいものではありません。案外容易なのです。

■うつ病の治療効果推量のためのチェック表

	治療前	治療後
顔の表情	けわしい	ほがらか
体の動き	悪い	いい
睡眠	眠れない、眠り過ぎ	熟睡、すっきり起きられる
食欲	過多、不振	おいしく普通に食べられる
感情	イライラする、 やる気が起こらずダラダラする	安定
便通	便秘、下痢	快便
冷え	冷えがある	ない

安保
徹

体の冷えは心も冷やす

■気分と連動する脈拍

うつ病の患者さん60人ほどの白血球（リンパ球と顆粒球の比率）を調べたところ、交感神経緊張型によるもの、副交感神経緊張型によるもの、ちょうど半々でした。

ストレスを受けて不安という葛藤《かっとう》の世界に入ると、自信を失ってあきらめてしまう人、自信を失うがゆえによりいっそうがんばり過ぎてしまう人、２つに分かれるということです。

人は体温が低くなり、体が冷えると心まで冷え、マイナス思考におちいりやすくなります。体温を上げて体を温めると気分が高揚し活動的になります。

うつ病を治すには体温が先か、心が先かですが、まずは、体を温めることを優先するのがいいでしょう。本人にはどうすることもできないので、家族の負担を軽くするには温め療法で本人が心を開くきっかけをつくることです。

脈拍を測ると人の精神状態はもちろん、体の状態がよくわかります。悲しくてどうしようもないときや、やたらと気がめいって落ち込むときはとても脈拍は少ないのです。

手首の付け根の所で脈を15秒間測ってみて4倍してみましょう。50〜60なら落ち込み気味、65〜70は平常、75以上はやる気満々、80以上はうきうきかすごく怒って興奮している精神状態です。

脈拍と白血球は連動していて、気分がハイのときは脈拍数が多く顆粒球がふえて、落ち込んでめいっているときは、脈拍数が少なくリンパ球がふえています。

ここに体温の要素が加わり、体調ややる気、仕事の能率や心にまで影響を与えています。

副交感神経優位の夜には、心がセンチメンタルやロマンチックになったり、妄想や幻想が膨らみます。交感神経優位の日中は、現実的になり、妄想も幻想も消えて現実の世界にひきもどされていきます。

平常時の脈拍を知っていれば、気分や体調も知ることができ、脈拍が少ないときは体を温めて、多いときは一息ついて気分転換をできます。何か辛いことがあっても、とびっきりうれしいことがあっても体は正直で、脈拍を測れば心を隠すことはできません。

■ 脈拍と気分

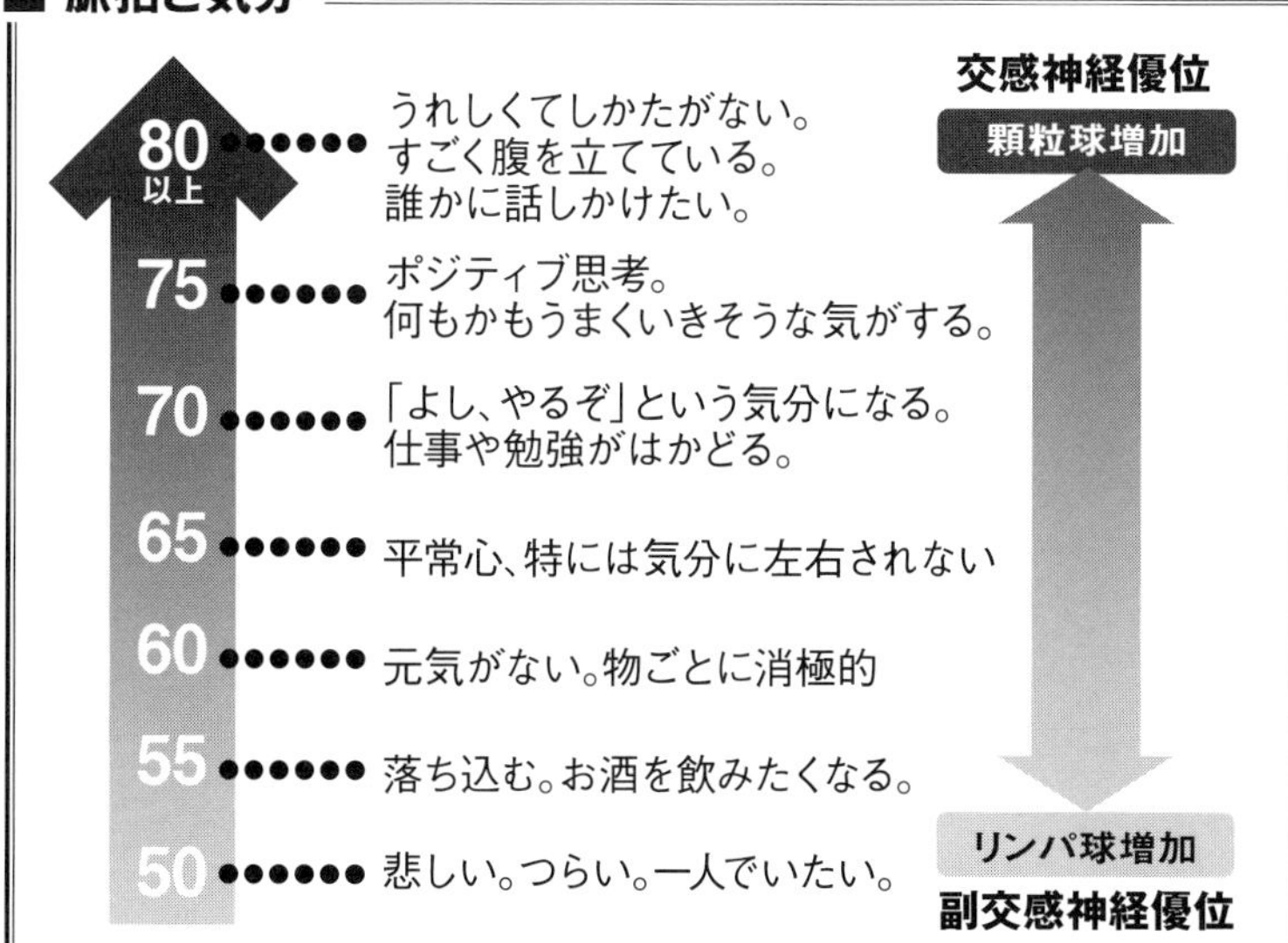
交感神経優位
顆粒球増加
80 以上
うれしくてしかたがない。
すごく腹を立てている。
誰かに話しかけたい。
75
ポジティブ思考。
何もかもうまくいきそうな気がする。
70
「よし、やるぞ」という気分になる。
仕事や勉強がはかどる。
65
平常心、特には気分に左右されない
60
元気がない。物ごとに消極的
55
落ち込む。お酒を飲みたくなる。
50
悲しい。つらい。一人でいたい。
リンパ球増加
副交感神経優位

うつ病の最大の原因は低体温

石原結實

■心の病と冷え

寒いとあらゆる病気にかかりやすくなってしまいます。

自殺者は年間3万人を超え大変なことになっていますが、低体温と無関係ではありません。自殺する人のほとんどがうつ病もしくはうつ状態にあるとされています。自殺が多い国はハンガリー、フィンランド、スウェーデン、日本では秋田、岩手、新潟、青森県です。こうした地域は気温が低く日照量も少ない地域です。

うつ病の原因は低体温だと私は思っています。急増するうつ病は、特に冬の季節が一番症状がひどく、11月から3月までは患者さんが一番多い季節です。これは季節うつ病とよばれ、春や夏は元気に過ごしても気温が低下する秋から冬にかけてうつに悩まされます。

うつ病の患者さんの傾向は、体温の低い午前中は絶不調で、昼から午後にかけて体温が上昇してくると元気が出てくるようです。

うつになりやすい人の体形は、小柄な人より気の優しそうな大柄な人のほうが多いように見受けられます。また、真面目で責任感の強い人が罹患しやすい、というのも事実のようです。

うつ病の人は脳内のセロトニンやノルアドレナリンなどの脳内神経伝達物質のはたらきが低下しているため意欲や活力にかかわる物質のバランスが乱れて症状が現れてくるとされています。

なかなか病気を理解されずに甘えや性格の性にされてしまいがちですが、周囲も本人も気力がないなどと考えてがんばらないようにすることです。

東洋医学では気を開く生姜やしその多食をすすめます。体を温めるはたらきのある半身浴、サウナを励行しましょう。冷えをつくる水分のとり過ぎは控えましょう。とるのなら生姜紅茶が保温力と排泄力もあるのでおすすめです。

インドでは心の病を月の病といっていました。月が陰なら太陽は陽、温かく輝く太陽に比べて満月の青い光は寒々しく感じます。

ニューヨークのある病院での1年間の統計では満月の夜には交通事故や殺人事件、夫婦喧嘩などトラブルの多いこともわかっています。陰の光が心身に冷えをもたらした結果、正常な状態から逸脱した行動をとる人がふえることを示しているのではないでしょうか。

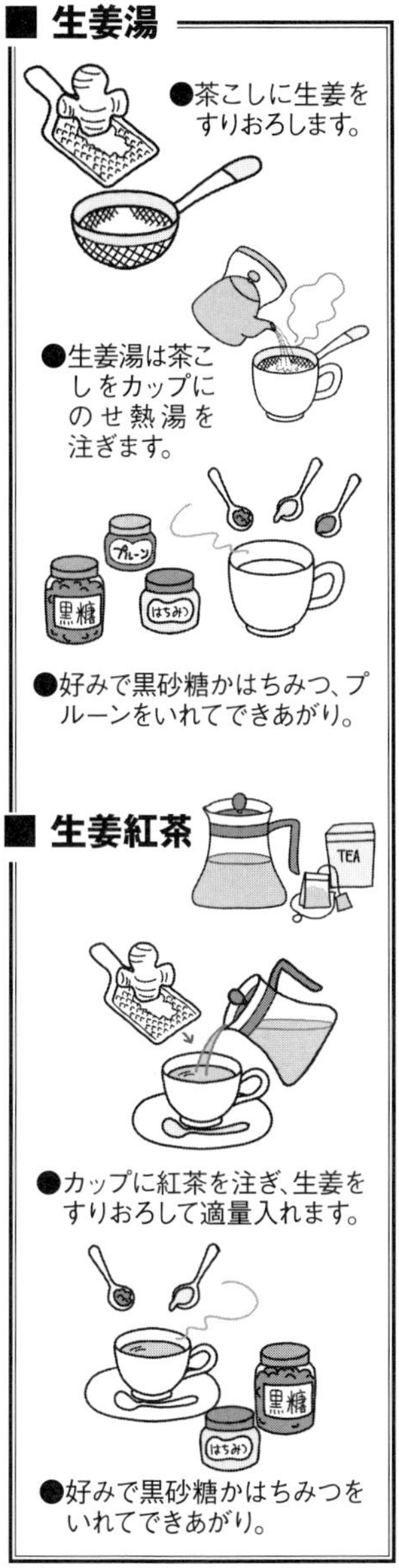
■生姜湯
●茶こしに生姜をすりおろします。
●生姜湯は茶こしをカップにのせ熱湯を注ぎます。
プルーン
黒糖
はちみつ
●好みで黒砂糖かはちみつ、プルーンをいれてできあがり。
■生姜紅茶
TEA
●カップに紅茶を注ぎ、生姜をすりおろして適量入れます。
黒糖
はちみつ
●好みで黒砂糖かはちみつをいれてできあがり。

免疫の質と力は白血球の割合と数

福田 稔

■増加する副交感神経優位の病気

10年前は患者さんの顆粒球とリンパ球の白血球の比率は、顆粒球の割合が多い交感神経緊張型が7割を占めていました。

しかし、現在はその傾向は逆転し患者さんの6割がリンパ球の割合が多い副交感神経優位の状態を示しています。しかもこの中にはかつて交感神経緊張の代表的病気だったがん患者さんが多いのも特徴の一つです。

リンパ球の比率が高いのにどうしてがんになるのかということを不思議に思うかもしれません。

患者さんの治療の過程で白血球バランスが悪いのに白血球の数が非常に多く早期治癒に至ったケースがあり、免疫には質と力があることに気づきました。

白血球のバランスは免疫の質を表し、白血球の数は免疫の力を表します。つまりリンパ球の比率が高くても白血球の数が少なければ、リンパ球の絶対数は不足します。その逆にリンパ球の比率が低くても白血球の数が多ければ、リンパ球の絶対数は多くなります。

がん細胞の増殖は免疫の質が良くても、力が弱い場合に食い止められずに、発病したということです。

こうした免疫の質と力は、すべての病気に当てはまります。自律神経がバランス良くはたらくようなきっかけを与えれば自然に回復し始め病気は治癒に向かって行きます。

私が自殺を試みたほどのうつ病が治るきっ

かけは、頭に滞留していたうっ血を体の下に流して足を温めた頭寒足熱の鍼灸によるものです。これから自分で治そうと努力が始まりました。ラジオ体操やジム通い、運動をするようになり、体が温まると前向きになり、講演や診療もできるようになりました。

自分の経験を生かして、うつ病患者さんのための効果的なつむじ療法を考案できました。うつ病の治療期間は1年から2年でほぼ完治しています。再発は治癒から8カ月、12カ月後におこっていますが、治療を2〜3回行えば仕事に復帰できます。体を徹底して温めることで必ずや完治に向かうものと確信しています。

■21世紀の医療の考え方

病気は自分自身がつくり出したもの。よって、自分の力で治すことができる。

人間には限りない「治ろうとする力」があることを認識してほしい。

病気を治すのは、95%は患者自身の力である。自分自身で工夫し、努力すること。医療関係者ができるのは残りの5%前後である。

この5%のことは、病気に対する患者の恐怖心をやわらげながら、患者の性格や考え方を考慮し、自己治癒力を高める手伝いをすることである。

病気を治す免疫力は、顆粒球とリンパ球のバランスにある。バランスを崩せば病気になりやすくなる。

免疫とは白血球そのものであり、免疫の「力」は白血球の数である。そして顆粒球とリンパ球の割合は、免疫の「質」である。

膠原病（関節リウマチ）

安保　徹

■原因

細胞と細胞をつなぎ止めている結合組織の構成成分のひとつである膠原線維に炎症が起こる病気です。膠原線維に同じ病変が見られる病気をまとめて膠原病と名付けています。膠原病は50種類以上もあり難病に指定されています。

この病気は自分と自分以外の抗原を見分けるリンパ球に異常が起きて、正常な細胞や組織に対しても過剰に攻撃をしてしまう病気、自己免疫疾患であるとされています。

西洋医学ではなぜ自分を攻撃してしまうのかという原因は不明ですが、ウイルス感染や遺伝的要因が引き金となって起こると考えています。

膠原病の中でも最も発症率が高い関節リウマチは、多くの関節に慢性の炎症をもたらし、進行すると関節が破壊され関節の機能が失われる病気です。年齢30～50歳代がかかりやすく女性に多く発病します。

関節リウマチの症状からみた実態を疑問に思って、患者さんの白血球を調べてみると関節液中の白血球は顆粒球98％、リンパ球２％でした。

リンパ球が多すぎて自分の体を攻撃するといわれる自己免疫疾患の実態は、リンパ球の働きが衰えて免疫が抑制され、異常にふえた顆粒球が組織破壊をする免疫抑制の病気でした。本当の原因はストレスにあります。

特有の微熱、倦怠感、筋肉の痛みや腫れは、活性酸素によって起こる組織破壊を体が修復しようとして起きていた血流障害でした。

全身性自己免疫疾患	臓器特異性自己免疫疾患
関節リウマチ、全身性エリテマトーデス、円板状エリテマトーデス、多発性筋炎、多発性血管炎、膠原病など	橋本病、原発性粘液水腫、甲状腺中毒症、貧血、グッドパスチャー症候群、急性進行性糸球体腎炎、重症筋無力症、男性不妊症、早発性更年期、潰瘍性大腸炎、自己免疫性溶血性貧血、インスリン依存性糖尿病、インスリン非依存性糖尿病、アジソン病、多発性硬化症、シェーグレン症候群、慢性活動性肝炎など

変形性関節炎、痛風はリウマチ性疾患で自己免疫疾患ではありません。全身性エリテマトーデスは完全な薬からの脱却は難しいですが、減らすことはできます。

■ 関節リウマチが起こる仕組み

初期症状＝急性期：リンパ球の炎症

関節の痛みや発熱などの全身症状は、パルボウイルスやそのほかの風邪のウイルスなどの感染によって発症。

これはリンパ球が反応した一過性の炎症。パルボウイルスは、一般的なウイルスで中高年までに感染して免疫がつくられるため、激しい症状が出るのはまれ。

中期症状＝慢性期：顆粒球の炎症

顆粒球を主体とする慢性的な炎症で全身に及ぶ。胸腺外分化T細胞は、顆粒球によって破壊された組織を一生懸命修復しようとして血流を高めて痛みや腫れを起こしている。病気の炎症は、交感神経の緊張を抑えようとする副交感神経の反射で起こる。

炎症を消炎鎮痛剤やステロイド剤で抑えると病気は治るどころか、血圧の上昇、不整脈などを起こし別の病気を生み出すことになる。

悪循環期:さらに慢性化、難治化、別の病気を併発

半年以上、まったく逆のはたらきをする薬剤を服用していると関節リウマチは治らない。しかも別の病気になる。体は低体温で血行不良。顆粒球の組織破壊はいたるところで起きている。

ステロイドの使用は組織に沈着して酸化コレステロールになる。体を冷やして血流を止めて症状を抑えるだけ。一度使えば増量するしかなく、やめるとリバウンドが襲ってくる。

■症状

複数の関節に、痛み、こわばり、腫れ、熱感が起こります。全身性の症状には、脱力感、倦怠感、全身の痛み、微熱、時には、血管の炎症や内臓（肺など）の障害をもたらすこともあります。

初期の始まりは朝のこわばりです。目が覚めたとき、手がこわばって握ることができません。この状態が1時間以上続くのが関節リウマチです。関節に炎症が起こって、腫れ、こわばり、痛みが生じる病気で進行すると関節が変形し、機能障害が起こります。

■治療

ステロイドや免疫抑制剤など徹底した免疫抑制をする薬が主流です。本当に過剰に免疫が反応している病気ならば、免疫抑制剤で治癒に向かうはずです。それなのに患者さんは治癒しません。免疫が抑制された病気なのですから、さらなる免疫抑制のためにステロイドを使うと、免疫力ははたらかないに等しくなり病気が治る道は遠のいてしまいます。

関節リウマチの患者さんに病気になる前のことをうかがうと、風邪を引いた後のことが多く、発症のきっかけはウイルス、初期の急性の関節の痛みや熱はウイルスなどの感染にリンパ球が反応した一過性の炎症です。

顆粒球の炎症が慢性的に全身に及ぶのは、胸腺外分化T細胞が破壊された組織を一生懸命修復しようとして腫れや痛みを起こしています。全身の交感神経緊張状態のために疲労感がつきることはありません。

これを消炎鎮痛剤やステロイドで抑えるのですから、一時的に体を冷やして血液を止め痛みや腫れの炎症を抑えるだけです。やめるとまた激しい痛みや腫れが起こります。長期間の使用が新たなる病気を生み、疲弊し、難病化に向かわせています。

免疫を抑制するステロイド剤を使っても原因である顆粒球や胸腺外分化T細胞は減少しません。とにかく一刻も早く減らすことにつきます。ステロイドは強い症状の急性期の短期間だけ、それ以外は炎症を起こすだけ起こさせて血流を良くすること、根本原因にはストレスがあるので、副交感神経を活性化させることにつきます。よく笑い、しっかり温め、治らない・良くならないという悩みや不安を、転換させリラックスに努めるのみです。

■関節の変化

正常な関節の構造

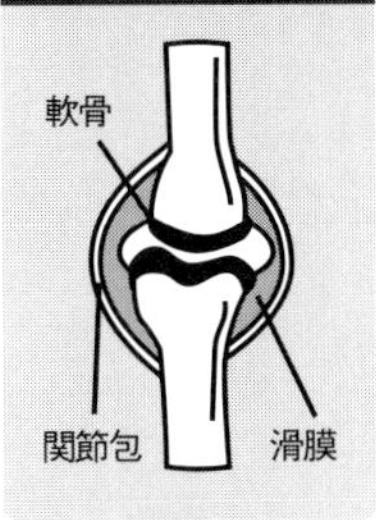

関節は骨と骨が直接ぶつからないように、わずかなすきまは粘りのある関節液で満たされ、弾力のある軟骨がクッションの役割を果たしています。軟骨は加齢や加重によってすり減ります。関節全体は関節包に包まれ、その内側にある滑膜が関節液を分泌し、関節の動きをスムーズにして栄養を補給します。

▼

炎症が起こる

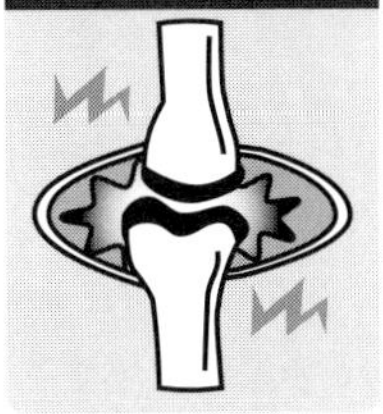

滑膜に炎症が起こると関節に腫れや痛みが起こります。水もたまります。朝方関節がこわばって動きにくくなったり、関節が腫れて痛くなったりします。

▼

滑膜細胞の増殖

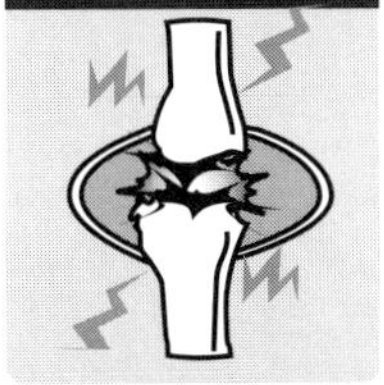

滑膜細胞が、増殖して軟骨や骨を破壊します。痛くて歩けなくなったり正座ができなくなったりします。

▼

関節の変形

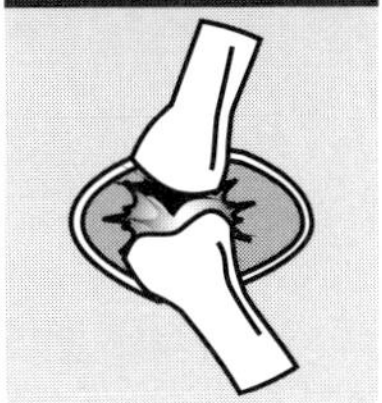

関節が変形し固まりまったく動かせない状態になってしまいます。

安保徹

難病を招く消炎鎮痛剤

■痛みや腫れは血流回復反応

痛みや腫れは治癒反応で、体が病気と闘っているプロセスです。

痛みの原因は抑えられていた血流が回復する反射です。血流障害を改善しようと血管を拡張させて血流をふやします。同時に知覚神経に過敏に反応するはたらきを持つアセチルコリン、プロスタグランジン、ヒスタミンなどをふやして腫れや痛みが起こるのです。痛くて不快ですが、それを超えないと治りません。

消炎鎮痛剤は、血管を閉じて血流も痛みも止めるはたらきがあり、プロスタグランジンを阻害します。つまり、治癒への段階をストップさせる薬です。代表的な成分にはアスピリン、インドメタシン、ケトプロフェンがあります。

薬を使うと一時的に痛みや腫れが治まりますが、薬の効果がきれると今まで以上のひどい揺り返しがきて、治癒とは正反対に向かいます。何度もこれを繰り返して悪循環に陥り病気が治らなくなってしまいます。

関節が痛くなって腫れや熱が出てきても、血行が良くなっている証拠だと認識することです。

この状態を再発だと思うともう薬はやめられなく、病気からは脱却できなくなるのです。

誰だって熱や痛みの好きな人はいません。なぜ熱や痛みが起こるのかという理屈がわかるとちがった側面で辛さを捉えられ、感謝して通り過ぎることができるようになります。

内服薬ばかりではなく、腰痛、膝痛など湿布などに使われている外用薬も経皮吸収により血液から全身に成分が回り、長期間使うと高血圧や不眠、糖尿病など影響を及ぼしていきます。

治癒へのポイントは、痛みと腫れをどのように考えて捉えるかにつきるのです。

■治癒反応のメカニズム

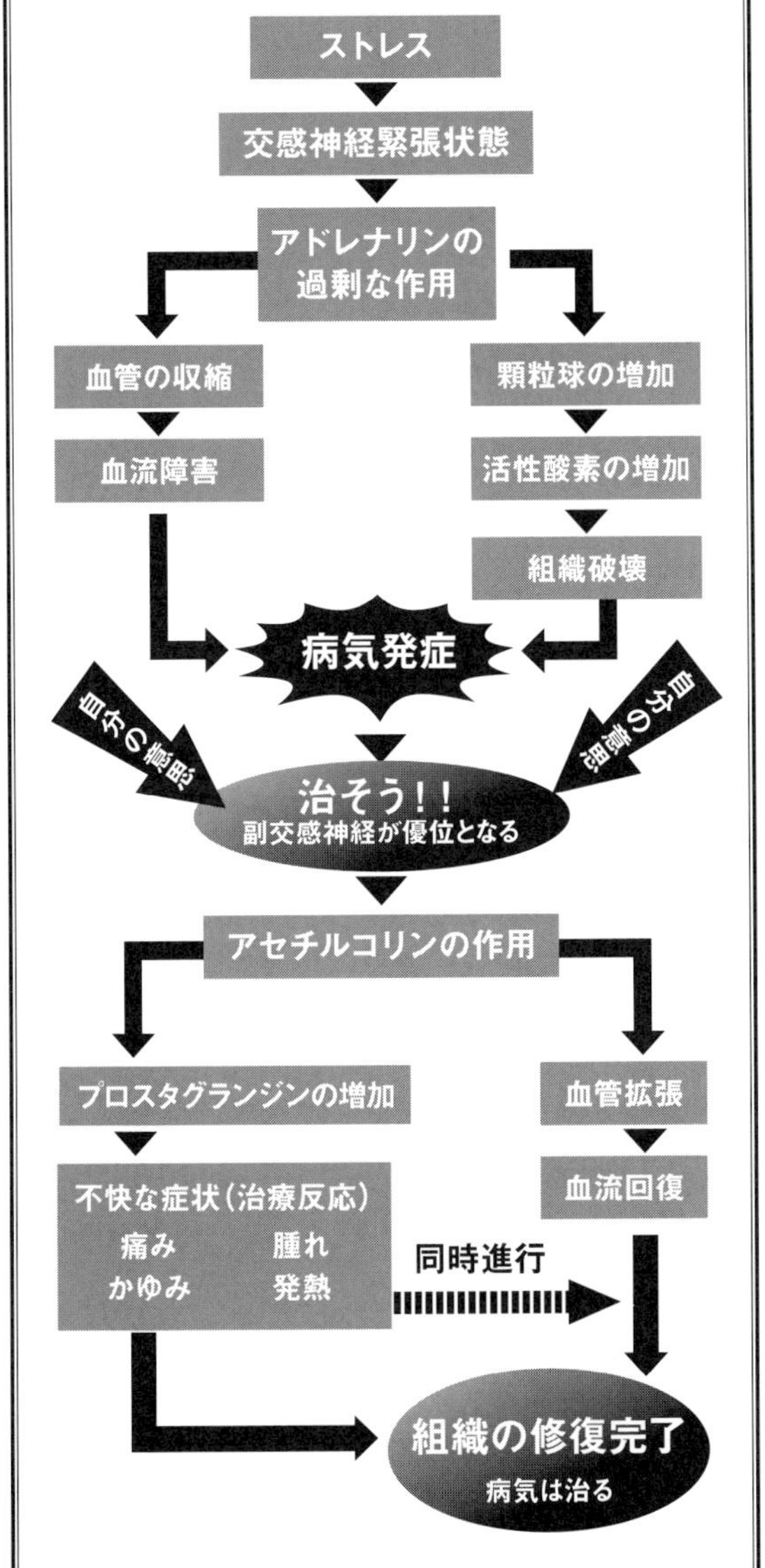

冷え、水毒、痛みの三角関係

石原結實

■過剰な水分は病気を引き起こす

自然界では恵みの雨も、降りすぎると水害となり天災を招くように、体内での水分のとり過ぎも体を冷やし、痛みを引き起こしたりします。そのため体は、水分を排泄して体温を上げようとします。

体の60～65％は水分で、化学反応に水は欠かせられないものです。どんなに必要でも過剰な水分は体を冷やすので、とり過ぎた水分を出そうとして腹痛を伴う下痢や寝汗、夜間頻尿となります。

西洋医学では自己免疫疾患とされる関節リウマチの原因は、東洋医学では冷えと水毒です。その症状は梅雨時、雨、寒冷期、夏のクーラーなど水と冷えが加わることによって悪化をたどります。

クリニックを訪れる関節リウマチの患者さんをみても、体を動かさないのに緑茶や水菓子といわれる果物が大好きで白髪にやせ形と一目でわかる陰性体質の人が多いものです。

痛む関節に温かい飲み物の入ったコップを当てると症状が和らぎますから、間違いなく冷えが痛みの原因といえるでしょう。

関節リウマチに処方される鎮痛剤は、もちろん、痛みを止めてくれますが、解熱作用も併せ持っていることが多く、その結果、体を冷やしてしまい次の痛みを準備してしまうという心配もあります。

リウマチ患者によく処方されるある種の薬は免疫抑制剤で、１９９９年に厚生省が認可して5年間に138人の患者さんが間質性肺炎と出血で亡くなりました。

　このほか、ライエル症候群（中毒性皮膚壊死症）は100万人に1~6人と発症率は低いのですが、皮膚に赤い斑点ができ、そのうち水ぶくれができ皮膚が真っ黒になって全身焼死してしまうほどひどい消炎鎮痛剤の副作用です。

　古典的な消炎鎮痛剤アスピリンも服用中に外傷をすると出血が止まりにくくなります。その性質を利用してアスピリンの副作用を緩衝した小児用バファリンが脳梗塞や心筋梗塞の患者さんに使われています。しかし、長期間の使用は胃、十二指腸潰瘍、脳出血、月経過多などの出血性疾患、皮膚障害、肝障害、造血機能障害が起こるおそれもあります。

　東洋医学では、関節リウマチに処方される漢方薬は、体内の水分をとりのぞく、「桂枝加朮附湯」です。体を温めて適度な運動や入浴、水分を排泄することを心がけることが、リウマチの人には何より大切なことです。

■ 石原式「冷」「水」「痛」の三角関係

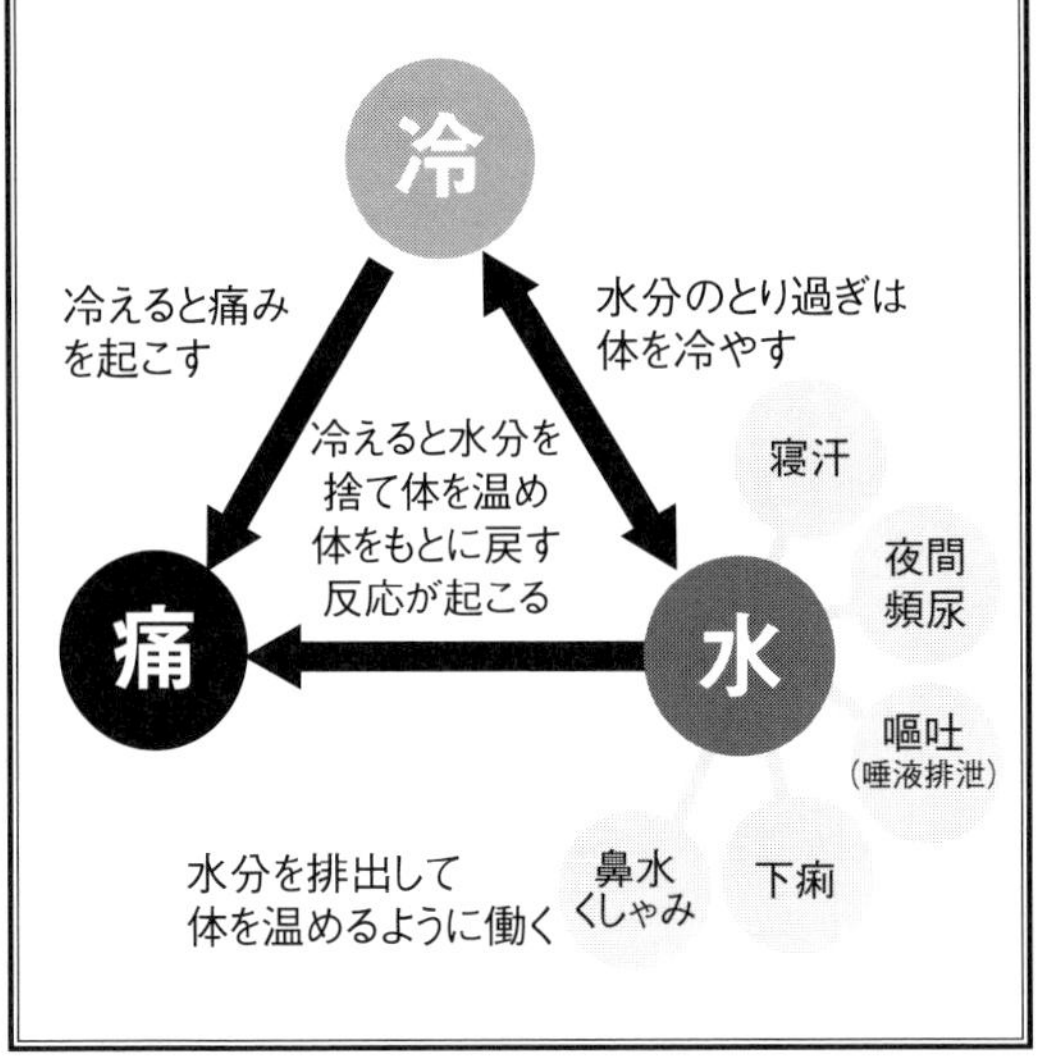
冷
水
痛
冷えると痛みを起こす
水分のとり過ぎは体を冷やす
冷えると水分を捨て体を温め体をもとに戻す反応が起こる
水分を排出して体を温めるように働く
寝汗
夜間頻尿
嘔吐（唾液排泄）
下痢
鼻水くしゃみ

不治の病ではない関節リウマチ

福田 稔

■寝汗をかけば良くなるきざし

関節リウマチの本当の原因は心身のストレスにあります。活性酸素が組織破壊をして関節に炎症を引き起こします。西洋医学では腫れや痛み、炎症にばかり目を向けるのでステロイド剤や免疫抑制剤を使う対症療法となり、長期使用によって関節破壊と血流障害、慢性病となって悪化していくばかりです。

治すためにはまず、薬をやめること、さらには、副交感神経を優位にする方法を取り入れ血流障害の改善をすることです。自律神経のバランスをとり、顆粒球をへらせれば組織破壊は止められます。

決して不治の病ではありません。

リウマチの炎症の度合いもCRPで示されますが、患者さんに共通していることは、痛みが和らぎ始めると夜間に大量の寝汗をかくようになります。副交感神経が優位になって排泄が促進されるためです。

ステロイド剤を大量に使ってきた人ほど寝汗は異臭を放ちます。

不思議なことに患者さんはほぼ3カ月のサイクルで症状が改善していきます。

患者さんの中には、週1回の治療と、毎日の爪もみを行い、3カ月後に強烈な痛みに襲われ、3カ月間寝汗が読き、その後は歩けるようになり、階段も昇れるようになり、さらなる3カ月後には小走りができるようになった方がいます。

ひざの痛みが続いた後、多量の寝汗、かゆみ、こうした一連の流れは、体の毒物や老廃物を出そう、捨てようとするはたらきによるものです。これを超えるとその先には治癒がみえてきます。

ただ、ストレスが原因で起こるため、介護や家族の死、過労、精神的な悩みを抱えている人は症状が起こりやすいのでストレスコントロールが大事になります。

治癒への道のりまでの症状は、どんな病気でもほぼ同じです。

圧倒的に女性に多く、発熱、関節炎、筋肉痛、手足の腫れ、疲れやすい、だるい、レイノー現象などの症状をもつ、混合性結合組織病でもまったく同じです。患者さんをよく見ると後頭部にうっ血を示す赤い線が走っていて手足も冷たい状態です。治療により頭寒足熱となって寝汗をかくようになると、食欲がおう盛になり、熱が出ても回復が早くなり治癒へ向かいます。

患者さんの病気を治そうとする力とその思いの賜物です。

■ 関節リウマチの白血球の変化

平均年齢 64.75 歳、女 18 名、男 2 名

	治療前	治療後
白血球（個 8/mm³）	7840 →	7180
顆粒球（%）	69.7 →	64.9
リンパ球（%）	28.4 →	32.3
リンパ球数（個 /mm³）	2227 →	2319
CRP（mg/dl）	1.63 →	0.77

CRP＝体内に炎症が起きたり、組織の一部が壊れたりした際、血液中に現れるタンパク質の一種。正常値は0.19mg/dl以下。

平均治療期間　9.65 カ月

パーキンソン病

安保 徹

■原因

中脳にある黒質と呼ばれる組織から分泌している神経伝達物質ドーパミンが減少していきます。ドーパミンは運動機能をコントロールしているので、その結果、徐々に運動機能が害されていく進行性の神経の病気です。難病の一つです。

高度の痴呆障害は出ませんが、それだけに患者さんの体への不安や将来への恐怖、葛藤《かっとう》は深刻です。多くは50~60歳代の中年期から初老期にかけて発病し、日本での発症率は１０００人に1人、65歳以上では５００人に1人です。

現代医学では、黒質の細胞がなぜ減るのかはまだよくわかっていません。

白血球の自律神経支配の法則から考えると特別な病気ではありません。過労や心の悩み、薬の使用などのストレスからくる自律神経の乱れです。長期にわたるストレスは交感神経の緊張が慢性化し、血管が締めつけられ血流が悪くなります。

脳への血流が悪くなり、しかも黒質組織は神経細胞の中でも特に豊富な血液が必要なため、真っ先に悪影響を受けてしまいます。中年期以降の人は脳の動脈硬化が進むためスムーズに血液が流れていきません。

その上、増加した顆粒球が活性酸素を放出し黒質の変性にかかわっていると思っています。患者さんの様子を観察すると、一途にがんばる人が多く、無理をしてストレスを抱え続け、慢性的な交感神経緊張状態によって病気を発病させていると考えられます。

■症状

初発の症状は、片方の手の震え（安静時振戦）や歩きづらさ（歩行障害）が多く、前かがみで小きざみに歩くようになります。当初は片側だけですが、進行するに従ってこわばりや震えは反対側にも現れます。振戦という手足の震え、筋肉がこわばる筋固縮、動作が緩慢になる寡動・無動、バランスがとれずに転倒しやすくなる姿勢反射障害があります。便秘やうつなども起こります。

症　状

■振戦

力を抜いてリラックスしたときに手足の震えが自然に起こります。

■筋拘縮（筋固縮）

関節を曲げ伸ばしするときにカクンという筋肉の強い抵抗を感じ動作がぎこちなくなります。歯車が噛み合い回転する感じから、歯車現象と呼ばれています。

■動作緩慢

何かをやろうとしても動き出すまでに時間がかかり、動作全体も遅くなります。方向転換や寝返りも苦手です。 表情が乏しくまばたきが少なくなり仮面様になります。 歩行開始時、始めの第一歩が踏み出せません（すくみ足）。

■姿勢反射障害

立っているときには、首を少し下げ前かがみでひじと膝を軽く曲げた特有の姿勢になり、体をまっすぐに伸ばそうとすると、後ろへ倒れやすくなります。 足を床にこすりつけるようにして狭い歩幅で小刻みに歩き（小刻み歩行）、前のめりで早足のため、姿勢を立て直せず転びやすくなります。急に止まったり方向を変えることができず、前方に突進してしまいます（突進現象）。1秒間に4～5回のふるえのリズムにすべて合うようになり、1分間240～300歩で歩こうとするので足がすくみ前に進まなくなります。

■自律神経障害

四肢の発汗低下、顔面のあぶら顔、消化管の機能低下による便秘、交感神経機能低下による立ちくらみ（起立性低血圧）などがあります。神経症状としては、抑うつがあります。

進行状況には個人差があり、10年たっても進行しない人もいれば数年のうちに動けなくなる人もいます。

■治療法

西洋医学の基本治療は薬物療法です。中心になるのはドーパミンの前駆物質レボドパ（L―ドーパ）で、脳内で減少したドーパミンを補充します。どこまでも対症療法で長期使用は効果が続かなく効かなくなったり、血中濃度の変化によって症状が変化します。自分の意思とは無関係に口元が動いたり体がくねったりする不随意運動が現れたり、吐き気、不整脈などの合併症も認められたりします。

パーキンソン病自体は命にかかわる病気ではありません。しかし転倒して骨折したり、誤嚥性《ごえんせい》の肺炎を起こしたりして寝たきりになることがあります。

最近は、レボドパの内服量を減らし、ドーパミンを受け取りやすくするドーパミン受容体刺激薬、ドーパミン放出を促進するドーパミン分解阻害薬などの補助薬の併用が推奨されています。

しかし、こうした薬は交感神経緊張状態へ促します。まず薬をやめることです。薬を飲んでも治らなかったり、調子が悪くなるというのは、交感神経が過度の緊張状態にある証拠です。消炎鎮痛剤や睡眠薬、抗不安薬の併用もやめます。飲み始めて薬をいきなりやめるのが心配だったら徐々に減らしていきます。

この病気にかかると筋肉がこわばるので体が動かしづらいのですが、自分のできる範囲の体操や運動は毎日続けたほうがいいでしょう。体が動かないので悲観的になりがちですが、何かできたことを、これができた、あれができたと前向きに考えていくことです。

そして、がんばりすぎないこと。頭部マッサージ、入浴、爪もみなどで副交感神経を優位にしましょう。脳の血流不足のため食べ過ぎると胃腸に血液が集中するので、小食にすることも有効です。


パーキンソン病患者さんへの治癒のための3大キーワードは「笑う」「楽しむ」「希望をもつ」です。

ある大学で脳疾患のある患者さんの脳の血流をみたところ、アルツハイマーもパーキンソン病も脳の血流が悪くなっていました。脳に限ることではありませんが、血流の悪い所はすべて冷えて病気になるのです。


パーキンソン病に見受けられる特有な震えは、体温が低いための温め反応と考えられます。患者さんは、筋緊張が強く体が動かなくなるのでどうしても体温が低いのです。そのため、体を小刻みに震わせて体温を上げようとしています。

体が動かしにくくなり運動機能がブロックされる病気ですが、心の中にも何かしらの、しこりや傷に行き着きます。

症状に腰を据えて向き合って、自分自身と対話をしながら自分の生き方や考え方をみつめて、病気の原因を探っていきましょう。病気のきっかけを知ることで治癒にたどり着くことができるのだと思います。

もう治らないとあきらめる必要はありません。

安保 徹

病気は「治る」のではなく、元に「戻る」

■元に戻す生き方

孟子の言葉に「万物、皆我に備わる」という言葉があるように、私たちの体の中には、生命力も自然治癒力も、排泄力もすべてを善循環にさせるものが、備わっています。

パーフェクトな存在、自然の産物が私たちです。人為的なことを何かするよりも自然に任せておいたほうがいいと思っています。

病気もなぜ起こるのかというと、体が自らが体の中に起こっている症状を改善するために回復を行っている反応です。揺らいだり、回復したり、起きあがりこぼしのように倒れそうになったりして元に戻っているのです。

病気は治るよりも戻るといったほうが適切なのかもしれません。

しかも、病気と生き方は実にかかわり合いがあります。よく女性38歳、男性42歳で厄年といいますが、これは日本人の知恵です。40歳前後になったら生き方を変えなさいということです。そのまま若い頃のように突っ走っていると、とんでもない目に遭うということです。この時期に穏やかな生き方に変えると、良い流れの人生になるのです。

高血圧や糖尿病などの病気がいつ起こったかを調べると、多くの人は40代からかかっています。60歳代前後で、病気を持っている人にいつから薬を飲んでいるか聞くと大体15～10年前、つまり40代で生き方の切り替えのできなかった人たちが発病しています。会社の仕事の中での役割をみても20代は積極的に現場で学び30代は精鋭で支え、40代以降は管理職で人の育成、その役割も異なります。

若い頃と同じように突っ走るのではなく、年齢に応じて心身ともに切り替え上手な生き方をするのが健康には大切なことでしょう。

日本には四季があり春にはお花見やひな祭り、夏には盆踊りや花火大会、秋にはお彼岸やお月見、冬には冬至や芋煮など、風情や味覚を楽しむ伝統的な行事がたくさんあります。参加することで自然や地域とふれあう癒しの場となるのではないでしょうか。

■パーキンソン病を治療に導く生活習慣

ポイントは自己治癒力のアップ。交感神経の緊張を解き、マッサージや運動、小食を心がけて副交感神経優位にしましょう。

生活の知恵

- パーキンソン病薬、消炎鎮痛剤など交感神経の緊張を促す薬の中止
- 頭部のマッサージ
- ラジオ体操、散歩など毎日無理なく続けられる運動の実施
- 早寝早起きの規則正しい生活
- よく笑う、楽しむ、希望を持つ
- ぬるめのお湯にゆったり入浴
- バランスの取れた腹八分目の食事
- 爪もみ療法

頭部マッサージのやり方

指の腹を熊手のように立て、頭頂部〜後頭部〜首と頭皮を上下に細かくこすりながら、血液をしごきおろすようなつもりでマッサージを行います. 後頭部、即頭部とも各4〜5回ずつ繰り返して、1セットとする。

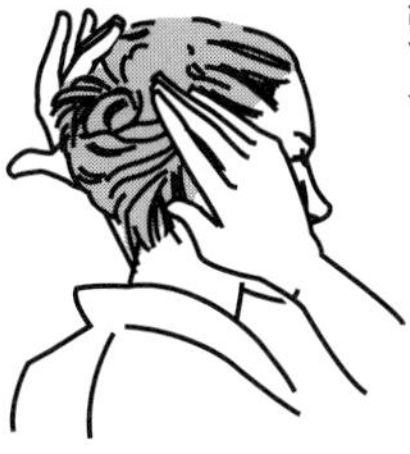

※これを1日2〜3セット毎日続ける

石原結實　食べ過ぎないことが秘訣

■ドーパミン受容体をふやす

脳の血流不足で起こるともされるパーキンソン病は、食べ過ぎがひとつの悪化要因と考えられます。

食べ過ぎると胃腸に血液が集中するため、胃腸以外の脳や筋肉への血液の供給量が低くなります。ですから、食べ過ぎは、胃腸に血液が集中するため、脳の血流不足にさらなる拍車をかけ、病気が悪化します。

アメリカのボルチモアにある国立老化研究所（NIA）のドナルド・イングラム博士が、年老いたマウスの食実験を行っています。食事を毎日食べるよりも1日おきや2日おきに断食をさせたマウスのほうが長生きしたと報告されています。

また、年老いたネズミの摂取カロリーを通常の40％に抑えると、老化により減少していた脳内ドーパミンの量がふえて学習能力も高まりました。寿命もほかのネズミよりも40％も延びたそうです。ドーパミンの量がふえたのは、ドーパミンの受容体がふえたためであることがわかりました。少食は老化による脳細胞の損傷を抑えるというのです。

クリニックにいらしたパーキンソン病の患者さんが、お腹がすかないのに無理して朝食を食べておられたので、この話をすると、食事をへらしニンジン・リンゴジュースや生姜紅茶を取り入れて務めて歩くようになられました。1カ月後にいらしたときには表情は明るく動きは軽く別人のようでした。

パーキンソン病ではドーパミンの分泌量が減少していますので、何とかその受容体をふやしてあげることが大事なのです。

このほか、最近では患者さんには体を温め脳の血流を良くする漢方薬、「抑肝散」が処方されることが多いようです。小食と運動を心がければ、たとえ難病といわれても症状が改善することが少なくないものです。

以前、長寿学の研究にコーカサスに行く途中のモスクワで、精神科医のニコライエフ教授にうかがったのですが、重度の精神病患者さんは食事を拒否するそうです。この反応を病気を治すための自然反応と考え、水だけを与えていくと、患者さんが自分から食べたい物を言ってくるようになり、その結果、回復に向かったそうです。本能に耳を傾けることが病気を治すには大切なようです。

■ 食べ過ぎは、病気を招く

食べ過ぎが招くのは万病のもとの体の冷え。冷えにより食べ物が完全燃焼できないので血液の汚れを招きます。食べ過ぎは内臓機能を低下させるのでいいことは何もありません。

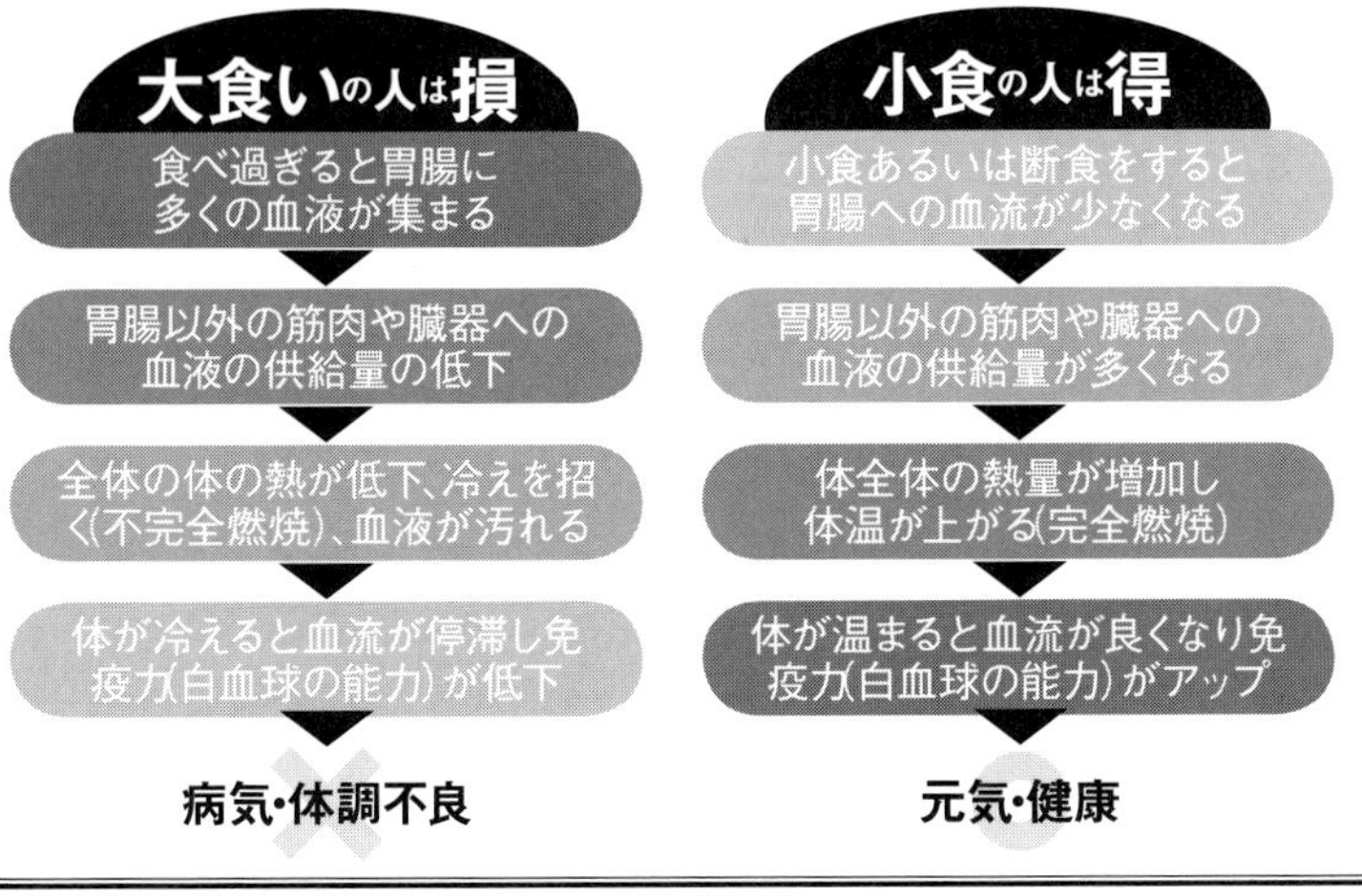

大食いの人は損
食べ過ぎると胃腸に多くの血液が集まる
胃腸以外の筋肉や臓器への血液の供給量の低下
全体の体の熱が低下、冷えを招く(不完全燃焼)、血液が汚れる
体が冷えると血流が停滞し免疫力(白血球の能力)が低下
病気・体調不良
小食の人は得
小食あるいは断食をすると胃腸への血流が少なくなる
胃腸以外の筋肉や臓器への血液の供給量が多くなる
体全体の熱量が増加し体温が上がる(完全燃焼)
体が温まると血流が良くなり免疫力(白血球の能力)がアップ
元気・健康

パーキンソン病や下半身の病気に仙人穴

福田 稔

■神聖なる治療点、仙人穴

パーキンソン病も交感神経の過剰な緊張によって顆粒球が増加し、活性酸素が過剰に発生し、ドーパミンを分泌する脳の黒質を変性、組織破壊を招いたものです。

　パーキンソン病の患者さんを観察していると猪突猛進の性格がわかり、これぞと決めると一途にがんばりすぎるところがあります。ストレスを抱えて無理を続け、慢性的な交感神経緊張状態が発症させているのでしょう。

　治療薬でのドーパミンの補充は脈拍や血圧を上昇させ血流を促進し一時的に症状は軽減されますが、薬剤そのものが結果的に病気を悪化させ難治化させる原因になっています。

　これまでパーキンソン病の治療は難しかったのですが、新しい治療法のつむじと仙人穴の刺激によって、歩くこともできず車いすでこられた、パーキンソン病の患者さんが今ではご自分で車を運転して通院されるほどに回復しました。パーキンソン病であっても自律神経のバランスをととのえれば血流がよくなり、こわばりがとれ動きがスムースになり通常の日常生活は過ごせるようになります。

　私が「仙人穴」と名付け刺激をしている治療点は、骨盤の中央にある仙骨です。

　下半身の悩みを持っている患者さんほど鼠《そ》径《けい》部《ぶ》が黒く、根源にたどり着いてみると仙骨でした。人が動くときの骨盤の中心に位置する仙骨は支点にあたり、しかもその上には腰椎5個、胸椎12個、頚椎7個、頭蓋骨がのっている負担の大きい場所です。ですから下肢への神経も詰まりやすい部分のため、血流が悪く黒ずむのです。仙骨の仙骨孔からも副交感神経は出発していてリラックスの鍵を秘めている部分です。

右上がりには解消しない前立腺肥大症の患者さんに仙人穴の治療を行ってみると、患者さんから排尿もまし、回数も減り大変調子がいいと大喜びをされた治療結果でした。皮膚の色もその場で変わり表情まで穏やかになり、何より快方に進みます。

　東洋医学で重要視されている臍《せい》下《か》丹田《たんでん》にはエネルギー球体があり、波動はこの球体の中心から仙骨を介して出され、背骨から脳へと伝わります。生命エネルギーが泉のようにあらゆるエネルギーに変換され仙骨から湧き出るといわれています。

　古くから仙骨は死後も最後まで腐らない、不思議な聖なる力を持つ骨として大切にされてきたそうです。その仙骨のはたらきを調整する急所こそが仙人穴です。この部分は体の奥深くにあり、素人がむやみに触れるべきところではないでしょう。

■仙人穴（骨盤後ろ）

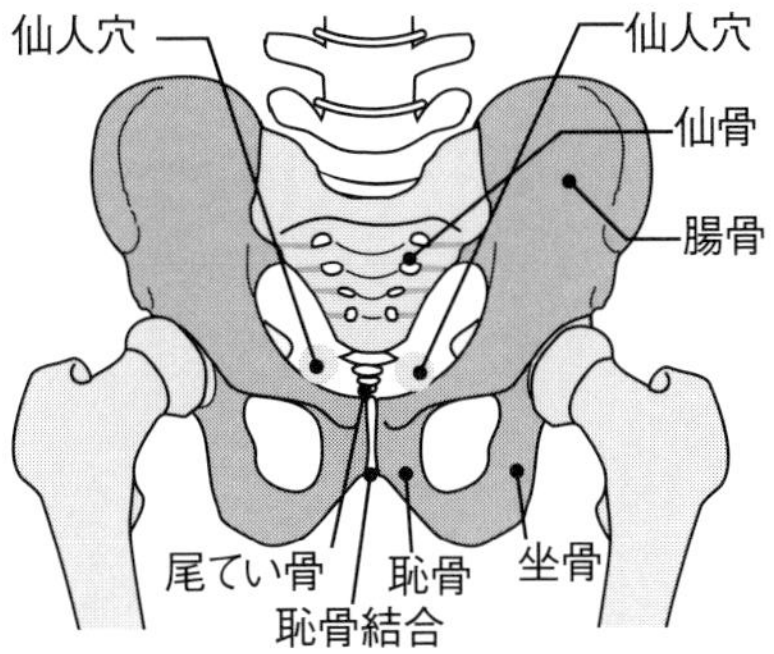

仙人骨の治療は専門家が行うべき治療点です。家庭で簡単にできるように仙骨ゾーン療法をご紹介しています。詳しくは5章を参考にしてください。

潰瘍性大腸炎

福田　稔

■原因

大腸の粘膜にびらん（ただれ）や潰瘍ができる、10～20代の若い人に多い病気です。1975年に難病指定を受け、その後30年間で患者数8万人、毎年5000人ほどふえています。

西洋医学では、腸内細菌の関与、自己免疫疾患の反応の異常、食生活の変化などが考えられますが、原因不明とされています。

自律神経免疫理論では、心身のストレスが引き金になり交感神経緊張によってふえた顆粒球が活性酸素を放出し、大腸の粘膜を破壊した結果、潰瘍やびらんができます。患者さんの白血球の比率では、顆粒球のバランスが正常範囲を外れて増加しています。

■症状

下痢、粘血便（血の混ざった軟便）、腹痛、しぶり腹（便が出そうで出ない）や微熱が続き、ひどくなると下血します。大腸粘膜から粘液が多く分泌されるので透明な粘液が出たりします。ひどいときには1日に20回以上もトイレに行く場合もあります。症状が重くなると、体重減少、貧血などの全身への症状が起こります。このほか、皮膚病変、眼病変や関節の痛み、子供では成長障害が起こることもあります。全大腸型になると大腸がんを起しやすいといわれています。

■治療法

一般的には大腸粘膜の異常な炎症を抑え、症状をコントロールするためにサラゾビリン

■ 潰瘍性大腸炎患者の白血球の状態

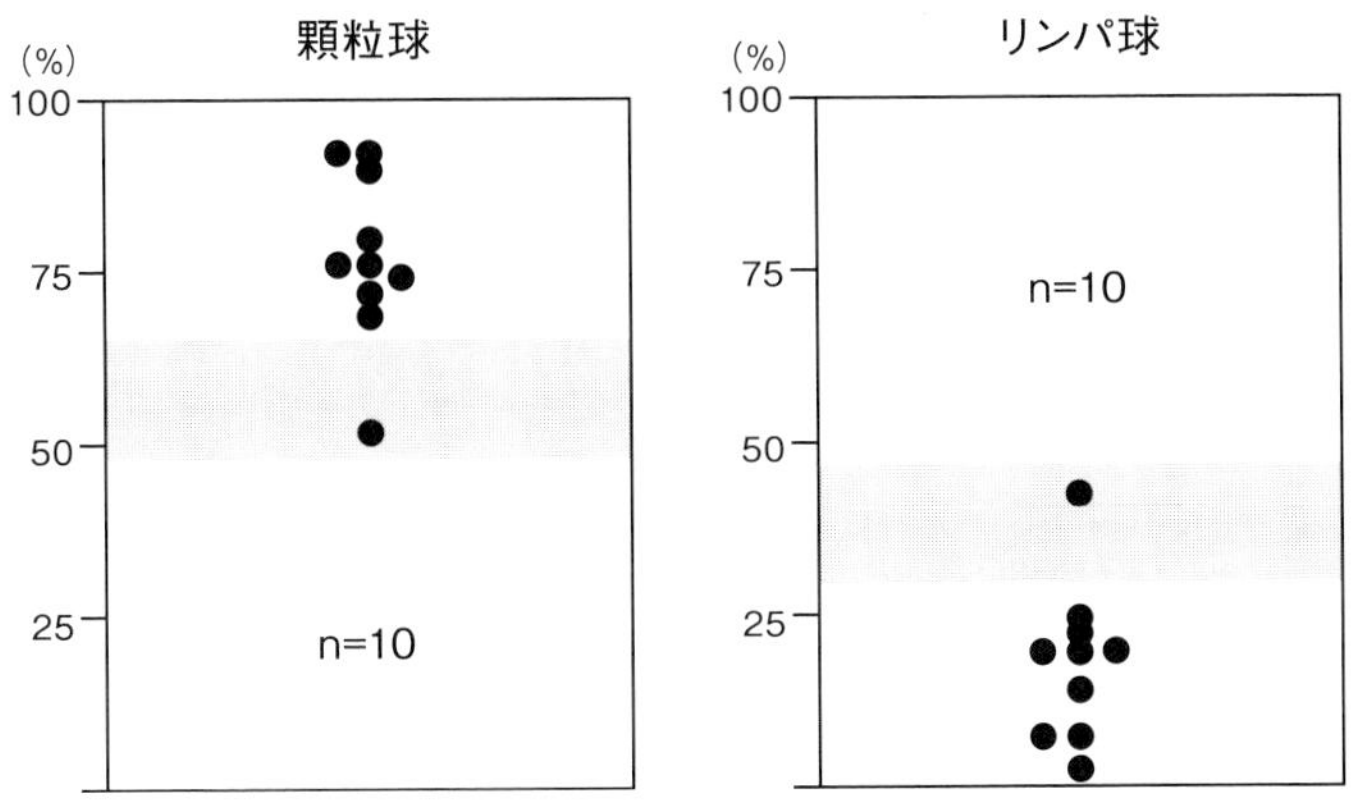

やペンタサ、その副作用を軽減するための改良新薬のメサラジンで持続する炎症を抑える薬物治療が行われます。いずれも消炎鎮痛剤です。困難な場合、肛門を温存し大腸を全摘する手術が主流です。

治療に使われる薬剤は、痛みや炎症を一時的に抑え、交感神経を緊張させ顆粒球をふやし組織破壊を促します。薬の服用で治る機会をなくさせるものです。

治療薬をやめると下痢や腹痛などのリバウンドが起こるので、脱水が起こらないよう十分な水分補給が大事です。

自律神経免疫療法を行うと顆粒球の増加が治まり白血球バランスがととのいます。バランスがととのうと血便や腹痛などの症状が改善され、最終的に諸症状は消失します。

しかし、ステロイドを使ってきた患者さん

は、症状の改善がみられてもなかなかバランスがととのいません。これは体内の蓄積されたステロイドが抜けきらないことの影響です。リウマチの患者さんも共通の現象です。

一人でリバウンドを乗り切るのは非常に苦しいので医師の管理のもとに行うのがいいでしょう。

治療と並行して家庭で患者さんが養生に努めれば時間はかかっても自律神経のバランスはととのっていきます。

患者さんには食べ盛りの若者が多く、厳しい玄米菜食を続けてもそれがストレスになれば効果は反対になります。

あれもだめこれもだめという食事制限から、まずはおいしいと感じられる食事を食べて体力を取り戻すことです。

発熱や発疹などのリバウンドを繰り返していきますが、着実に下痢の回数は減少していきます。リバウンドの最中は顆粒球の比率が高くなりリンパ球が減少します。

患者さん自身が白血球バランスの数値変化を自覚していくようになると、副交感神経を優位にする努力も励みになります。散歩や軽い運動、入浴や爪もみに積極的に取り組めるようになります。

潰瘍性大腸炎は大腸に慢性的な炎症が生じ潰瘍ができ下痢の症状を伴います。この下痢は、副交感反射を起こして消化管の動きを促して回復をさせようとした結果です。顆粒球の放出する活性酸素による粘膜破壊の苦痛から逃れるために嫌なもの反射を起こして下痢をさせて生命を危険から守っている反応です。副交感神経には分泌や排泄の力を高めるはたらきがあり、副交感反射により痛みの物質プロスタグランジンが出るので腹痛も伴います。

自律神経免疫療法は、痛みの刺激を与えて瞬時に痛みを排泄しようと副交感神経がいやなもの反射を起こしていきます。ですから汗も治療中にはよく出ます。体がポカポカしてきたり、おなかがゴロゴロしてトイレに行ったりすることもよくあります。不快な症状が起きてくることもありますが、治癒反応です。

自分の自然治癒力を高める一助であり「治してもらう」ものではなく、「自分が治す」ための方法であることを忘れないでください。

■ 副交感神経が起こす「嫌なもの反射」

刺激	反射	
寒さ	くしゃみ・鳥肌・利尿	寒い空気を出そうとする、毛穴に入らないように毛穴を閉じる、寒さを尿に乗せて外に出す（血流が良くなって体が温まる）
苦味 酸味	吐き出す・唾液分泌・消化管の蠕動運動排便	まずい、酸っぱいものを出そうとする
辛味	ほてる	辛いものを流そうとして血流がふえる
花粉	くしゃみ・鼻水・涙	異物を洗い流そうとする、出そうとする
ゴミ	セキ・喘鳴・涙	ゴミが気管に入らないようにする、入らないように気管を縮める、ゴミを洗い流す
吐瀉物	吐き気	気持ち悪いので吐き出す
精神的に嫌なこと	嘔吐感	嫌な気持ち・嫌な存在・嫌な気分を吐き出そうとする　※嫌なことが慢性化すると嘔吐感がマヒし、いやな気分や感覚を吐き出せなくなり、たまる。これがストレスとなり交感神経の緊張、万病を招く
漢方薬（鍼灸）	利尿・排便・下痢 消化管の蠕動運動 唾液分泌	苦い漢方成分・針の痛み・お灸の熱さを出そうとする、血流が促進され体が温まる

嫌なもの反射とは、形のある物ばかりでなく、精神的に嫌なことを言われて吐き気や涙が出て来る反応、まずい物を食べてすぐに吐き出す反応、痛みや刺激も副交感神経の反射です。

ストレスがダメージを与える低体温

■慢性的使用による副作用

潰瘍性大腸炎の子供たちと話していると、感受性が強く、受験などでかなりストレスを受けていることがわかります。病気の症状は過酷な受験から脱却するよう、一休みして行き方を変えなさいという合図です。ストレスに気づけば病気から抜け出せるはずなのです。

病気の原因はこうしたストレスに拍車をかける低体温にもあります。

マウス実験で、30度のお湯と20度の水につけてストレスをかけたところ、30度のお湯のほうのマウスには胃潰瘍はできませんでした。マウスだって病気になるのですから低体温の人ほどストレスでダメージをうけるということがわかります。体温の高い人ほどストレスを跳ね返す力があるのです。

潰瘍性大腸炎に多い下痢は交感神経を一気に副交感神経へ戻そうとする排泄反応で、粘液のついた便は顆粒球の死骸の膿です。体が組織を修復しようとする過程で起こる治癒反応です。

この治癒反応を免疫抑制剤や消炎鎮痛剤、ステロイド剤で抑えようとするからさらに交感神経が緊張して難治化していくのです。

よく使われるステロイド剤は、活性酸素を無毒化し、酸化反応を一瞬のうちに食い止めるため炎症には即効力を持っています。蜂に刺されたショックで呼吸が停止してしまうときや重度のやけどで皮膚組織が破壊されて命が危ないときにも体内で大量放出される活性酸素を無毒化するので救急救命では、必要な薬です。

ステロイド剤はコレステロールと同じ脂質が原料で、使い始めのころは体外に排泄できるので消炎効果は発揮されます。ところが使い続けると蓄積されて酸化コレステロールに変化し、周辺の組織を酸化していきます。そうなると交感神経はさらに緊張し、顆粒球がふえ、放出される活性酸素によって組織破壊が進み炎症が悪化していきます。炎症を抑えるためのステロイド剤は、逆に炎症を悪化させる薬になるのです。ですから体は排泄しようとしてリバウンドが起こり、以前よりも激しく反応を引き起こします。病気を治すためには、ストレスをなくし体を温めることが最善の方法です。

マウスのストレス実験

マウスを30℃のお湯と20℃の水に5時間拘束してストレスをかけたところ、20℃の水、低温に拘束したマウスには胃潰瘍が発症しました。このことから低体温の人はストレスでダメージをうけやすいことがわかります。

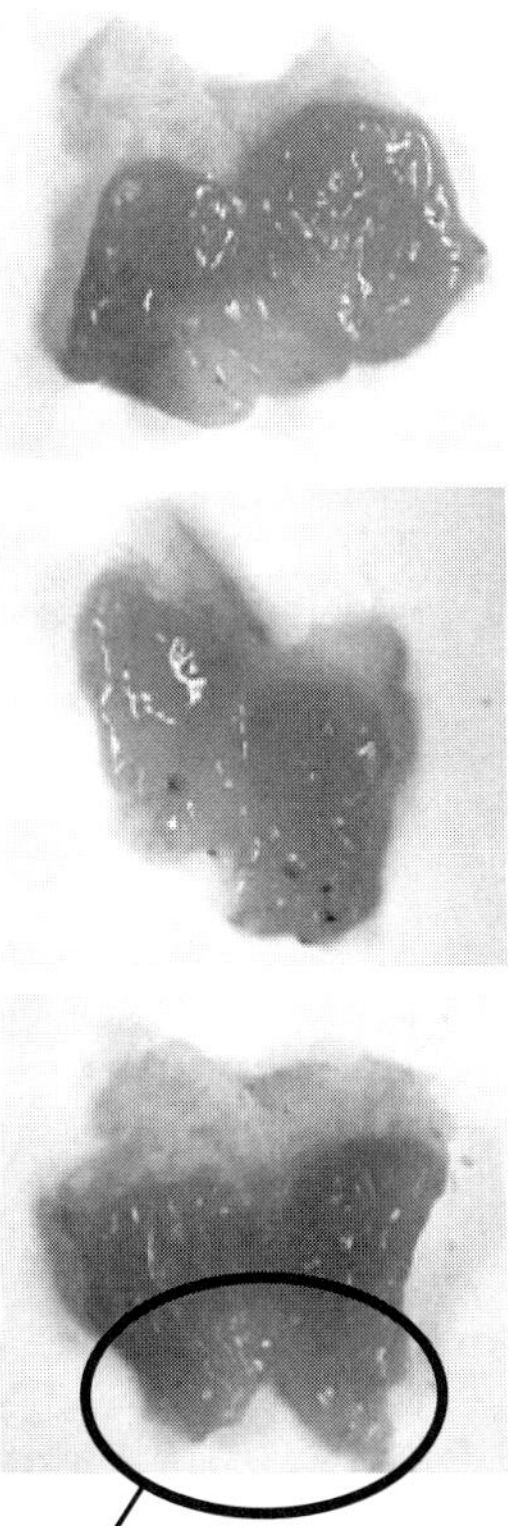

正常なマウスの胃

30℃のお湯に5時間拘束したマウスの胃

20℃の水に5時間拘束したマウスの胃

石原結實

体を温める症状別手間なしドリンク

■台所にある食材ですぐにできる

生姜紅茶やニンジン・リンゴジュースは種々の効果を持ちますが、症状を限定した場合に、より効果を高める手軽なドリンクをお教えしましょう。どれも体を温めることが基本のドリンクです。

○梅しょう番茶

胃腸に即効性のある飲み物で生姜湯よりも保温効果は高いものです。梅干に含まれるクエン酸などの有機酸は唾液や胃液の分泌を促し消化を促進させます。番茶は陽性、しょう油の塩分は陽性で体を温めます。

○レンコン湯

咳や気管支炎の呼吸系疾患、風邪の初期の症状に飲むといいでしょう。レンコンの黒ずみのあくはタンニン、ネバネバはムチン。風邪の特効ドリンクです。

○しょう油番茶

番茶に少量のしょう油を注ぐだけの最も簡単な、疲れた体を温めてくれる陽性ドリンクです。

○卵しょう

頻脈やむくみに対して、まるで強心剤のような働きをします。強いので2日に1回の飲用は必ず守りましょう。

○大根湯

大根のジアスターゼなどの消化酵素の健胃作用、ビタミンCの免疫増強作用。発熱性の風邪や、消化不良でお腹が張るときに飲みましょう。

■ 体を温める5つの飲み物

1 梅しょう番茶

生姜湯よりも保温効果が高く、胃痛、腹痛、下痢、便秘、吐き気などの胃腸病に即効性がある。そのほかに、疲れ、貧血、冷え性、カゼ、気管支炎にも効果がある。

1日1〜2回飲む。

●材料
梅干：1個
生姜汁
しょう油：大さじ1杯
番茶

1. 梅干の種を取って湯飲みにいれ、箸で果肉をつぶす。
2. しょう油を加え、よくかき混ぜる。
3. 生姜の絞り汁を加える。
4. 熱い番茶を注ぎかき混ぜてできあがり。

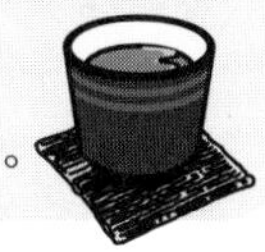

2 レンコン湯

咳やのどの痛みなどを伴う扁桃腺、気管支炎に効果的。1日2回飲むとよい。

●材料　レンコン40g/生姜汁少々/塩又はしょう油少々

1. レンコンは皮をむかないですりおろす。
2. 布巾で絞ったレンコン汁を湯飲みに入れる。
3. 生姜の絞り汁を少々加え、塩又はしょう油で薄く味付けする。
4. 熱湯を注いで、冷ましてできあがり。

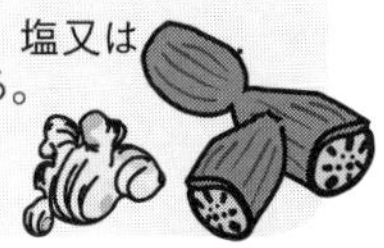

3 しょう油番茶

疲労、貧血、冷え性に効果がある

●材料　しょう油 / 番茶

1. しょう油を小さじ1〜2杯湯飲みに入れる
2. 熱い番茶を注いで飲む。

4 卵しょう

心不全や心臓機能の低下による頻脈やむくみに効果がある。いわば強心剤のような作用がある。作用が強いので2日に1回まで。

●材料　卵1個（できれば有精卵）
しょう油

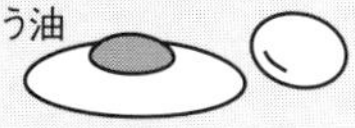

1. 湯飲みに卵の黄身だけを入れる。
2. 黄身の1/4〜1/2のしょう油を加え、かき混ぜてできあがり。

5 大根湯

発熱を伴うカゼや気管支炎、肉魚などの動物タンパク質の食べ過ぎによる便秘や下痢などに効果がある。

●材料　大根 / すりおろし生姜
醤油 / 番茶

1. 大根の皮をむきすりおろす、大さじ3杯の大根をどんぶりに入れる。
2. すりおろし生姜を小さじ1杯、お好みでしょう油を大さじ1/2〜1杯加える。
3. 熱い番茶をどんぶりいっぱいに注いでできあがり。

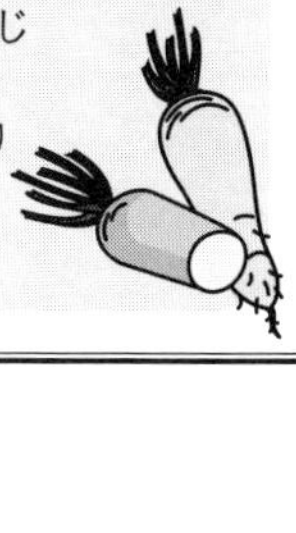

春こそ毒気を吐き出す好機

福田稔

■排泄促進と瀉血

春は1年の中でもすべての生命エネルギーが芽吹く時期、いちばん活発になる時期です。健康な人にとっては、卒業式や入学式がとり行われる新しいスタートは、いよいよこれからと心弾み希望を感じるときでしょう。

病気の人にとっては少し憂鬱《ゆううつ》な時期です。それは副交感神経が優位に移り始め、リンパ球を増やし過剰に細菌やウイルス、異物に反応を始めます。ぜんそくや花粉症、アレルギーが多くなり、排泄がいつも以上に始まるので悩み多い季節です。

しかし、思い切って発想の転換を行うと楽になります。

春こそ、体内にたまった毒素を吐き出すチャンスなのです。アトピー性皮膚炎は皮膚から発疹や汗を、ぜんそくは気管支から発作でアレルゲンを、うつ病も心にたまっているものが吐き出されていきます。昔からいわれている木の芽どきがこのことです。

この時期を最大に活用し、汗をかき毒を出していくと、秋は、みのりの季節となり症状改善という収穫を得ることができます。

気を通して血流を促進する自律神経免疫療法のサポートにより体内にたまった毒素や老廃物の排泄はいっそう促進されるはずです。

排毒には忘れてならないのが瀉血《しゃけつ》です。瀉血は、体の汚れた血液を外部に排出させて症状の改善を求める治療法の一つです。

瀉血には、皮膚や末梢血行障害を改善して、全身の血液循環をよくする作用があり、自然治癒能力を高めます。

昔から東洋には、古くからヒルを利用して血を吸わせる方法や、イスラムの世界にも牛の角の中をくりぬいてストロー状にしたものをあてて血を吸った吸角療法がありました。

私なりに瀉血を考えていくと瀉血は人工透析のようなものです。人工透析は4時間かけて自分の血液から老廃物を取り除き、血液をきれいにして体に戻します。瀉血は治療点周辺の皮膚に小さな針を刺すことで、ほんの少量の血液を抜く、安全で有効性のある小さな透析です。汚い滞った血液がわずか出るだけで、体内では新しい血液をつくり始めます。

病気の根底には冷え＝血流障害があります。血流を回復し冷えをとることが病気治療の基本です。

交感神経緊張によって起こる冷えは血管がしぼられた結果の虚血によるもので、副交感神経優位によって起こる冷えは血管が開き過ぎた状態のうっ血によるものです。

これまでの経験では、横隔膜より上の肺、心臓、頭部の病気では頭部から胸にかけて強いうっ血がみられ、下肢が冷えています。

一方、横隔膜より下の消化器や生殖器の病気では上肢のうっ血はさほど強くありませんが、下肢に重度の冷えが感じられます。

気を通すことで頭寒足熱となり血流は大きく変化します。刺激を与えることによりいったん体温が下がりますが、すぐに末梢部位に至るまで体温が上昇しポカポカし始めます。

患者さんの心と宇宙のエネルギー（気）、自律神経免疫療法の技が一体になったときより大きな変化があらわれています。

体質診断

当てはまる項目の多い体質があなた自身の体質です。

		陰性体質	間性体質	陽性体質
外観	体形	□痩せ形	□中肉	□筋肉質
	顔色	□青白い	□白くも赤くもない	□赤ら顔
	頭髪	□白髪	□年齢相応	□はげぎみ
	首	□首が細くて長い	□どちらともいえない	□首が太く短い
	目	□目が大きく二重	□二重だが細い 一重が大きい	□細くて一重
体の状態	姿勢	□猫背	□どちらともいえない	□姿勢がいい
	体温	□低体温	□36.5℃前後	□高体温
	血圧	□低血圧	□正常	□高血圧
	食欲	□食が細い	□普通	□食欲旺盛
	体力	□体力がない	□年齢相応	□体力がある
	生活のリズム	□夜型	□日中元気	□朝型
	排便	□下痢気味	□普通	□便秘気味
	排尿	□尿の色が薄い	□黄色	□尿の色が濃い
	その他	□寒がり(冷え性)	□どちらともいえない	□暑がり
病気の傾向 (かかりやすい病気・治療中の病気)		□貧血	□特になし	□多血症
		□胃炎・潰瘍	□特になし	□脳卒中
		□アレルギー、膠原病	□特になし	□欧米型がん 肺がん、大腸がんなど
		□リウマチ	□特になし	□痛風
		□うつ、ノイローゼ	□特になし	□妄想癖、そう
性格・行動		□神経質	□どちらともいえない	□おおらか
		□クヨクヨ悩むことが多い	□どちらともいえない	□カラッとしている
		□消極的	□どちらともいえない	□積極的

第三章

体のサイン

症状は体からの改善要求

体が出している
サインを見逃さないこと。
一つ一つの症状には
理由がある。

むくみ

安保 徹

■症状

短時間で治まる一過性の症状と、病気やケガなどのサインを表す場合があります。

むくみがあるかどうかわからない人は、足首の少し上を指で30秒ほど押さえて、指を離してみて、指の跡がくぼんでしばらく残れば、体がむくんでいる証拠です。

むくみが顔や足の特定の個所に短時間出たり、起床後1～2時間くらいで消えたりする場合は、病気の心配はありません。

■原因

むくみがあるのは、体内の水分のコントロールがうまくできていない状態です。体の約60%が水で、そのうち3分の2が細胞内に、残り3分の1が細胞外にあります。細胞外の水のうち4分の1は血液で、残りは細胞と細胞の間にある間質液と呼ばれる水分です。間質液は細胞へ栄養素を運ぶとともに老廃物を運び去るはたらきをしています。

むくみは間質液がふえて、コントロール不能になって起こります。間質液はリンパ管に入りリンパ液になり、最終的にリンパ節を通過し、鎖骨のくぼみの下にあるリンパ管で静脈に排出されます。リンパ液の流れが滞り正常に代謝されないと余分な水分や老廃物がたまりむくむのです。

長時間同じ姿勢で、座ったままでは、筋肉の収縮が少なくリンパ管の動きが止まり、立ったままでは筋肉が硬くなり血液やリンパの流れが悪くなり、むくみが起こります。

水分のとり過ぎも、エアコンの効いた部屋

に長くいると体温を調節する発汗などの自律神経の働きが鈍くなり水分代謝が低下します。水分も重力により下方へと移動していくため下半身にたまりやすく、下腹がポッコリ出たり、ふくらはぎがむくみやすくなります。

下半身の筋力が低下し冷えることで血行が悪くなり水分を排出する力が弱くなると、余分な水分がたまり、起こります。

■解消法

心臓がポンプのはたらきをする血液と違ってリンパ管にはポンプの役目を果たしてくれる器官がありません。筋肉を収縮させてリンパ液の流れを助けています。ですから、ウオーキング、ストレッチ、サウナなどで、筋力をつけながら発汗を促し、全身の血行を良くすることが大事になります。細胞間の余分な水分の排泄をスムーズにし、体を温め、腎臓のはたらきを活発にして発汗や排尿を促すことです。

■病気の場合

長時間の体全体のむくみは、内臓の病気の可能性があります。肝臓病、妊娠中毒、腎臓病、心臓病、血管やリンパ管の障害、脚気、貧血などが考えられます。

心臓病は午後に下半身がむくみ、腎臓病は、まぶたや手や顔にもむくみが現れます。肝臓病は腹水として現れます。両足のむくみは、うっ血性心不全、ネフローゼ症候群、肝硬変やがんなどの慢性の体力や免疫力低下から起こります。片足だけのむくみは、大腿静脈の血栓か鼠径部のリンパ節の腫れによる静脈圧迫が考えられます。

しびれ

安保　徹

■症状

しびれは、体のある部分に起こり、ビリビリ、ジンジンします。または電気が走るといったような違和感があったり、意思とは関係なく震えるように動いたりします。

体のどちらか片側がしびれる場合は、脳出血など脳血管障害の可能性があります。

■原因

○手のしびれ

神経障害によるものか、血流障害によるものか、運動麻痺ではないかを区別する必要があります。

神経系の障害で起こるしびれは、安静時にも起こりやすく、血流障害が原因の場合は運動時にしびれやすい特徴があります。

片手に起こった場合は、神経が頸椎《けいつい》から出た後に起こる神経圧迫が原因の頸腕症候群、女性に多い胸郭出口症候群、頸椎レベルで起こる頸椎症、頸椎椎間板ヘルニアです。

末梢神経障害でよくみられるのは、手の指先（小指は除く）のしびれで、正中神経麻痺《まひ》とか手根管症候群といわれ、手首のところで神経（正中神経）が圧迫されて起こるもので、手首をよく使う人、特に女性に多く見られます。

両手に起こるしびれは両足のしびれを伴うことが多く、全身的な内科疾患（中毒や代謝など）による多発性末梢神経障害や頸椎障害が考えられます。

腕を伸ばして小刻みに手が震える場合は、甲状腺機能亢進症《こうしんしょう》の疑いがあり、甲状腺が腫れています。食欲は増進しますが、体重は減少します。専門医の診断を受けましょう。

○足のしびれ

通常は片足に起こり、神経障害だけでなく、血流障害からも起こることがあります。

神経障害による主なものは、腰椎症や腰椎椎間板ヘルニア、脊柱管狭窄などです。

腰椎症や腰椎椎間板ヘルニアでは、神経分布に沿ったしびれや痛みを起こすため、しびれや痛みの部位から腰椎や脊椎のどこで圧迫が起こっているかを知る必要があります。

末梢神経の障害では、腕や足の長軸に沿って縦方向にしびれや痛みが起こってきます。

坐骨神経痛は、臀部から太ももの後面、ふくらはぎにかけて痛みや痺れが生じ腰痛を伴います。これは腰椎レベルでの神経圧迫によるものです。

下肢閉塞性動脈硬化症は血流障害による主なものです。

○脳からのしびれ

脳の奥深いところにある視床出血・梗塞では、発症後3〜4週してから麻痺側にジンジン・ピリピリした特有のしびれを生じることがありますが、このような状態は、脳卒中後に起こるものです。

■解消法

血流障害によるしびれは、弱った筋肉の強化を図るために、腹筋や腰背筋運動の量をふやしていきましょう。日ごろから長時間同じ姿勢でいないように気をつけ、ストレッチを心がけましょう。しびれや痛みの起こっている部分は冷やさないようにして温めます。

冷え

石原結實

■症状

手足が冷たいのが冷え性と考えられがちですが、暑がりで、手足がほてっている人の中にも意外にも冷え性の人が多いものです。

おなかを触ってみて冷たい人、汗かきの人は冷え性といっていいでしょう。

手足のほてりは体内の熱が外に逃げていて、表面だけが熱いだけと思われます。本来良い汗は、十分に運動したときにかくもので、運動をしていないときや食事をするだけでかく汗は、体内の余分な水分を捨てて体を温めようとする反応です。

手足がむくみやすい人も冷え性傾向があるといっていいでしょう。

冷え性かどうかは、おなかの冷たさ、汗の量、むくみなどで判断できます。

体温の低下が生じると、体の全細胞、臓器の代謝が悪くなります。心臓、血管系のはたらきも低下し、血液の流れが悪くなり、まず、体表を走る静脈系の小血管の血液の流れの滞りとして現われてきます。

それが東洋医学の瘀血《おけつ》です。瘀血によるサインは、目の下のクマ、赤ら顔、青あざができやすい、唇が紫っぽい、歯茎の色素沈着、クモ状血管腫、手のひらが赤い、痔による出血、生理不順、不正出血、下肢静脈瘤、肩こり、めまい、動悸、息切れ、神経痛といった症状で現れます。こうした症状を放っておくと、炎症や腫瘍、心筋梗塞、脳梗塞などの病気に移行する場合があります。ですから冷えが万病のもとといわれるゆえんです。

■原因

寒さを感じると、脳や内臓など重要な部分の温度を最優先に確保しようとするため、手足などの毛細血管を縮ませて表面から熱がもれるのを防ぎます。逆に温かさを感じると毛細血管を緩ませ熱を放出します。

冷えの原因は、便利になった生活環境が体温調節機能、特に皮膚の温度に対する適応能力が低下したことにあります。また、ファッション性を優先した薄着、窮屈なガードルやボディスーツなど補整下着による締め付け、季節を問わない冷たい飲食物などの食べ過ぎ、時間優先のシャワー生活、運動不足による筋肉の低下、過剰なストレスや薬の飲み過ぎによる交感神経の過度な緊張状態などつきることがありません。

■解消法

適度な運動をして筋肉をつける、ぬる目のお湯にゆっくりつかる、冷たい飲み物より温かい飲み物を（煎茶、抹茶、コーヒーは体を冷やすので、温かい紅茶や番茶のほうが良い）とる、むくみの原因になる水分をとり過ぎない、食物繊維も豊富で体も温めてくれる根菜類を中心にとるなど、生活全般の改善が望ましいでしょう。

腹巻きをするだけでもおなかの体温を下げないですむので手足の冷えは違ってきます。普段の生活を見回して冷えの原因を取り除くことから始めてみましょう。

手や顔、鼻の頭の赤み

石原結實

■症状

手や足の赤み、鼻の頭の赤みは瘀血の状態であることを示すサインです。血液が汚れてとどこおった状態になると汚れた血を外へ出血させてきれいにしようとします。

歯周病になると歯茎から出てくる血も、痔になったときに出てくる出血も瘀血を治そうとする同じ反応です。

■原因

瘀血の状態は毛細血管が拡張しているため手や顔や鼻の頭が赤くなり、いつでも出血準備の状態にあるというサインです。恒常的に血行不良を表していて痔、静脈瘤、脳梗塞、心筋梗塞といった血行不良になる確率が高いのです。

心筋梗塞や脳卒中になって突然倒れる人の9割が手や顔や鼻の頭が赤い人です。周囲が見ればよくわかりますが、こういう人は血液循環が悪く肩こりや頭痛が起こるようになっています。大酒飲みの人がよく鼻の頭が赤いのは、肝臓でのアルコールの解毒がうまくできないで瘀血になり肝臓や胃がトラブルを抱えているサインでもあります。

■解消法

瘀血の原因は過食やストレス、運動不足、低体温、血が汚れる根本的な原因を改めて変えていけばいいでしょう。

■顔色でわかる体の健康状態

薄いピンク色	健康な顔色。
赤みが強い	高血圧、イライラ、興奮状態で頭に血が上っている状態。
紫がかった赤色でほてりもある	瘀血のサイン。顔の表面に血管が浮き出していたり、ほお骨や鼻の頭の毛細血管が拡張している場合は確実に血液が汚れている証拠です。大量飲酒や、慢性アルコール依存、肝硬変の患者さんはいつも鼻の頭の毛細血管が拡張して赤みがかっています。鼻の頭が赤く、手のひらの親指と小指の付け根のふくらみが赤い手掌紅斑があればアルコールによる肝臓障害が考えられます。
白っぽい	貧血や肺の病気。血の気がないような白さでめまいを伴うときは貧血（中程度）です。肺のはたらきが低下したときも白から青白い顔色になります。大量出血や激痛、精神的ショックを受けたときも白くなります。
淡黄色	貧血の悪化。重症の貧血は顔色が淡黄色を帯びてきます。
黄色 黒っぽい	肝臓。肝臓や胆のうに病気があると顔や白目が黄色になる黄疸が出ます。尿がこくなり皮膚にかゆみがでます。 肝機能の低下によって黄色い色素ビリルビンが排泄されずに血中にふえて肌が黄色になるためです。沈黙の臓器、肝臓はなかなか症状を示さないのですが黄疸が出るようになるとかなり進行しています。さらに進行して肝硬変、肝臓がんなどの慢性肝機能障害になると皮膚は黒ずむようになります。解毒器官の肝臓が機能しなくなると体内の老廃物や有害物質を含む汚れた血液が流れるためです。
黒ずんだ土色	腎臓病。血液中の老廃物を濾過排泄しているのは腎臓、腎臓機能の低下は血液が老廃物で汚染されて黒ずんだ土色になります。皮膚の薄い、血液の色が透けて見える目のまわりから黒ずみは始まります。
暗紫、赤色	心臓・肺からのSOS。先天性の心臓病、心不全、慢性の肺の疾患などで血液中の酸素が減少して皮膚や粘膜が青色がかって見えるチアノーゼが起こると、皮膚や粘膜が暗い紫赤色になります。

便（下痢や便秘）、尿

石原結實

■**症状**

健康な人の便は、70～80％の水分を含み硬くも柔らかくもありません。便秘がちの人はウサギの糞のようにころころした便です。黒色や赤色の便は血液を含んでいます。上部消化管出血の場合は少量の出血のため肉眼では潜血はわかりません。

■**原因**

食中毒や、体に悪い物を食べたときは下痢になって排泄しようとします。体の中の血液に有害物が広がらないようにする反応です。

冷たい物を食べたり、飲んだりしたときにも体を冷やさないように体の外へ水分を排泄しようとする反応が下痢です。下痢が起こらない人の中には、冷たい物の刺激くらいでは腸が鈍感になっていて反応しない状態になっている人もいます。

いつも下痢便が続く人は心身に強いストレスを受けて血管が縮小し、血行が阻害されて起こることも多いものです。

便秘の人には、下腹部がひんやりしている人が多いものです。中には、目覚めに冷たい水を飲んで排便を促す人がいますが、それは強い刺激を腸に与えて便通を引き出しているようなもので、健康的な排便ではありません。

■**解消法**

下痢の人には腹巻きは欠かせません。体を温め胃腸のはたらきをととのえる大根2～3センチメートルをすりおろし、おろし生姜を加え、熱い番茶を注ぎ、しょう油を加えてつくる生姜大根湯がおすすめです。

便秘の人は、腹巻きで温めたり、手の平でお腹をマッサージしたり、食物繊維が豊富な食材を食べましょう。湯船につかって腹部を膨らませたり、へこませたりする動きで水圧をかけて腹筋を鍛えましょう。

便秘が解消しないときは、薄切りのアロエの葉を5枚ほどを200ccの水が半分になるまで煎じた汁を毎食後大さじ1杯飲むといいでしょう。

■便の状態でわかる健康

黒色、どろどろ便	血液を含んでいて、胃や十二指腸、小腸上部の潰瘍やがんなどによる出血が考えられます。
鮮紅色の便	肛門に近い大腸や直腸の異常や痔の場合があります。
細い便	胃腸不良や水分過多、、ストレスが原因ですが、鉛筆ぐらいに細い場合は、大腸がんの恐れがあります。
水のような便	暴飲暴食、消化不良による下痢。1日10回以上、腐ったようなにおいの下痢は腸炎や食中毒が疑われます（発熱や吐き気があるときは食中毒）。

■尿の状態でわかる健康

血尿	出血のタイミングによってトラブルの場所が異なります。排尿の始めの出血は尿道、排尿中の出血は腎臓、尿管、膀胱。排尿の終わりの出血は膀胱、前立腺。腹部から下腹部に痛みがある場合は、尿路結石。
多尿	糖尿病や腎不全、のどの渇きが強い場合は尿崩症。
少尿	うっ血性心不全、急性腎炎、ネフローゼ症候群といったむくみを伴う病気の場合、尿の量は少なくなります。
排尿時の痛み	尿の出始めの痛みは尿道炎、終わりの痛みは膀胱炎。
甘いにおい	糖尿病の可能性があります。

健康な人の尿は1日7～8回、1000 ～ 1500ml、汗の量により違いはあります。

舌、舌苔、歯茎、口臭

■状態

東洋医学の診察で必ず診るのは舌診、患者さんの舌を見せてもらいます。鏡に向かってベーと舌を突き出してよくみてください。舌や舌苔、歯茎、口臭などで、すべて体の中の水分量や余剰物、老廃物の影響が現れます。

色やにおい、状態で健康状態がわかります。舌の鏡面に覆われる舌苔は、舌の上皮や食べ物のかす、細菌が寄り集まったものです。とくに断食中には排泄器官の活発化によって舌苔も厚く色も濃くなってきます。

血によどみが生じて血液が汚れ瘀血状態になっていると、歯茎も色素沈着し色がよどみます。歯が浮いたりしみたりするのは疲労などによる血行不良です。

■舌苔の色でみる健康状態

黄色〜黒	老廃物が舌から排泄されています。血液の汚れを意味しています。便秘やヘビースモーカーの人も黄色になります。
まだら	体力の低下、虚弱体質、暴飲暴食による胃の不調、アレルギー。
ほとんどない	体内に水分が過剰で舌の表面の水分が多い状態です。

■歯茎の色に現れるサイン

白っぽいピンク色	健康な歯茎、ひきしまってつやがある。
赤〜紫、ところどころ茶色	瘀血が進行中。
赤〜紫、腫れ上がる	腫れ上がる　歯磨きに出血、口臭、歯がぐらぐらするなどの症状があれば歯周病。
黒	原因はメラニン色素の沈着。全体的な黒ずみは歯周病や喫煙。

■舌の状態でわかる体の健康

舌のふちが腫れぼったくでこぼこ	体の中の水分が多く舌もむくんでいます。水分を含み腫れて大きくなった舌は口の中で絶えず歯と接触して窮屈な状態で収まっています。そのため舌のふちに歯形がついてでこぼこしています。
舌の表面がつるつる	舌の表面には舌乳頭という小さな突起があり、唾液をとどめたり、食べ物を絡めてとりやすくする働きがあります。悪性貧血になると舌乳頭が萎縮して、表面がつるつるになり光沢が見えます。
舌に亀裂	舌の中心にある正中線以外に亀裂が入っている人は体の中の水分不足です。そのため湿っているはずの舌がひびわれしています。全体的にしなびて見え細く尖った形です。
ピンク色	健康な舌。
白い	貧血気味です。水分過多で体に冷えがある人も血行不良で白っぽくなります。
赤い	発熱や水分不足のときに、熱を持って赤くなります。
暗赤色	舌全体やふちが暗赤色のときは、舌の裏の二本の静脈も暗赤色でふくらんでいたら瘀血の状態です。

■口臭に現れるサイン

アンモニアや尿のようなにおい	腎臓機能の低下
甘い果実のようなにおい	糖尿病
ネズミの飼育室内のようなにおい	肝臓の障害
腐敗臭や酸のにおい	胃の働きが不十分
魚の腸や野菜が腐ったようなにおい	肺炎や肺がんによる肺組織の破壊
腐った膿のようなにおい	慢性鼻炎、急性鼻炎、蓄膿症など細菌感染

■**症状**

病変がないのに起こる、原因不明のめまいや耳鳴りを、東洋医学では水毒や腎虚にあるととらえています。めまいや耳鳴りがひどくなると嘔吐《おうと》が起こりますが、体の中にたまった余分な水分を捨てようとする反応です。

メニエル症候群はめまいと耳鳴りの症状を伴いますが、西洋医学でも内耳にたまったリンパ液という水分が原因としています。ストレス、睡眠不足、過労などが代謝を低下させ水分の排泄を悪くしたものです。

■**解消法**

体を冷やす飲料はやめ、生姜紅茶や梅しょう番茶など温める飲み物をとることです。食事は、余分な水分の排泄を促進するミネラル豊富な塩分を適度に使い、体を温めるはたらきの強い根菜類、果物なら北方産のものをとることです。適度な運動をし、筋肉をつけ体熱を上昇させたり、入浴でしっかり温めることです。水分代謝がアップし排尿、発汗など排泄が促進されたら改善がみられます。

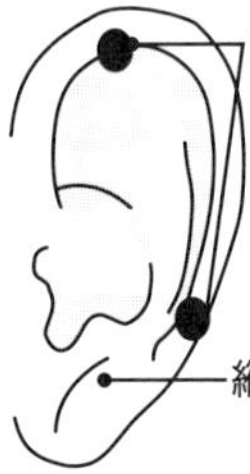

■耳たぶのしわ

耳と心臓は形が似ていることから東洋医学では心臓の異変のサインが現れると考えます。動脈硬化になり血流が悪くなると、耳たぶの動脈も硬化し、脂肪が縮みしわができます。シカゴ大学医学部のウイリアム・J・エリオット准教授の研究によると、108人（54～72歳）を８年間にわたって追跡調査をした結果、「耳たぶにしわのある人」の心臓疾患による死亡件数は「しわのない人」のおよそ３倍、「しわはあるが冠動脈疾患のない人」の心臓疾患死亡率は「しわも冠動脈疾患もない人」のおよそ６倍であることが報告されています。

■耳の症状

痛み	
耳の入り口にある	外耳道炎。外耳道は、耳の入り口から鼓膜までの部分。ほとんどの外耳道炎は耳かきや爪でついた傷により起こる。耳だれ、かゆみ、耳がふさがっているような違和感を覚えることがある。炎症が軽ければ自然に治るが、繰り返すなら糖尿病や免疫疾患が考えられる。
耳の奥にある	鼓膜炎。鼓膜に炎症が起きて水泡ができる水泡性鼓膜炎、鼓膜の結合組織が盛り上がる肉芽腫性鼓膜炎がある。耳の奥が痛み、耳だれ、かゆみ、耳鳴り、軽い難聴などの症状がある。
頭部にまで広がる	外耳が傷つきそこから菌が感染して膿の固まりができるもので、外耳炎より強い痛みがあり頭部にまで響くことがある。何度も繰り返す場合は免疫低下が考えられる。
聞こえにくい	
突発性難聴	突然耳の聞こえが悪くなる。循環障害やウイルスが原因といわれ、片耳に発生することが多く、両耳で発生することもまれにある。聴力異常とともに、耳鳴り、めまい、吐き気、嘔吐などが生じたり、耳が詰まった感じがしたり、メニエル症候群と似た症状がある。
職業性難聴	音楽関係、鉄道、造船、電話交換など長年大きな音に囲まれた環境で、仕事してきた人に多く出る症状。高音域から聞きとりにくくなり、普通の会話では使わないことが多い音域のため気づかぬうちに進行していることが多い。
音響性外傷	ロックコンサート、ライブハウス、クラブなど、大音響にさらされると耳が聞こえにくくなる。また、ヘッドホンで大音響の音楽などを長時間聴くことも原因となる。耳鳴り、めまい、耳が詰まった感じなどの症状を伴うことがある。音が二重に聞こえることがあるが、これは左右で聞こえ方が違うために起こる。大音響性外傷は、体調が悪い、心身の疲労、ストレスなどで起こりやすい。

■耳のこぶ

耳の軟骨、耳輪外縁部に沿ってこぶができている人は痛風のおそれがあります。尿酸が血液中に増加して起こる痛風は、本来、尿として排泄されるべき尿酸が体内の関節にたまり炎症を起こす病気です。尿酸は肉類やビールに多く含まれ、食べ過ぎ、飲み過ぎ、栄養過多などで排泄がうまくいかないと起こります。痛風のほとんどは、足の親指の付け根の関節に尿酸が沈着して、激痛と発赤、腫れを伴います。体温の低い、耳や足の指などに「痛風結節」というこぶができます。

動悸、頻脈、不整脈

石原結實

■症状

動悸や頻脈、不整脈は活動しているときには現れないで安静にしているときに現れることが多いようです。心臓は、正常な場合、1分間に50～80回規則正しく拍動し、これ以上速いものを頻脈、遅いものを徐脈、また、不規則に打つものを不整脈と呼んでいます。

このとき起こる症状が動悸で、心臓の拍動を自覚し、リズムの異常が生じると胸がドキドキして不安や不快感を感じます。

■原因

不整脈の多くはストレス、睡眠不足、過労、アルコール過多、喫煙などが重なり自律神経が乱れて起こるもので心配ないようです。

西洋医学ではまず心臓に問題があるといわれますが、東洋医学では体内の余分な水分のため起こされ、原因は水毒と考えます。

活動しているときは筋肉がはたらいているので体内の水分も消費が促されます。じっとしているときは、筋肉は動かないで水分がそのままとどこおった状態です。次第に体は冷えて代謝が低下してきます。

そのため体は動悸や頻脈、不整脈を起こして代謝を高めて余分な水分を排泄しようとします。病気が引き起こす症状ではなく、水毒改善のために体が起こす改善現象と自然医学では考えます。

この症状に悩む多くの人の共通点は水分の過剰摂取の傾向があります。緑茶、コーヒー、清涼飲料水など体を冷やすはたらきのある飲料を多くとっています。体が欲しているわけではないのに習慣的に飲み物をそばに置いて無意識に口にしている人が多いのです。

体を動かしたときに動悸、頻脈、不整脈が起こるときは心臓の病気が原因です。

■解消法

水分の過剰摂取をやめ排泄を促進する生姜紅茶に切り替えたり、利尿効果の高いゆでた小豆も余分な水分を尿として排出します。

■症状別

期外収縮
一番頻度が多く脈がとぶものです。心臓の収縮のリズムが乱れるため、脈が1回とんだ感じや脈が速くなった感じ胸が詰まる感じがします。自覚症状の強さと重症度は必ずしも一致しません。自覚症状によって、重症度を判断することはできないため、検査が必要になります。 「動悸がする、ふらふらすることがある」などの症状がある場合は、重大な不整脈が隠されていることがあります。 健康な人でも疲れやストレス、心臓に何の異常もないのに起こる場合がほとんどです。胸部の不快感、チクッとする胸の痛みなどを感じることもあります。一過性のもので一瞬または数十秒以内でおさまります。
心房細動
脈の規則性が全くなくなりバラバラに打つものです。一過性の場合と固定した心房細動と2種類あります。 心房細動は、それ自体に命に別条ないものですが、心臓の中に血栓という血の固まりが生じることがあります。
頻　脈
脈拍が1分間に100回以上になることです。運動すればだれでもなりますし、発熱や緊張でも速くなるので問題ありません。いつも脈が速い人はバセドー病という甲状腺の病気や貧血などの疑いがあります。
徐　脈
脈が1分間に50回以下の場合。心臓から全身に送り出される血液量が低下するため、脳へ送られる血液も不足した状態になります。そのため、ふらつき、めまい、失神などの症状が現れます。ふだんスポーツをしている人は、徐脈の傾向があり、これはむしろ心臓の予備力がある表れです。いつも極端な徐脈で運動など心拍数の増加を必要としているときでも速くならない場合は異常で、洞不全症候群、房室ブロックなどの心臓の病気で起こります。
発作性頻脈症
突然脈が150から200回くらいに速くなり、そしてやはり突然にピタッとおさまるものです。そのほとんどは、上室性頻拍という命に別条ないものですが、なかには、心室性頻拍という危険なものもありますから、このような発作のある場合には心電図の精密検査が必要です。

咳、痰

石原結實

■状況

咳や痰は、体外に肺や気管支の有害物質や老廃物を排出したもの、排泄物です。痰が多いときは咳も多く出ます。痰の色や粘りは重要な手がかりです。

肺炎、肺がん、気管支拡張症、肺結核の場合には、血痰が多く、このほかにも、白血病、再生不良性貧血、肝硬変など、いずれも出血傾向を示す病気でもみられることがあります。血痰は、深刻な病気のシグナルです。病気を調べるための受診をおすすめします。

■解消法

風邪、気管支炎などの呼吸器系の炎症疾患の原因は血の汚れと冷えです。発熱・発汗を促して、体を温めることが大事です。初期段階なら、体力があれば、ジョギングなどの運動やサウナ・入浴（半身浴）などで発汗して回復することもあります。

漢方では、初期の風邪に、「葛根湯《かっこんとう》」を処方しますが、発汗によって老廃物を体外に排泄し、血液の汚れをきれいにします。

民間療法では、熱い味噌汁にたっぷりのネギを入れる卵酒などもありますが、卵の代わりに日本酒約20ccにすりおろした生姜汁約5cc、熱湯約30ccを加えて飲み、あとはぐっすり眠る方法も効果的です。発汗を促すには生姜紅茶、生姜湿布も効果があり、痰が出やすく、咳も楽になります。このほか部屋の空気を清浄にする、喫煙を控える、冷気を避ける、刺激のある食べ物を控えるなど、気管や気管支に刺激を与えないようにしましょう。

■症状別の痰

粘液性で無色透明の痰……急性気管支炎

発熱、鼻水、食欲不振など風邪のような症状。高熱が2～3日続くことが多く、熱が下がった後も咳だけが1～2週間続くことがある。症状が長引くと気管支からの分泌物がふえ、粘りが消えサラサラになる。

粘性で、悪臭がない痰……慢性気管支炎

咳と痰が2年以上にわたって続くことがある。慢性気管支炎と肺気腫の2種類を合わせた慢性閉塞性肺疾患（煙草病）の場合がある。頑固な咳、痰がみられ、階段の昇降で咳や呼吸困難が生じることがある。男性に多い。膿性で悪臭がある痰は気管支拡張症、はしか、百日咳、ウイルス性肺炎、肺結核の後遺症に多い。細菌感染を起こすと発熱し、指の先がふくらみ、爪が丸みを帯びる「バチ指」もみられる。

膿性の痰、または、粘性のサビ色の痰……肺炎

病原菌に感染して肺炎を起こし、炎症部が化膿すると痰の粘りが強くなり、血が混じるとサビ色の痰になる。高熱が出て悪寒、胸痛、呼吸困難などが生じる。高齢者の場合は食欲不振程度で、咳や痰がないこともある。

サラサラした泡状やピンク色の痰……肺水腫

肺水腫は、心不全などにより肺内に液体がたまり、呼吸困難、チアノーゼ、冷や汗を伴うこともある。

粘性で、発作後に大量に出る痰……気管支ぜんそく

アレルギーなどで炎症を起こし過敏になった気管支が何らかの刺激で腫れて狭くなり、呼吸が苦しくなる。発作は体調、時間帯、ストレスによって起こりぜんそくになる。発作は、体が冷える夜間から朝方に多く、呼吸困難、発汗、チアノーゼ、頻脈がみられることもある。

血痰……肺がん

特有の症状はないが、咳、血痰（血混じりの痰）、胸痛、呼吸困難、声のかすれ、ぜんそくがみられる。血痰の有無は早期発見につながる。

血痰……肺結核

特有の症状ではないが、咳、痰、血痰、呼吸困難、寝汗、食欲不振、体重減少などが見られる。「2週間以上咳や微熱が続く」「数カ月で体重が急激に減少した」などの症状が出ることがある。

血痰……肺血栓・肺梗塞

肺血栓はエコノミークラス症候群（ロングフライト血栓症）としても知られる。小さな血栓では症状が出ないこともあるが、大きな血栓が起こると、胸痛、呼吸困難、チアノーゼ、血痰の症状が出て、急死することもある。

■症状

くしゃみ、鼻水、鼻づまりなどの症状は、大きく3つにわけられます。風邪をひいて起こる初期の症状や単なる鼻炎、花粉などによるアレルギー性のもの、副鼻腔炎によるものです。

いずれも体にたまった過剰な水分、水毒が原因です。

外部からの異物や細菌を体外に排泄するだけでなく体内の過剰な水分をくしゃみや鼻水で排泄しています。アレルギーも同じ反応です。痛みや熱を伴う炎症は、生体防御反応として、白血球が細菌と闘っています。

■解消法

くしゃみや鼻水は、体を芯から温めて余分な水分を汗や尿として排泄することです。鼻づまりには鼻を中心にした温湿布と冷湿布を繰り返すと症状は改善しやすくなります。

生姜紅茶や生姜と長ネギのスープを飲んで温まってよく睡眠をとりましょう。

鼻炎や副鼻腔炎はいずれも過食や運動不足で血液が瘀血《おけつ》状態にあります。薬で症状を抑えて手っ取り早く改善しても再発を繰り返すのは、そのためです。

生活を見直してしっかり体質改善をすることが必要です。それには、ニンジン・リンゴジュースの朝断食、また、入浴、サウナ、運動などで利尿、発汗を促し、体内にたまった老廃物をの排泄を促進することです。

■症状と原因

炎　症
喉や鼻からウイルスや細菌が入り、粘膜が赤く腫れ、炎症を起こし、痛みや熱を伴う。鼻水や痰も熱の上昇につれて色が濃くなり、粘度も高くなる。熱による分泌物に含まれる水分の減少、体の生体防御反応として、白血球が細菌と闘った残りかすが含まれるため。
鼻水
色は薄くサラサラとした鼻水 アレルギー性鼻炎や、水毒症気味の人が風邪をひいたときの症状。
色が濃く粘りのある鼻水 細菌感染によって鼻炎や副鼻腔炎（蓄膿症）などを起こしている場合の症状。
鼻づまり
頭が重い、鼻の周りがうっとうしい、不快感に悩まされる。原因は鼻炎、副鼻腔炎、風邪、アレルギーなどさまざま。鼻呼吸ができなくなると、口呼吸は、粘膜を傷めて感染症にかかりやすくなり、寝ているときにいびきをかくこともある。 温湿布と冷湿布を繰り返し行うと効果的。
副鼻腔炎（蓄膿症）
副鼻腔に炎症が起こったり、自然孔が狭くなったりして、膿などが副鼻腔にたまった状態。 副鼻腔の粘膜に炎症が起こると、大量の粘液が作り出され、鼻へと溢れ出て黄色い鼻汁になる。 慢性副鼻腔炎は、鼻づまりや粘っこい鼻汁が出る、においがわからない症状が出て、続いて鼻汁が喉にまわり、咽喉の炎症や気管支炎が起こることもある。頭が重い、注意力散漫、記憶力減退がみられる。 原因は風邪をひき長引いた場合、鼻のアレルギー、鼻腔の構想的な問題、大気汚染、ストレスなど。慢性的な副鼻腔炎では、鼻の中に粘膜が茸のように膨れ上がり、ネバネバした膿性の鼻汁が出続けた後にポリープ（鼻茸）ができることがあり、嗅覚も鈍感になる。
鼻血　外傷がないのに鼻血が出る場合
アレルギー性鼻炎、慢性副鼻腔炎→鼻の炎症が原因で出る。 血液の病気（白血病、再生不良性貧血、特発性血小板減少紫斑病）→止血作用のある血小板が減少して出る。 肝臓病・肝臓がん→慢性の肝臓病では、肝臓で作られる凝固因子が減少することで出る。 瘀血→汚れた血液を排泄するため、出る。 高血圧・アレルギー・薬の副作用→高血圧による鼻血は中高年の男性に多く大量に出血することもある。
鼻翼呼吸（息を吸うときに小鼻が小刻みに動く）
呼吸が苦しく空気をとり込みにくかったり、肺が膨らみにくくなっていると少しでも多くの空気を取り込もうとして鼻翼が広がる。ぜんそくの中発作から大発作に移行するとき、肺炎、気管支炎、心臓病の人にもみられる。

■**状態**

爪は皮膚の一部です。ケラチンというタンパク質からできていて、手の爪は、健康な人の場合、1日に約0・1ミリメートル伸びます。

爪は外的な刺激から指先を保護する役割があり、爪のおかげで物をつかんだり、スムーズに歩いたりする動作ができます。

爪の状態は体の健康状態を表します。正常で健康な爪はつやがあり、爪を通して透けて見える血液の色、ピンク色をうつしています。病気になると色が変わったり、縦線や、肥厚、変形などが起こり、なかには爪が抜け落ちることもあります。

爪は体の中では末端に位置するため、栄養補給が十分に行われにくいので体の栄養状態、血流や代謝の状態が良くないと、爪をつくる部分にも影響してきます。

ネイルケアで一番悪いのは除光液。除光液に含まれる成分が脂分をとり爪や皮膚をとても乾燥させてしまいます。黄ばんでくるので保湿を怠りなくしましょう。

この他、靴などの外的圧力や深爪が原因で爪が変形し食い込む巻き爪も起こりがちです。爪もみをしながら日頃の健康状態を観察してみましょう。

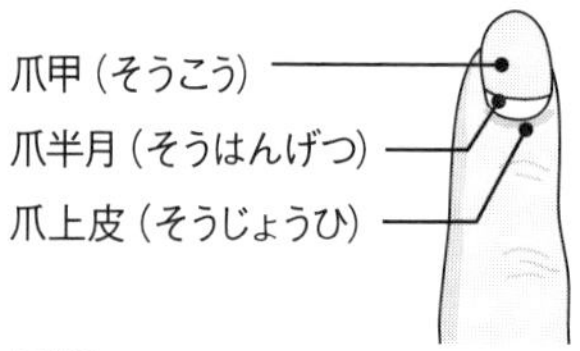

爪甲
一般的に爪と呼ぶ、硬い部分。

爪半月（三日月）
爪半月は生まれたての爪のこと。見え方に個人差があり、見えないからといって不健康とはかぎらない。

爪上皮（甘皮）
爪半月を保護するのが爪上皮の役目。これを切ると、爪がデコボコになったり、ささくれの原因にもなる。ひどくなるとばい菌が入って炎症を起こすこともある。

■爪でわかる健康状態

白っぽい色	貧血のある場合
赤い色	多血症．強い赤みは赤血球の増加によるもの、放置しておくと血液の粘度がまし、頭痛、めまい、高血圧になることもある
割れやすい爪	貧血や肝障害
暗紫赤色	瘀血やチアノーゼの状態
スプーン爪	スプーンのように表面がへこむ、反り返っている。女性に多く、鉄の欠乏による重症の貧血
はがれやすい爪	脂分や水分不足、皮膚が乾燥したり貧血の人に多い
分厚い爪	水虫によるもの。爪全体が黄ばみ縦線ができる。悪化すると爪が崩れ、足では靴を履くと痛みまでも感じるようになる
ヒポクラテス爪	指の先端をくるむように伸びていると肺気腫、慢性気管支炎、肺がんなど呼吸器の病気の場合がある 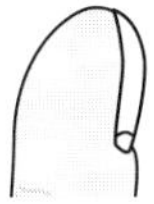 指先が太鼓のバチのように丸くふくれたものも太鼓のバチ指といい、先天性の心臓病、気管支拡張症、慢性気管支炎、肺気腫に多い 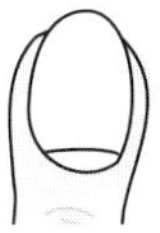
縦の筋	加齢による老化現象。肌でいえばしわにあたる。ストレスや睡眠不足、過労によって起こる
横の筋	慢性疾患や過労など健康状態が悪くなると出る
緑色	緑膿菌などの細菌の感染
黄色	水虫、カンジダ、肺や気管支、甲状腺疾患の病気、爪白癬（水虫が爪に発生したもの）。白く濁ったり、爪の下が厚くなってもろくなる。水虫の外用薬は、あまり効果がない
爪甲白斑症	爪が白くなる病気。爪に白いまだらがでてきたり、横に帯状にできたり、爪全体が白っぽくなるものもある。点状にでてくる白斑や帯状にでてくるものは、マニキュアなどが原因ででることが多く、マニュキュアの使用を止めると症状がおさまることが多い
爪甲剥離症	爪が自然とはがれる病気。爪の先端からはがれてきて、しだいに進行する。甲状腺の機能の低下や全身性の疾患や薬物の副作用が原因

眼

福田 稔

■症状

視野がぼやけて、眼の焦点が合わなかったり、眼の奥が重くはれているように感じたり、眼が乾いたり、ヒリヒリして涙が出てしみたりといった症状は、パソコンやテレビで眼を酷使する現代人に多い症状です。

特に眼を保護する涙液が不足し、眼の表面が乾いてしまうドライアイは眼がゴロゴロして異物感が生じ、充血、痛みやつっぱり、圧迫感などの症状が出ます。目の違和感によって肩こり、頭痛などが、引きおこされることもあります。

■原因

東洋医学では「肝は血を受けてよく視る」といい、眼と肝臓は深いかかわりがあります。

眼は顔の中で最もエネルギーを消費する器官です。起きている間ずっと活発に働く眼は、エネルギー源となる血液が大量に必要で毛細血管がびっしりと張り巡らされています。

そのため、血液中の老廃物の解毒、浄化などをする肝臓の働きが鈍ると眼の状態も悪くなり、ぼやけたり、かすんだり、眼の表面が乾いてしまうドライアイなどの症状が現れ、さらにその状態が続くと、眼の周りにクマや、くすみ、しわとなって現れる場合もあります。

また、下半身の健康とかかわっていて、足腰が弱り頻尿の症状が出るようになると、老眼や白内障、ドライアイなどの眼の症状が出てくるようになります。頭部のうっ血が原因です。

■解消法

爪もみや、頭部のうっ血をとり頭寒足熱にすると即効でドライアイ、かすみ目などは解消します。

タオルをお湯につけて軽く絞り、両目をつぶった上に10～15分温湿布すると、患部の血行が良くなり、症状が軽減します。また、温湿布後、1分くらい冷湿布を数回繰り返すと効果が上がります。

遠くの景色を眺めたり、ウオーキングや運動で下半身を鍛えることも必要です。

食材は下半身の健康とつながる根菜類をとり、眼のビタミンと呼ぶビタミンAたっぷりのニンジンなどをとりましょう。もちろん肉体的な休養も大事で、パソコン、ゲームなどを控えると同時に、肝臓のはたらきをよくするように心がけましょう。

■まぶたの異変

まぶたのむくみ	顔を圧迫するので水分の流れを悪くするうつぶせ寝や、就寝前の水分やアルコールの過剰摂取もむくみの原因になるが、数時間でおさまる。半日以上続く場合は急性腎炎や糖尿病性腎症などの腎機能の低下が考えられる。まぶたや唇に一過性や発作性で、その部分にだけ生じるむくみはアレルギーによるもの
まぶたの黄色いしこり（イボ）	まぶたにできる黄色いしこりは、眼瞼黄色腫といい余分な体のコレステロールがたまったもの。総コレステロール値が 260ｍg /dℓ以上になると、まぶたのほかに、手のひら、手指の関節の内側などにもできる
下まぶたの裏の色	下まぶたの裏側が白っぽい場合は貧血、真っ赤に充血している場合は過度のストレスがかかっている
まぶたが下がる	片方の場合は、クモ膜下出血、脳炎、髄膜炎、脳腫瘍など脳の病気の危険性があり、両方の場合、まばたきを繰り返すと悪化するようなら、重症筋無力症の疑いがある
まぶたが閉じない	顔面神経麻痺により、正常に動かないことが多く、ウイルスや外傷によってなることがある
まぶたがつりあがる	まぶたの筋肉が痙攣して収縮し、まぶたが重くなり、まぶたがつりあがって目を見開いたようになる。甲状腺機能亢進症のバセドー病の危険性あり
まぶたが硬くなる	眼を閉じ人さし指の腹で静かに眼球を押さえて、硬さを感じるようなら眼圧の上昇が考えられる。緑内障は、眼房内部で水晶体を洗浄している房水がなんらかの原因でスムーズに排泄されずたまって起こる。眼圧が上昇することで視野神経が傷つき、視野狭窄を起こす。余分な水分がたまる水毒症の一種

あいうべ体操

舌の位置をあげて、口呼吸を鼻呼吸に変えて免疫異常を回復させる体操です。

あいうべ体操は、自律神経免疫療法を行っている福岡県にあるみらいクリニック院長今井一彰先生考案の免疫力を高める体操です。

正常な舌の位置から、舌の位置が低下すると（口を閉じた状態で舌先が歯の裏に当たる）雑菌がふえ病気にかかりやすくなります。

リウマチ患者さんの炎症がひどくなると特有の口臭を持つことから、舌筋を鍛えて鼻呼吸をするトレーニング法がうまれました。舌の位置を是正していくと、薬を使わずともリウマチのみならず、さまざまな病気が改善しています。最後の「べ～」を力強く押し出すことにより、舌筋を鍛え鼻呼吸が簡単にできます。

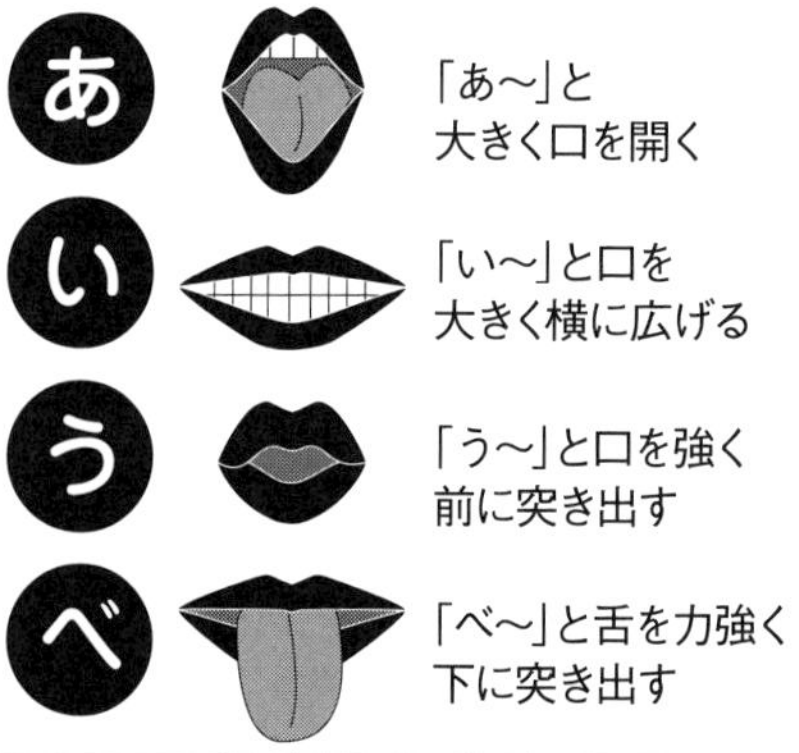
あ
「あ～」と大きく口を開く
い
「い～」と口を大きく横に広げる
う
「う～」と口を強く前に突き出す
べ
「べ～」と舌を力強く下に突き出す

1日30セットを目安に継続して行います。声は出しても出さなくてもどちらでもかまいません。はじめは疲れたり、筋肉痛が出たりします。口を開けるとあごが痛む場合は、「い～」「う～」のみを繰り返してもOK。
湿度が高いお風呂で行うと、口が乾燥することなくできます。またお子さんにも簡単にできます。慣れてくると、100回以上できるようになります。

これまでに効果のあった主な病気

●アレルギー性疾患（アトピー性皮膚炎、気管支ぜんそく、花粉症、アレルギー性鼻炎）
●膠原病（関節リウマチ、エリテマトーデス、多発筋炎、シェーグレン症候群）
●精神関連疾患（うつ病、うつ状態、パニック障害、全身倦怠感）
●消化管疾患（胃炎、大腸炎、便秘症、痔）
●その他（イビキ、尋常性乾癬、高血圧、風邪など）

第四章

命ある食事

命の食が健康をつくる

毎日の食事が体をつくる。
食材の特性を知って
健康づくりに大貢献。

腸管免疫

安保 徹

■体の中で最大の免疫機能

おなかから健康は始まるといわれるように、体の中で最大の免疫を担っているのが腸管（小腸）です。腸管は毎日食べているたくさんの食べ物や飲み物などを消化吸収する器官です。

その表面積は入り口から肛門まではかると400平方メートル、長さ約7メートル、広げるとテニスコート2面分もあるといわれています。特に穀物中心の生活を送ってきた日本人の腸は長いものです。

体の中で一番多くの細菌やウイルスなどと接する場所が腸管です。常に食べ物に付着して侵入してくる細菌や栄養素を吸収して、食品の良し悪しや安全性を識別しています。簡単に細菌やウイルスが腸内に侵入できると生命の危険に関わるため腸管には身を守る安全装置があります。それが腸管免疫です。

腸管免疫は、侵入者が、安全で有用な微生物なのか、体に害を及ぼす細菌やウイルスなのかを見極め、安全なものは受け入れ健康に役立て、悪いものを排除する、「経口免疫寛容」という、とても難しいことを行っています。

血液の中を流れるリンパ球の6～7割が腸管に集まり、免疫システムの約7割が腸の粘膜に集中しています。これは、顆粒球から放出される活性酸素が粘膜にくっつきやすく、細菌が侵入しやすいためです。

また、腸管には脳以外に存在する神経細胞の半分約1億個の神経細胞があります。

つまり、食べ物によって神経細胞は影響を

■ 腸管免疫の司令塔はパイエル板

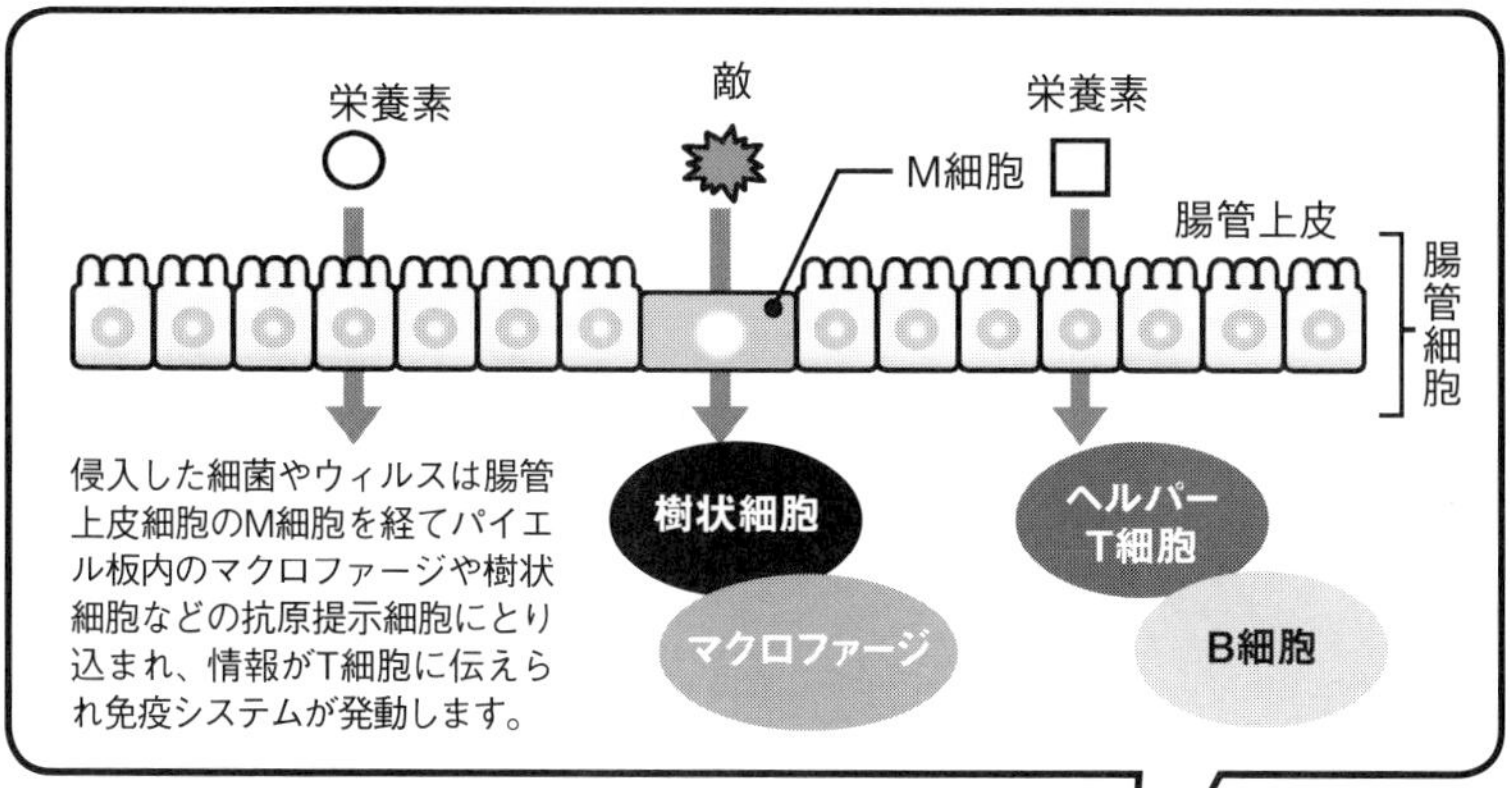

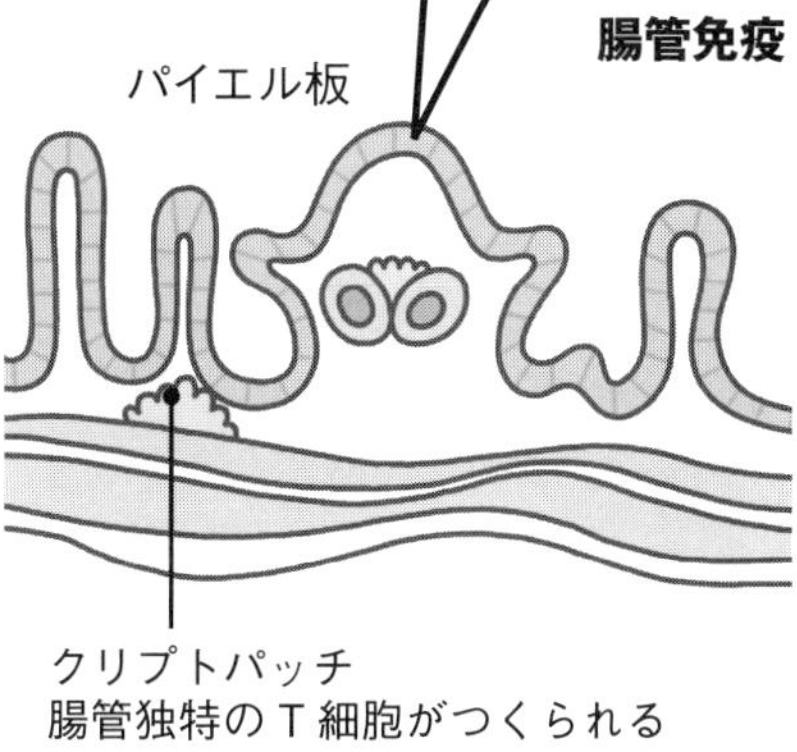

腸管には独特の免疫器官や免疫細胞があり、パイエル板や小腸上皮細胞、腸管固有リンパ球、粘膜固有層と粘膜固有リンパ球から構成されています。これらの組織の下には腸間膜リンパ球やクリプトパッチと呼ばれる腸管独特のT細胞がつくられる場所があります。細かいひだを持つ管状になっている腸管にはその所々に、パイエル板と呼ばれるカーブの緩やかな部分があちこちにあります。

このパイエル板こそが腸管免疫の司令塔です。パイエル板にはT細胞、B細胞、NK細胞など、マクロファージも集まっています。腸管上皮細胞には見張り役であるM細胞が、侵入者を見つけるやいなや取り込んでパイエル板の中で免疫反応を起こします。この他にも侵入者は腸管上皮細胞のすきまをぬけたり、細胞内に取り込まれたりします。

有害と判断されると侵入者を攻撃する武器のような抗体免疫グロブリンIgAがつくりだされます。

受け、長い間の偏った食べ物の嗜好《しこう》が交感神経緊張や副交感神経緊張という自律神経のバランスを乱すことにもなるわけです。

しかも中年以降においては、腸管免疫は中心的役割を果たすため、いかに腸内環境を高めていくかが健康の鍵を握ることにもなります。たかが食事ですがその積み重ねは大きいものです。

■腸内細菌と免疫の関わり

本来なら、食品は免疫寛容によって反応が抑えられるはずですが、大豆、小麦粉、そば、卵などの食品アレルギーが人によっては引き起こされます。

アレルギー現象は、副交感神経優位の過剰な免疫反応です。発症には腸内細菌が関係していることがわかっています。

■ 腸内細菌の働き

バランスの悪い生活

●肉食中心、野菜不足の偏り、甘い物のとり過ぎ ●睡眠不足 ●ストレス ●運動不足

悪玉菌がふえる

大腸菌、ウェルシュ菌、ブドウ球菌、腸球菌、結核菌、体にマイナスにはたらく菌

はたらき
●免疫力を低下させる
●有害物質の蓄積
●肌荒れ・口臭・体臭
●発がん性物質の生成
●便秘・下痢、食中毒

悪玉菌がふえ過ぎるとアレルギーになりやすい。

日和見菌を悪玉菌に加担させない

本来、無害だが、悪玉菌がふえるとマイナスにはたらく、中間の菌

はたらき
●無害・無益

バランスのいい生活

●善玉菌をふやす食べ物をとる ●十分な睡眠 ●適度な運動

善玉菌がふえる

ビフィズス菌、乳酸菌、ラクトバチルス菌など体にプラスにはたらく菌

はたらき
●免疫力を高め（NK細胞、マクロファージや好中球の活性化）
●消化吸収を助ける
●ビタミンの合成
●腸管運動の促進

善玉菌がふえ過ぎると膠原病や関節リウマチになりやすい。

腸内細菌は、空気を嫌い（嫌気性）そのほとんどが大腸に生息しています。総数は約１００兆個、総重量１・０キログラム、その種類は少なくとも１００種類以上あるといいます。腸内細菌は、腸の表面の粘膜の上に生息し、まるで花畑のように揺れていて腸内フローラといわれています。

大きく善玉菌、日和見菌、悪玉菌と３つの種類にわけられ、腸内の免疫環境を左右します。悪玉菌と善玉菌がバランスよく保たれている場合には、日和見菌も有害菌も、特に体に悪い働きをすることはありません。

アレルギー患者さんの腸内には善玉菌のひとつであるラクトバチルス菌が少ないことや、抗生物質を服用し、腸内細菌叢が破壊された子供たちにアレルギーの出現率が高いことがわかっています。

現在では、腸内細菌の中でも、悪玉菌がふえ過ぎると（Ｔ２細胞が反応しＢ細胞はＩｇＧ１、ＩｇＥ抗体をつくる）アトピー性皮膚炎などのアレルギーになりやすく、善玉菌がふえ過ぎると（Ｔ１細胞が反応しＢ細胞はＩｇＧ２ａ、抗体をつくる）膠原《こうげん》病や関節リウマチになりやすいことがわかっています。

これは腸内にある、リンパ球のヘルパーＴ細胞（Ｔ１、Ｔ２細胞）が、敵の情報を伝達するために作り出す、生理活性物質サイトカインの種類の違いによるものです。

乳酸菌や発酵食品を積極的にとり、腸の中をととのえることで、アレルギーや膠原病などの病気も、ストレスに対して強くなれるということです。

陽性・陰性の食べ物

石原結實

■体を温める食べ物・冷やす食べ物

医学や栄養学には、ある食べ物が体を温め、ある食べ物が体を冷やすという概念はありません。

しかし、東洋医学では体質に「陽性」と「陰性」があるように食べ物にも「陽性」と「陰性」があります。

冷え性や冷えによって起きる病気には体を温める陽性の食べ物を、暑がりや暑がりによって起こる病気には体を冷やす陰性の食べ物をとるという概念があります。それぞれの体質にあった食べ物をとることで健康になったり病気が回復したりするのです。

「陽性食品」と「陰性食品」を見分ける方法は陰陽の法則をあてはめればいいのです。

色でたとえるならば、赤、黒、橙などの暖色系は「陽」で、青、白、緑などの寒色系は「陰」です。黄色は、中間色で、これは「陽」と「陰」の間の間性になります。

まずは色で見分けましょう。

赤、黒、橙、黄色の暖色系の食べ物は体を温める陽性食品で、黒パン、黒砂糖、小豆、黒豆、紅茶などです。青、白、緑などの寒色系の食べ物は体を冷やす陰性食品で牛乳、緑の野菜、白砂糖、白米、白パンなどです。

次に原産地で見分けます。

なぜなら、自然の摂理から暑い南方に住む人たちは、体を冷やす食べ物を食べ、寒い北方に住む人たちは体を温める食べ物をとるようになっています。ですから北方の寒い地域でとれる、鮭、蕎麦などはそれ自身が冷たくては生きていけないため温かい性質を持っている陽性食品です。南方の暖かい地域でとれる、バナナ、ミカン、パイナップル、トマト、スイカ、キュウリ、コーヒーなどは陰性食品です。

私たちが住む日本は暑い夏も寒い冬もありますから、夏にとれる多くの食べ物は体を冷やし、冬にとれる食べ物は体を温めると覚えておくといいでしょう。

また、収穫物が太陽に近いところでなる物は陰性、地面の下、土中でとれるものは陽性です。高い所で収穫される食べ物は自分自身が冷えているために高熱の太陽に向かって伸びていきます。その逆に土の中に伸びていく根菜類ゴボウ、ニンジン、レンコン、ネギ、タマネギ、山芋、生姜などの根菜類は硬くて、色も濃く、典型的な陽性食品です。

そして、食べ物の硬さや柔らかさも見分けるポイントです。

白パンやバターなどの柔らかい食べ物には体を冷やすはたらきのある水分や油分が多く含まれているため体を冷やします。色の白い牛乳は陰性食品ですが、熱を加え水分が減り、硬いチーズは陽性食品になります。

調味料も塩、しょう油、味噌は陽性食品で、酢は陰性食品です。

栄養学的にはカリウムの多いもの（陰性）は冷やし緩めるもの、ナトリウムの多いもの（陽性）は温め締めるものです。

病気を予防し、健康を維持するための食事は、栄養が豊富ということより、バランスよくとることと、自分の体質が陽性か陰性かあてはめてから体を温める食品か冷やす食品かで選ぶことです。陰性体質の人が陰性食品ばかりをとっていると、陰性の体質をさらに促進して体調を崩すきっかけとなります。

自分の体質と反対の性質を持つ食べ物をとり、体質をできるだけ間性にするのがいいのです。

陽性体質の人は、陰性食品を中心に食べると体を適度に冷やし、体調をととのえることができます。陰性体質の人は陽性食品を中心に食べると体が温まり健康維持につながります。しかし、現代の日本人の食生活をみると、陰性食品のとり過ぎや低体温の人が多くみられます。暑い夏以外には、南国のフルーツをさけ、清涼飲料水、化学調味料などを減らす努力をしましょう。

■陰性の食品に一工夫

陰性の食べ物でも調味料や加工法、料理法を工夫すると陽性に変えることができます。

白くて水分の多い牛乳は、熱を加えて醗酵させチーズになると黄色くなり、水分が減って硬くなるので陽性食品にかわります。

緑の葉菜は、塩で圧力を加えて漬物に、白くて水分の多い大根も、塩をかけ重石で圧力を加えたタクアンにすると陽性になります。

緑茶も加熱、発酵させて紅茶にすると、体を温める陽性食品になるわけです。

生の葉野菜は体を冷やすので、煮たり、炒めたり、ゆでたりして温野菜にすると陽性食品になります。

夏に収穫されるトマトやキュウリ、スイカに塩をふるのも、味をよくするだけでなく、陰性を陽性に変え、体を冷やさないようにする知恵といえるでしょう。

どうしても、生野菜サラダを食べたいとき

は、タマネギやニンジン、レンコンなどの根菜を加えて、しょう油ベースの和風ドレッシングにすると、体を冷やす作用が弱まります。食材も調味料と調理方法で変化するので工夫しましょう。

■ 陽性食品と陰性食品

陽性食品 体を温める食品	間性食品	陰性食品 体を冷やす食品
● 北方産のもの 鮭、カニ、ホタテ、など ● 赤、黒、橙、黄色 赤味の肉や魚・卵、黒パン、卵、海藻、黒豆、黒砂糖、紅茶など ● 塩の多いもの 味噌・しょう油、佃煮、メンタイコなど ● 水分が少なく硬いもの チーズ、漬物、黒砂糖、せんべい、ドライフルーツなど ● 根菜類 ゴボウ・ニンジン、レンコン、山芋、生姜、ネギ、タマネギなど ● アルコール 日本酒、赤ワイン、梅酒、焼酎お湯割、紹興酒など	● 黄〜薄茶の中間色のもの 玄米、イモ類、大豆、トウモロコシ、粟、ヒエ、キビ、カボチャ、納豆など ● 北方産の果物 リンゴ、サクランボ、ブドウ、プルーンなど	● 南方産 バナナ・スイカ、パイナップル、ミカン、レモン、マンゴー、カレー、コーヒーなど ● 青・白・緑のもの 牛乳、白砂糖、豆腐、緑茶、白パン、うどん、白米、化学調味料、化学薬品、青汁など ● 緑の葉野菜 レタス、白菜など ● 酸っぱい物 酢、ドレッシング、マヨネーズなど ● 水分が多く柔らかいもの パン、生クリーム、バター、ジュース、清涼飲料水 ● アルコール ビール、焼酎、ウイスキーなど

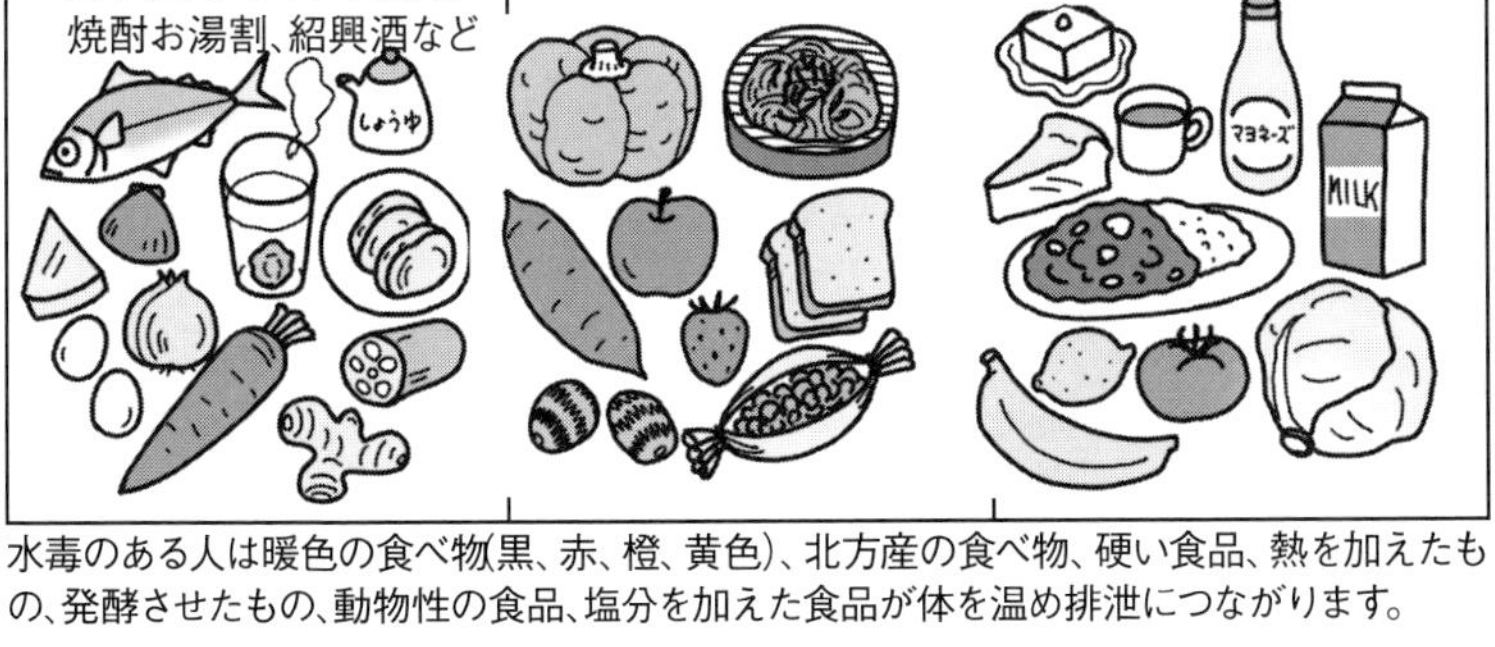

水毒のある人は暖色の食べ物(黒、赤、橙、黄色)、北方産の食べ物、硬い食品、熱を加えたもの、発酵させたもの、動物性の食品、塩分を加えた食品が体を温め排泄につながります。

食べ物と心のあり方

福田　稔

■食の節約が幸運を招来する

私の尊敬する先人の一人、水野南北は、人生40年といわれていた江戸時代後期時代に78歳（説によれば75歳）まで生きた非常に長寿の観相学の大家です。

南北の教えで特徴的なのは「人の運は食にあり」と食べ物が人の運命に影響するというものです（節食開運説）。

南北は、まだ幼い時に両親を失って孤児となり、叔父に育てられましたが、性格はすさみ、18歳の頃、酒代欲しさに悪事をはたらき捕らえられています。

牢内での生活で南北は、罪人の相と、普通の人の相の間に、明らかな違いがあることに気づきました。出牢後、南北は大坂で有名な人相見を訪れ見てもらうと、「剣難の相であと一年の命」と宣告されてしまうほどのまれに見る悪相・凶相の持ち主だったといいます。助かる唯一の道は出家と言われ、禅寺で入門を請うのですが、住職は悪人面を見て断ろうと思い、「向こう一年間、麦と大豆だけの食事を続けることができたなら、入門を許そう」と告げたのでした。

その後、南北は、港湾労働者として働き1年間、麦と大豆だけの食事を忠実に実践しました。実行した南北が再び人相見を訪ねると「あれほどの剣難の相が消えている。貴方は人の命を救うような、何か大きな功徳を積んだに違いない」と言われました。

南北が、実践した食事が陰徳を積み、彼の凶相を変えてしまった、というのです。

そこで、南北は21歳のときに観相家の道を志し、まず髪床屋の弟子となり、3年間人相を研究し、続いて風呂屋の手伝いをして、3年間、全身の相について研鑽《けんさん》を深め、さらに火葬場の作業員となって3年間、死人の骨格や体格などを詳しく調べ、人の運命との関連について研究を重ねたといいます。

50歳頃、彼が伊勢神宮へ赴き、五十鈴川で21日間の断食と水ごりの行を行った際、豊受大神の祀《まつ》られている外宮《げぐう》で、「人の運は食にあり」との啓示を受けるのです。豊受大神は、五穀をはじめとする一切の食物の神で、天照大神の食事を司るといわれています。

南北は「我れ衆人のために食を節す」という決意のもとに、生涯粗食を貫きました。

南北の言葉に「一日一合五尺の麦飯と青菜を、腹七分にして残りは神にささげよ。三年食を慎めば運が開ける」とあります。

食事の内容は、主食は麦飯で、副食は一汁一菜、米は一切口にせず、餅さえも食べなかったそうです。酒も、一日1合と決めて、けっしてそれ以上は飲まなかったといいます。

本来なら、南北の顔相は、ひどい凶相で、短命の持ち主であり、長生きしたり成功する相などは持ち合わせていなかったといいますが、食を慎んだことで運が開け、健康のまま長生きし、大きな財を成したと語られています。

この話は、私たち人の食という物に対しての考え方を戒めているものです。

食は、自分の命を養う基本です。他の命を奪い食することで命をつないでいます。

腹七分にして神に捧げよというのは、本当の食事を神棚にお供えするというのではありません。すべての食べ物をむさぼり食べるのではなく感謝して食べるということです。

バランスのとれた粗食を感謝の気持ちを持って味わうことこそが、心と体のバランスばかりでなく、すべての生態系のバランスをとることにまでつながると語っているのだと思います。


日本人ならではの食事をする前に手をあわせて行う、「いただきます」の意味は、人のために命を喜んで提供するすべての動植物に感謝する気持ちを表しています。

「ごちそうさま」もいただいた命に対しての尊い言葉です。


病気の人の中には、何を食べれば良くなるのかということに固執する人がいますが、まずは食に対する感謝、食を育ててくれた自然や宇宙に対する感謝が大事だと思っています。


大地を肥やし、種をまき作物を収穫まで大切に育んできた農家の方は、自然の恵みに感謝し、手をかける愛情を惜しみません。

食べ物の一つ一つが命を持つと考え、丁寧に調理する料理人の方は、食材を無駄にすることもなく、肉や魚への供養はもちろん包丁への供養も欠かしません。

こうした時間と愛情をかけて、感謝してつくられる食事にこそ、体をいやし健康へ導いてくれる生命エネルギーがあふれているのではないでしょうか。

食一つの捉え方の中にも病気を克服していくことの答えがあるのだと思います。

水野南北の「幸運を招来する法」

佐伯マオ著・徳間書店刊
『偉人・天才たちの食卓』より

- 食事の量が少ない者は、不吉な人相でも、運勢は吉。
それなりに恵まれた人生を送り、早死にしない。特に晩年は吉。
- 食事が常に適量を超えている者は、吉相であっても、物事が調いにくい。
手がもつれたり、生涯心労が絶えないなどして、晩年は凶。
- 常に大食・暴食の者は、人相は吉でも運勢は一定しない。
もし貧乏であればますます困窮し、財産家であっても家を傾ける。
大食・暴飲して人相も凶であれば、死後入るべき棺もないほど落ちぶれる。
- 常に身のほど以上の美食をしている者は、人相が吉でも運勢は凶。
美食を慎まなければ、家を没落させ、出世も成功もおぼつかない。
まして貧乏人で美食する者は、働いても働いても楽にならず、一生苦労する。
- 常に自分の生活水準より低い程度の粗食をしている者は、人相が貧相でも、いずれは財産を形成して長寿を得、晩年は楽になる。
- 食事時間が不規則な者は、吉相でも凶。
- 少食の者には死病の苦しみや長患いがない。
- 怠け者でずるく、酒肉を楽しんで精進しない者には成功はない。
成功・発展しようと思うならば、自分が望むところの一業をきわめて、毎日の食事を厳重に節制し、美食を慎み、自分の仕事を楽しみに変える時には自然に成功するであろう。食を楽しむというような根性では成功は望めない。
- 人格は飲食の慎みによって決まる。
- 酒肉を多く食べて太っている者は、生涯出世栄達なし。

強運をもたらす秘訣

- 朝は早く起床し、夜は早めに就寝する。
- 夜に仕事をすることは大凶。
- 衣服や住まいも贅沢すぎるものは大凶。
- 倹約は吉であるが、ケチは凶。

安保 徹

反射を利用した食事

■反射を活用した食事療法

食事と自律神経はとても深い関係があります。消化活動は副交感神経のはたらきで行われているため、食事という行為自体がストレスを解消し自律神経のバランスをととのえる方法です。ですからストレスのある人ほど過食に走りがちなのは副交感神経でバランスをとろうとしているためです。

食品には副交感神経を優位にするものと交感神経を優位にするものがあります。交感神経を優位にするものは塩分です。料理にたくさんの塩を使うと交感神経は優位になり血管が収縮し心身は興奮状態になります。免疫は低下していくこともあります。副交感神経を優位にするのはマグネシウムやカリウム、カルシウムなどのミネラルです。食品としては玄米や海藻、キノコなどの野菜、食物繊維を豊富に含んでいます。

こうした食物繊維の多いものはなかなか簡単に消化ができません。腸はなんとかこれを消化しようと腸管を一生懸命動かします。たくさん食べ過ぎると腸管はオーバーワークして逆に便秘になります。腹八分程々に食べるのが基本です。

このほか、わさびやからし、生姜の独特の香りや味のする薬味、苦みのある食べ物、酸っぱい物や梅干も食べると排泄しようとする反射反応が起こり胃腸の働きが活発になります。そして排泄力が高まって体の中がきれいになっていきます。

我が家では玄米食です。朝食は玄米を軽く一膳、昼は玄米のお弁当、夜は晩酌をするので多く飲んだときはご飯は食べなかったり、少ないときは軽く食べるというように一日の食事量は晩ご飯で調節をしています。たまたま玄米を研究生の家からいただき食べ始めたのですが、体重もへって実に調子が良くなりました。平熱が上がり色付きの夢まで見るようになりました。

しかし、食事にこだわりすぎてはいません。こうしなければならないと決めてしまうとかえって大きなストレスになるからです。

どこへ行っても出されたものを感謝していただいています。食べるのが早くて周りの人が驚くのですが、ゆっくり食べているとおなかがいっぱいになって食べきれなくなり、何だか早く食べるようになってしまっています。

丸ごと食品	発酵食品	食物繊維たっぷり食品	いやいや食品
発芽する力、生命力のある食品、未精製の丸ごと食べられるものには加工食品では取りにくい栄養素がとれます。 ● 玄米(体に必要な栄養素のほとんどをバランスよく含む) ● 小魚(あたまからおしりまでまるごと食べられる) ● ごま(滋養強壮の万能薬) ● 豆(畑のお肉といわれるほど) ● 小エビ(からごと食べられ動物性の食物繊維を含む)	微生物の働きで発酵熟成した食品には食材の栄養素と微生物の持つ栄養や有効成分、発酵過程の酵素もとれます。 ● 漬物(微生物の発酵作用で栄養素がパワーアップ) ● 味噌(麹菌で発酵熟成した豊かな栄養とビタミンの新陳代謝促進効果がいい) ● 納豆(納豆菌によって生成されたビタミンKやナットウキナーゼ) ● ヨーグルト(牛乳を乳酸菌や酵母で発酵、腸の働きを高める)	食物繊維の多い食品はかみ応えがあり、かむ回数がふえ唾液の分泌量が多くなります。腸内で膨張し、有害物質を一緒に排出し、腸内細菌までふやしてくれます。 ● 野菜(特に根菜には豊富) ● キノコ(豊富な上にとても低カロリー、免疫力増強のβグルカンも含む) ● 海藻(海のミネラルも豊富)	独特の風味や苦みに特徴のある食品は体はとりたくない不快な食品のために、胃腸が不快な食品を排除しようと排泄反応が起こります。副交感神経が優位になりますが、とり過ぎないようにしましょう。 ● 酸っぱいもの(酢、梅干、レモンなど) ● 苦いもの(シソ、苦瓜、うこんなど) ● 辛いもの(生姜、ネギ、からし、ニンニク、唐辛子など)

安保
徹

ファイトケミカルで免疫を活性化

■自然界にある植物の力

免疫力を高めるには白血球のはたらきが重要ですが、その白血球のマクロファージを活性化するのが、植物に含まれるファイトケミカル（phytochemical）です。

直訳すると「植物の持つ化学物質」のことです。生まれてから死ぬまでその場所から動けない植物が紫外線の害や虫などから自らを守り病気を治すために作りだした植物の免疫のようなものです。

果物や野菜に含まれ、植物栄養素といわれるビタミンやミネラルをも含んでいる有効成分です。

中でも色素や辛み、香り成分は、白血球に重要なはたらきかけをし、体内では抗酸化物質として作用します。香辛料の色素、辛み、苦み、香り成分もファイトケミカルです。含まれる硫黄化合物、硫化アリル類には、血液の凝固を遅らせサラサラにし、血流を良くします。

ファイトケミカルは、10年、20年という長期間で摂取する必要があり、継続することで病気になりやすいかどうかの将来的な健康面の差として表れてきます。その免疫増強効果は長くても24時間以内といわれているので毎日とることが大切です。

また、ファイトケミカルの抗酸化作用は、加熱調理すると細胞の構造が崩れ、抗酸化成分がよく出て、作用を発揮します。その種類は約数万種類といわれます。

ファイトケミカルの成分を活用したサプリメントは手軽ですが、本来の食の全体像ではありません。

人はただ栄養だけで生きているわけではないので、簡単に食べ物とサプリメントを置き換えるやり方では無理があります。

たとえば、赤ワインにある香りや発酵成分、これをポリフェノールのサプリメントに変えると成分は豊富でしょうが、味覚や視覚、臭覚など五感での満足は失われてしまいます。免疫は心の部分も大事ですから。

■ 代表的ファイトケミカル

アントシアニン	赤ワインやブルーベリー、黒豆などに含まれる黒や青い植物の色素
タンニン	緑茶や紅茶などに含まれる渋み成分。緑茶に含まれるものはカテキン
サポニン	食品のアクに含まれる成分。脂質の酸化を防ぐ大豆サポニン
イソフラボン	大豆に含まれる成分。女性ホルモン・エストロゲンと似たはたらきをする
フラボノール	タマネギに多く含まれる「ケルセチン」は吸収がよく、動脈硬化を防ぐはたらきがある
フラバノン	ミカンの房と筋に多く含まれる「ヘスペリジン」にはビタミンCのはたらきを助ける作用がある
ルテイン	ホウレンソウやケールなどに含まれ、目の健康によい
リコピン	トマトやスイカの赤色成分。完熟度が高い方が効果大
リモネン	柑橘系の果物に含まれる香り成分。がん予防のほか、新陳代謝の改善にもよい
βグルカン	きのこ類に含まれる多糖体。免疫力を高める作用がある
イソチオシアネート	キャベツ、カリフラワー、カブなど淡色野菜にある硫黄化合物。殺菌作用や発がん性物質の活性化を抑制

生姜

香り成分ジンギベロール、セスキテルペンには胃を健康に保つ効果、解毒、消臭効果、咳どめ効果、風邪の諸症状を緩和する効能もある。
辛み成分ジンゲロール、ショウガオールには強い殺菌作用があり、プロスタグランジンの合成を阻害して炎症を抑え、がん細胞の増殖を抑制する。

ニンニク

独特の香り成分アリシンは血流をよくするはたらきや、疲労回復効果、強い抗菌作用があり体に入った風邪などのウイルスを弱めるはたらきがある。さらにスコルジニンは血行をよくし、細胞を活発化させ、強壮、疲労回復、解毒作用、消化を促進。新陳代謝を高めて脂肪の蓄積を防ぎ、血中コレステロールを低下させる。

石原結實

飽食をやめて朝だけ断食

■初めての人におすすめの断食

人類史上これほど飽食の時代はありません。

多くの人は食べ過ぎです。目が覚めて朝食、お昼に昼食、3時におやつ、夜には夕食、夜食、テレビや本を読みながらもスナック菓子を食べている人までいます。いつもいつも食べているので内臓が休まる暇はありません。50年ほど前まで人々は戦争や天災によっていつも飢えていました。そのため体の飢えに対する対応は可能で、遺伝子にも常に栄養を蓄えようとする部分が残っています。しかし、体には飽食に対応する方法はなく肥満や高脂血症、糖尿病、痛風、高血圧になるのです。

ことわざに「腹八分に病気なし、腹十二分に医者足らず」とありますが四分の差が病気をつくります。1日の食事の3分の1を減らせば病気をしなくてもすむということです。

減らすなら朝食が最適です。朝食は英語でbreakfast、breakはやめる、fastは断食の意味があります。前の日の夜からの断食をやめるという意味です。

「吸収は排泄を阻害する」という体の法則どおり、胃腸が消化吸収をしている間は体内の栄養物や老廃物を十分に燃焼できないので悪い物を排泄できません。ところが夜から朝は断食と同じ状態で胃腸は休んでいるため、寝ているときに排泄機能がフル回転し、口臭や目やに、鼻汁、濃い尿が出ます。これは体内の栄養物が燃焼した後のもえかすです。

断食あけの朝食には生姜紅茶やニンジン・リンゴジュースで胃腸には負担をかけず良質な糖分を補います。昼食は初めての固形物のため消化吸収の良いそばに薬味をたっぷりかけて体温上昇を助けます。夕食には、和食中心、適量の酒で何を食べてもいいでしょう。

朝だけ断食を1週間もすると体重の変化、排泄の促進を体で実感できます。より効果を求める人は半日断食に挑戦しましょう。朝昼はニンジン2本とリンゴ1個でつくるジュースですが、血糖値を上昇させるために昼のジュースはニンジン1本とリンゴ2個、リンゴを多めにしてください。夜は白米ならそのまま、玄米ならお粥で茶碗1杯、味噌汁1杯、梅干、しらすおろしなど、断食中は体内の塩分が減るので塩分補給を心がけましょう。

■ 朝だけ断食メニュー

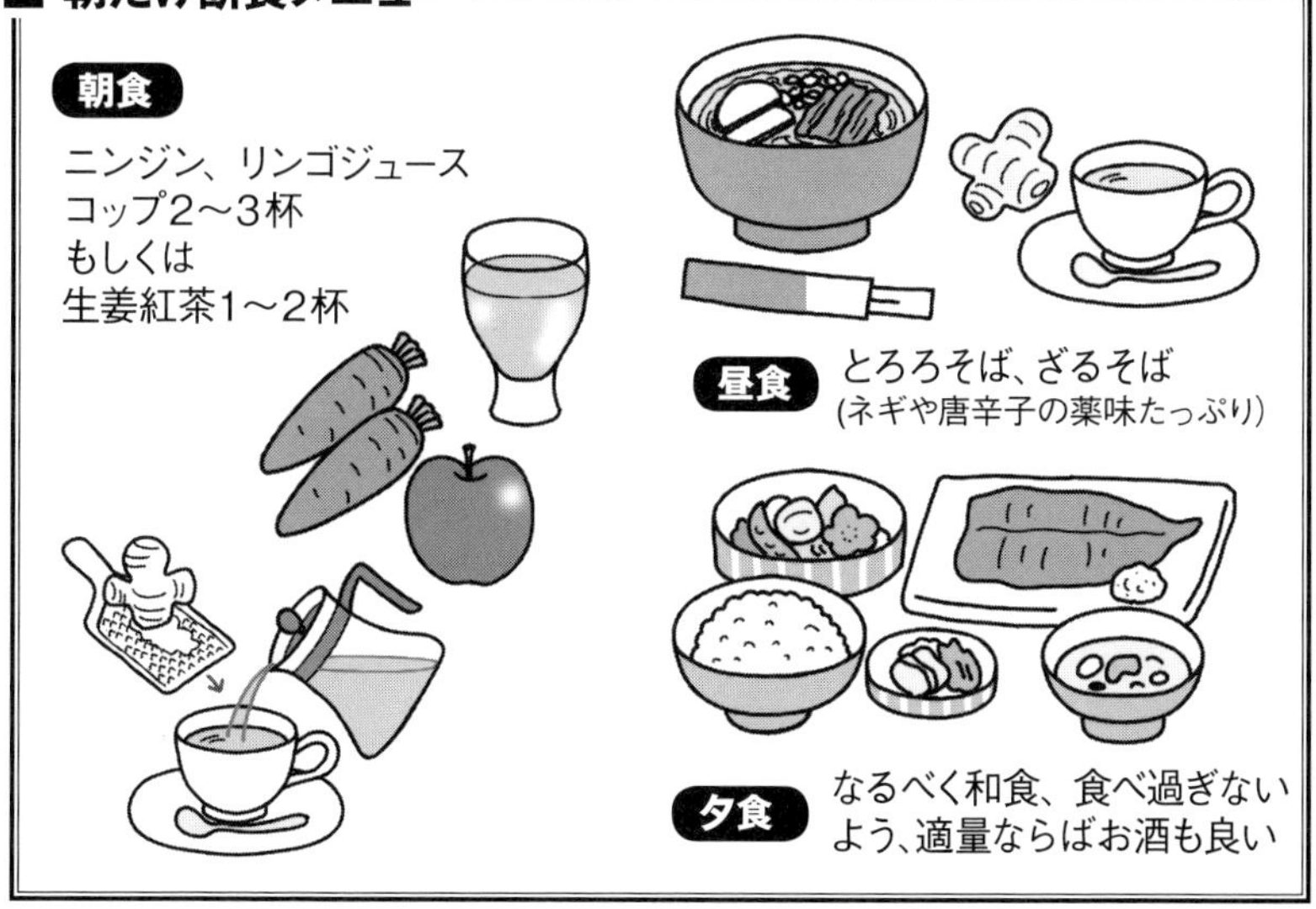
朝食
ニンジン、リンゴジュース
コップ2〜3杯
もしくは
生姜紅茶1〜2杯
昼食
とろろそば、ざるそば
(ネギや唐辛子の薬味たっぷり)
夕食
なるべく和食、食べ過ぎない
よう、適量ならばお酒も良い

ヒポクラティックサナトリウムでの断食

石原結實

■断食をさせる保養施設

半日断食を体験した人におすすめするのが本格的な1日断食です。週末にだけ行うのもいいでしょう。体質を改善したい人で3〜10日間行いたい場合は、素人ではまれに危険なこと（低血糖状態＝イライラ、不安、震え）があるので、断食を行っている施設を調べて、そこで行うべきです。

断食を続けていくと、好転反応（瞑眩反応）と呼ばれる自分の体の弱い個所が痛くなったり、辛くなったり、まるで病気のような症状が出ることがあります。

断食中は排泄を促している期間中なので便秘にだけはならないよう気をつけましょう。のどの渇きや空腹感を感じた場合は、生姜紅茶やハーブティーなどを飲み潤します。

断食を始めてから排泄のピークはおよそ4日目です。尿が濃くなり、口臭がきつくなり、舌苔の色も濃く厚く、口の中が苦く感じるようになってきます。

多くの人が滞在しているため、サナトリウムの中の空気まで独特の匂いが漂うほどになります。いかに食べないことが排泄を促進するかがわかります。

断食中にめまい、ふらつき、手足のしびれ、動悸などの低血糖の症状が現れたら、あめ玉をなめて様子をうかがい、それでも症状が改善しないようなら断食をやめて医師の診断を必ず受けましょう。既往症や病気療養中の人は必ず医師と相談の上、行ってください。

■ 断食保養施設 ヒポクラティック・サナトリウムの一日のメニュー

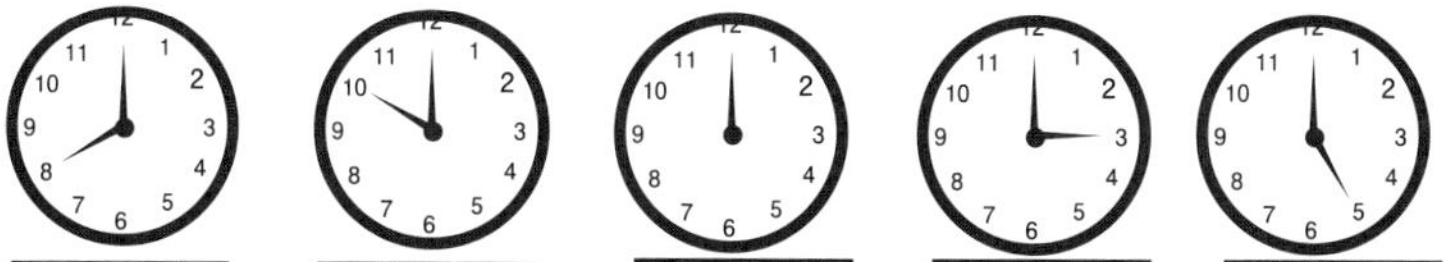

AM8時	AM10時	PM12時	PM3時	PM5時
ニンジン・リンゴジュース3杯	お味噌汁（具なし）	ニンジン・リンゴジュース3杯	生姜湯	ニンジン・リンゴジュース3杯

- 断食は3日〜1週間
- 断食をするときは断食中より断食後の処置が大切。
- 断食終了後、もとの普通食に戻るまでの期間を補食期間といい、断食を行った日数とほぼ同じくらいの日数をかけるのが理想的。たとえば、補食1日目が重湯2回、2日目が三分粥2回に梅干、大根おろし、3日目が5分粥2回に梅干、大根おろし、味噌汁の汁のみ、4日目が七分粥2回に梅干、大根おろし、味噌汁に納豆と、徐々に食事の量をふやしていく。

ニンジンスープの作り方（12人分）

【材　料】ニンジン 1kg（4〜5本）／ニンジンジュース1.3ℓ（15〜18本）／タマネギ 150g（中1個）

【作り方】

ジューサーでニンジンジュース1.3ℓを作り圧力鍋にいれ、ニンジン1kgとタマネギも入れます。圧力鍋のふりこが回転し始めてから中火で約5分火にかけ、火を止めて冷まし、あくは取らないで一緒にミキサーにかけてできあがり。

＊ニンジンの大きさで量は異なります。

玄米重湯の作り方（12人分）

【材　料】玄米１カップ（200cc）／水10カップ（2000cc）

【作り方】

フライパンに、洗ってよく水を切った玄米を入れて、弱火でじっくりと焦がさないように、きつね色になるまで、焙ってください。鍋に、焙った玄米と水を入れ、中火で30分ほど煮て、水が約半分になったら、火からおろし、冷まします。冷めたら、ミキサーにかけ、ザルなどで、裏ごししてできあがり。

＊魚などを焼く網を、フライパンの下に敷いて焙ると玄米を焦がさないですみます。煮すぎた場合は水を入れると腐りやすくなるので、沸騰したお湯を注ぎミキサーにかけます。

ヒポクラティックサナトリウム
食事指導

料理長に聞いた！

■ 生姜の保存方法

生姜は常温での保存がいちばんです。冷蔵庫で保存すると生姜も風邪をひくのでそのパワーが弱くなります。ぬれたまま販売されている生姜は効果が弱くなります。

冷蔵庫で保存した場合も、太陽の光、天日で夏場は両面を40分ほど、冬場は1時間ほど乾燥させます。太陽という薬を浴びると生姜の風邪も治り、栄養の濃度が高くなります。

生姜の皮を剥いて使う人がいますが、栄養は皮の部分にあります。皮は皮膚と同じで中に細菌や異物が侵入して病気にならないようガードしているのでその栄養を逃さないよう丸ごと使います。なお、谷中生姜、新生姜は違う種類ですので気をつけましょう。

■ 良質の食材の見分け方、調理方法

ホウレンソウ

ホウレンソウに含まれている鉄分の約70％は根の赤い部分にあるので捨てないで使いましょう。根元が赤く茎が太いもの、葉が厚く葉の緑色の濃いものを選びます。黒色に近いほど、太陽をたくさん浴びて甘みが強いので、砂糖や塩を使わずにすみます。

生姜パワーの効果的なとり方

● **風邪をひきそうなとき**
生で生姜をとりましょう。生の生姜には辛味成分ジンゲロールが含まれていて血行促進の作用があるので、体を温め冷え性を改善します。

● **風邪を引いて熱があるとき**
70℃くらいのお湯の中に生姜を絞り入れ、60℃くらいの生姜湯にして飲みましょう。一気に飲んで寝ることです。

● **滋養強壮**
生姜をスライスしてはちみつに漬けておきます。生姜のはちみつ漬けは酸化しないので、60℃くらいのお湯に入れて飲むといいでしょう。

● **体に冷えがある、低体温、水分が多い人**
利尿作用のある紅茶を発汗作用を促すために100度で入れて生姜紅茶を飲みましょう。

● **風邪気味で寒気がしたとき**
食事のメニューは豚の生姜焼きが一番です。豚肉はビタミンB_1が豊富で皮膚粘膜を強化し、疲労回復に役立ちます。最初に、生姜のみじん切りを油で炒め、豚肉とからめてから生姜のたれで仕上げます。

カボチャ

太陽を浴びた上の部分の中の色は、オレンジ色に近く皮は緑が濃く、蒸すとホクホク糖度が高く、地面に面した下の部分は、中の色が黄色っぽく皮も黄色みを帯び、蒸すと多少ネットリしています。四分の一で売られているものは、栄養価の高い上の部分を選びましょう。

大根

夏大根は物を柔らかくし、また胃を保護する力がありますが、煮ることはできません。冬大根は柔らかくなる力を持ち、煮ると柔らかく味もよくしみます。輪切りにするとみえる二重の輪の外側に栄養の70%があるので薄くむいた皮を千切りにし干して、切り干し大根にして使います。

野菜炒め

春野菜と秋野菜は水分の量が違うので、秋野菜は水分が少ないので他のものと一緒に炒めたり、煮たりするときは早めに入れ、春野菜は水分が多いので最後に入れるのがポイントです。こうすれば春秋同じ量の調味料で大丈夫です。

ジャガイモ

でんぷん質が少なく煮くずれしやすく、ホクホクしている男爵芋は肉じゃがに、皮がむきやすくて、でんぷん質が多く煮崩れしにくいメークインはカレーやシチューに使い分けましょう。

■ 空気にふれた時間とジンゲロールの量

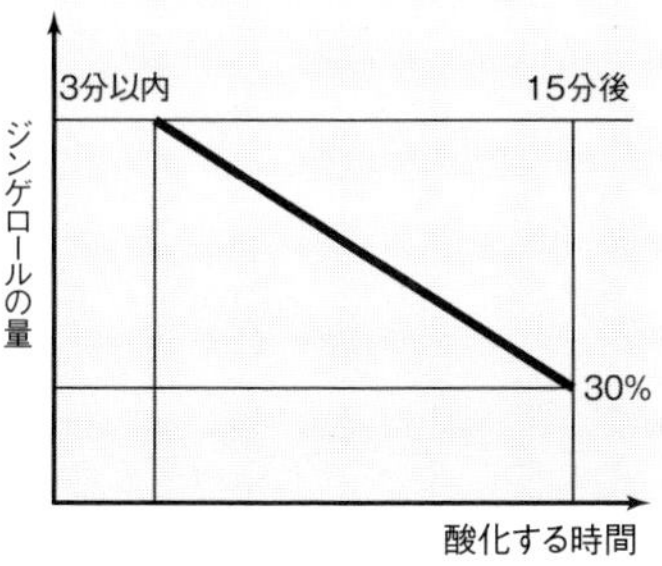

※3分以上経つと酸化し始め、15分後には30%まで減少

■ 温度とジンゲロールとショウガオールの割合変化

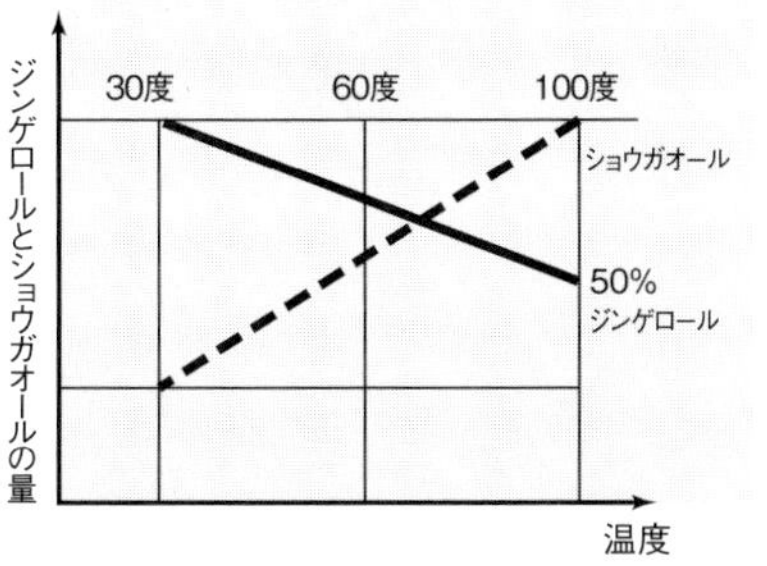

※30℃を越えると、ジンゲロールとショウガオールに変化が始まり、100℃で入れ替わる。

生姜を加熱すると成分はショウガオールに変化します。殺菌作用を持つショウガオールは、100℃で加熱すると100の力が、油で炒めると180の力になり、炒めることでパワーアップします。
生姜湯や生姜紅茶を飲んだ後、15分くらいは、取り入れた成分を早く排出しないように余分な水分をとらないようにしましょう。すりおろした生姜は酸化しやすいので、3分以内に使いましょう。

玄米をよくかんで唾液を活用

福田 稔

■食事で副交感神経を優位にし唾液を活用

現代は、物が豊富で何でもいつでも手に入れることができる時代です。世界では貧困にあえぎ飢餓で何十万人もの子供たちが亡くなっているのに、日本では1日何トンもの食べ物がゴミとして捨てられています。

それだけ日本は恵まれた国なのですが、食べたい物を食べたいときに食べたいだけ食べられる時代ではアトピー性皮膚炎などのアレルギー疾患が非常に多くなっています。

食事の乱れによって崩れたバランスの回復にはその地域で収穫された旬の物、地産地消のもの、砂糖や合成甘味料で甘くした物よりもナチュラルな甘み、味わいや風味のある物、柔らかい物よりは硬い物を選んで食べることが大切です。

私自身もうつ病で冷えがおさまらずイライラが募りどうしようもなかったときに、玄米を食べることで平穏を取り戻し、胃腸も快方に向かいました。

玄米に含まれるギャバがストレスを解消し脳からアルファ波を出すことは知られていましたが、自分で体感して食べ物が心と体に与える影響のすばらしさに驚きました。

あまりに冷えがとれない患者さんには、玄米に粉寒天もしくは、くず粉をスプーン1杯入れて炊く方法をすすめています。

胃が弱くて玄米が消化しにくい方は、発芽玄米や雑穀、八分づきの米などを取り入れて工夫されるといいでしょう。

食べ過ぎないで腹八分目を守ることや、よくかんで、唾液の中の成分を活用しましょう。唾液の流れは歯の表面の細菌を洗い流し唾液の中のムチンは口の中の乾燥を防ぎ粘膜を保護し、食べ物を飲み込みやすくします。

α―アミラーゼは澱粉を消化してくれます。タンパク質分解酵素のリゾチウムやチオシアン酸イオン、免疫グロブリンなどの抗体が虫歯の原因菌を破壊してくれます。

さらに、唾液は発がん性物質を無毒化し、バロチンは若さを保つ働きをします。よくかんで食べると唾液が多く分泌されます。

唾液はストレスや、緊張、年齢とともに減少します。虫歯や歯周病を起こしたり、口臭が悪化したりします。

虫歯も歯周病も、唾液の分泌が少なくなる睡眠時に進行するので、寝る前のケアは丁寧にしましょう。

唾液の分泌量

1日に約1000～1500ml
安静時　毎分0.3～0.4ml
刺激時　毎分1～2ml

唾液の主な作用

- 浄化作用
- 殺菌作用
- 消化作用
- 再石灰化作用
- 緩衝作用

三大唾液腺

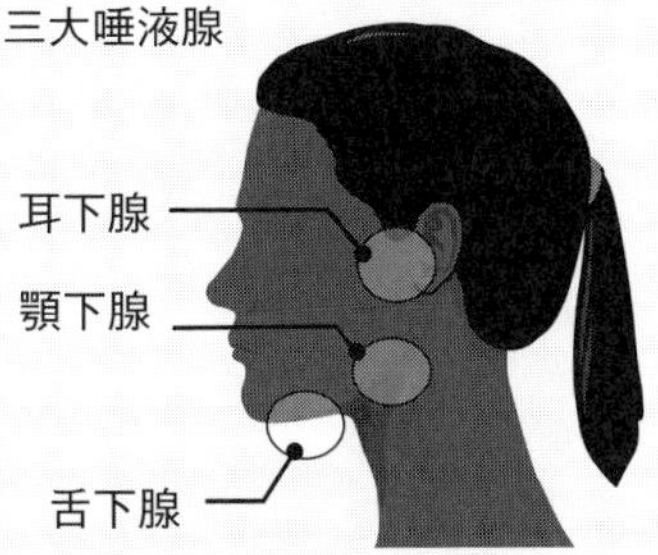

唾液の分泌を活発にする方法

よくかむ習慣を身につける、会話を活発にする、表情を豊かにする、ストレスを溜めない、十分に水分をとる、口の中の保湿を心がける、軽い運動で自律神経を活発にする。歯磨きをしっかり行う。

口の乾きを自覚している潜在的なドライマウスは20～60代の日本人のうち約3,000万人

●ドライマウスによって起こる病気
舌痛症/味覚障害/風邪などの感染症/口臭/胃炎、食道炎などの消化器疾患

●ドライマウスの原因
薬の副作用/ストレス/更年期障害/腎不全/シェーグレン症候群/糖尿病/筋力の低下

福田理恵先生に聞いた！

■玄米の炊き方

私は、大学の英文科を卒業しアメリカでマクロビオティックを学びました。その後、鍼灸師の資格をとり現在、父の自律神経免疫療法を勉強しています。

患者さんには玄米菜食をすすめていますが、食べ物の持つ力には常に驚かされています。何よりも大切なのは食べ物に対する思いです。病気にかかりやすい人は実際、食生活において食べ物を軽んじる傾向があり、回復も思うようには進みません。

食べ物は実に素直で、感謝の思いを込めて調理をし、感謝の思いで食べれば食べ物自身が体に栄養だけでなく、たくさんの恩恵を返してくれます。

東洋医学では、地球上に存在する万物を「木・火・土・金・水」5つの要素に当てはめて考える「五行説」の考え方があります。それぞれが助け合う相生関係、互いに抑制し合う相克関係があり、体や病気の治療に用いられています。

私は料理をするとき、いろいろな調理器具を使ってきましたが、不思議と五行説にあてはまる金や土の素材の器具（鉄鍋や土鍋）を使う方法が一番おいしいと感じられます。一般の人が玄米をおいしく食べるには圧力鍋が簡単で手早くうまみを引き出せるでしょう。玄米は炊く前に昼間よりも夜の間、水の中に寝かせておき、夜の気を取り入れたほうがなぜかおいしくなります。夜に成長ホルモンを出して修復する人のリズムと同じなのかもしれません。

炊いて余った玄米は、ラップに包んで冷凍保存できますが、温めるときは蒸し器を使うことをおすすめします。電子レンジでは食べ物を中から温め異常に熱くなるので生命エネルギーを壊し、しかもすぐ冷めてしまいます。電磁波のために陽の食べ物が陰になり、体を冷やします。

アルミ鍋は、調理した物を入れたままにしておくとアルミが溶け出しアルツハイマーの原因になるといわれています。テフロン加工のフライパンは軽く焦げつきにくく便利ですが、加工する化学物質の危険性を含んでいます。野菜をスライスするスライサーも便利ですが、人の手で包丁を使って切ると手をかけた分、見えない愛情が加わるせいか、おいしさがちがってきます。

生活のほとんどがデジタル化していく中で、食事は自然に帰る場所であり、愛情を込めてつくる食事くらいは、アナログであってもいいのではと考えます。オール電化でIH調理器も使用しているお宅が多いのですが、火は人に温もりを与え癒してくれます。電磁波の影響をも考えるとあまりIH調理器はおすすめはしません。

手をかけた食事は、食材や料理をつくる人からいいようのないエネルギーをもらっているのかもしれません。

玄米ご飯のおいしい炊き方

玄米はゴミを落とす程度に軽くすすぎます。鍋に入れて玄米の1.3～1.5倍の水に夜の間浸しておきます。使う鍋は土鍋、圧力鍋、重い鍋などがおいしく炊けます。塩は玄米2合でひとつまみくらいで陽の気があふれます。体調に合わせて適量にしましょう。あまり陽性になりたくない場合は昆布一切れを入れるのもいいでしょう。寒い冬には小豆、暑い夏には、はと麦を炊く直前に加え、つけ置きしません。体調に合わせて選ぶ感覚を身につけましょう。

玄米は、ぬかがついた状態のため白米のように酸化が進んでいない、生命力あふれる主食です。含まれるフィチン酸に有害物質の排泄をサポートする働きがあります。無農薬有機栽培の玄米を選べば、土の気を吸収して育っているのでその生命力はよりあふれています。意識しなくとも自然にかむ回数がふえます。胃腸の弱い人は少量でも玄米を食べることや玄米のおかゆで生命力を補えます。

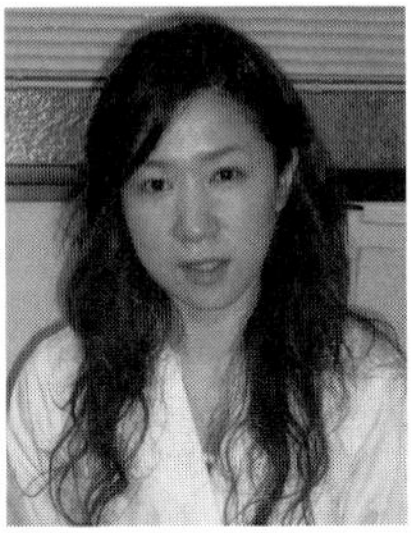

福田理恵

プロフィール
1971年生まれ。94年成城大学文芸学部英文学科を卒業。地方テレビ局に勤務後、05年アメリカのクシインスティテュートでマクロビオティックを学びマクロビオティックトレーナーとして活動中。08年針灸、按摩・指圧・マッサージの国家資格を取得。

安保徹コラム 4

デザイナーズフーズ

がんに有効性のあると考えられる野菜類は40種類、野菜や果物の消費量が大きくふえました。

アメリカ政府の健康政策の一環として1990年に始められたデザイナーズフーズ計画は、アメリカ国立癌研究所による食品のがん予防効果を科学的に解明するためのプロジェクトです。

がん予防に有効な野菜・果物・穀類・香辛料などの植物性食品に焦点を当てて、研究・発表したものです。

植物性食品の中で、40種類の食品が抗酸化作用やDNAを損傷する活性酸素を抑制する効果が確認されました。これらは重要度によってピラミッド型に分けられています。

この研究を機に、アメリカ国民の食生活は、野菜や果物中心に変わり、がんの罹患率や死亡率が減少に転じ始めました。アメリカ建国以来の快挙といわれるほど有意義なものです。

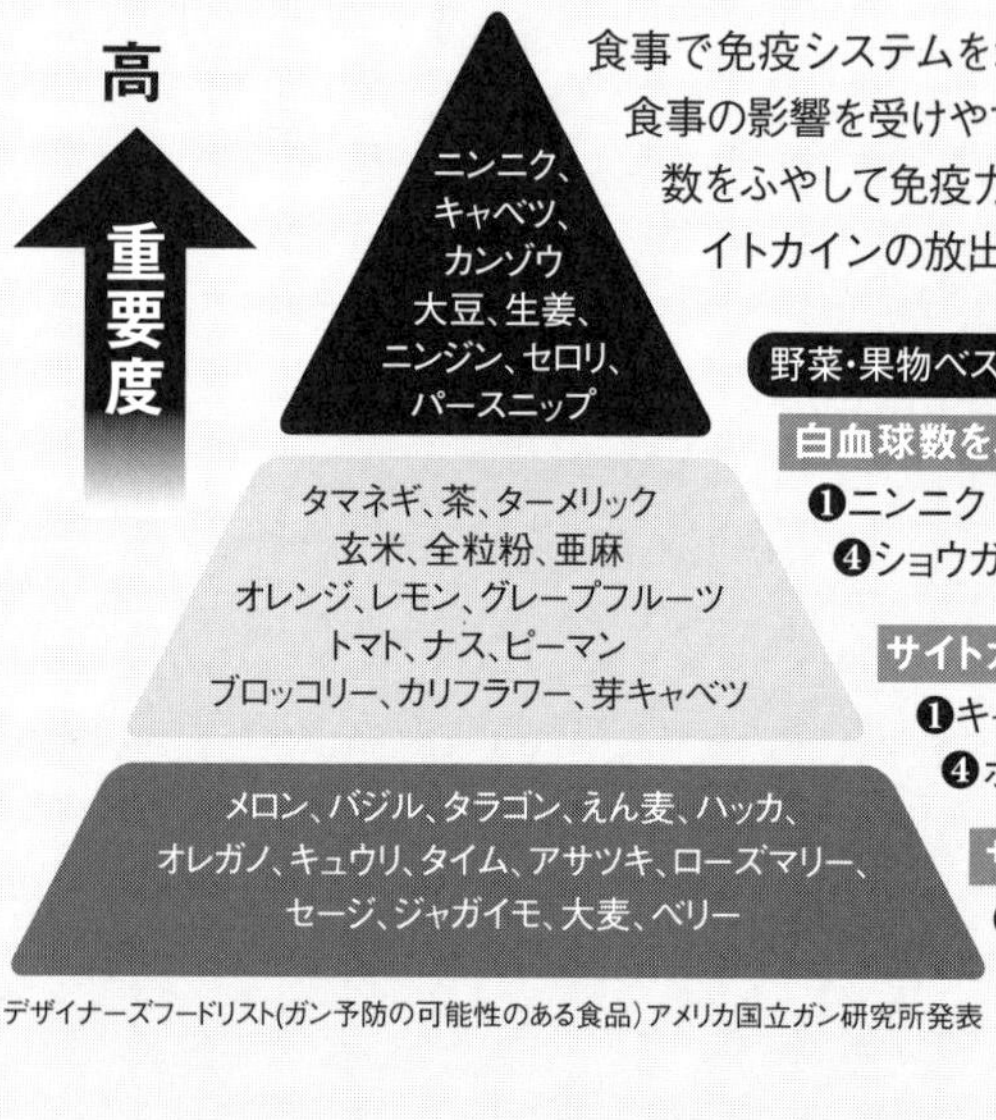
高
重要度
ニンニク、
キャベツ、
カンゾウ
大豆、生姜、
ニンジン、セロリ、
パースニップ
タマネギ、茶、ターメリック
玄米、全粒粉、亜麻
オレンジ、レモン、グレープフルーツ
トマト、ナス、ピーマン
ブロッコリー、カリフラワー、芽キャベツ
メロン、バジル、タラゴン、えん麦、ハッカ、
オレガノ、キュウリ、タイム、アサツキ、ローズマリー、
セージ、ジャガイモ、大麦、ベリー

食事で免疫システムを増強することができます。最も食事の影響を受けやすいのは白血球です。白血球の数をふやして免疫力を高めるか、情報伝達物質サイトカインの放出を活発にするかです。

野菜・果物ベスト5

白血球数をふやす野菜

❶ニンニク ❷シソの葉 ❸タマネギ ❹ショウガ ❺キャベツ

サイトカイン分泌能力のある野菜

❶キャベツ ❷ナス ❸ダイコン ❹ホウレンソウ ❺キュウリ

サイトカイン分泌能力のある果物

❶バナナ❷スイカ❸パイナップル ❹ブドウ ❺梨

デザイナーズフードリスト(ガン予防の可能性のある食品)アメリカ国立ガン研究所発表

第五章 運動と刺激

筋肉を動かすと血も気も動く

経験から治療法を発見。
困ったときには健康改善のヒントがみつかる可能性あり。

鼻から行う腹式呼吸

安保　徹

■息をゆっくり吐く腹式呼吸

自律神経は、無意識のうちにはたらき、体温や血圧、呼吸をコントロールしていますが、心や感情の影響を受けやすい神経です。

たとえば人前で話をするという緊張があると、脈拍が早くなり急に胸が苦しくなったり、顔が赤くなったりすることがあります。そんなときには呼吸も浅く速く交感神経優位の状態です。

逆に、心が落ち着いていると、呼吸もゆっくり深く副交感神経優位状態で体もリラックスしています。

心と体と呼吸は、非常に密接な関係にあるので意識してゆっくりと深い呼吸を行えば、ストレスも軽減でき、心身の調子をととのえることができます。

呼吸のコントロールを取り入れ心身を健康にするヨガ、太極拳、座禅、気功などはよく知られています。それぞれの健康法では、息をゆっくりと深く吐くことや、細く長く息を吐くことにポイントを置いた深い呼吸、腹式呼吸をとりいれています。

この呼吸法は日常行っている主に胸郭の中にある肋間筋の運動により行われ、横隔膜が動かない胸式呼吸とは異なっています。

取り入れられている腹式呼吸は、おなかをふくらませて息を吸い込み、引っ込ませて息を吐き出して行いますが、実際は横隔膜の上下運動による呼吸で、横隔膜呼吸とも呼ばれています。

横隔膜が上下に動くため、運動範囲が広がり、取り入れる空気の量が胸式呼吸時の3〜

5倍になります。腹腔の内圧もグンとアップし、その刺激を受けて胃腸の働きが活発になり、消化機能が改善されます。

その他、停滞していた血液の流れも良くなり、冷え性にも効果的で、胸式呼吸に比べて精神安定、血圧上昇抑制効果が高いものです。

意識的に腹筋を絞って、長く息を吐く呼吸を続けて一定のリズムで筋肉を収縮させることで、脳内にはセロトニンというストレスで疲れた脳を元気にするホルモンが分泌され脳も活性化されます。また腹筋も鍛えられるので、腰痛予防にもなります。

呼吸法は、場所を選ぶ必要もなく特別な体力を必要としないので、誰もが簡単に行える副交感神経を優位にするリラックス法です。

息を吸うと交感神経に、吐くと副交感神経（リラックス）に自律神経のスイッチが切り替わります。

息を吐くことを意識し、ゆっくりと鼻から息を吐きながら、肺の空気を送り出せばいい

■ 腹式呼吸のポイント

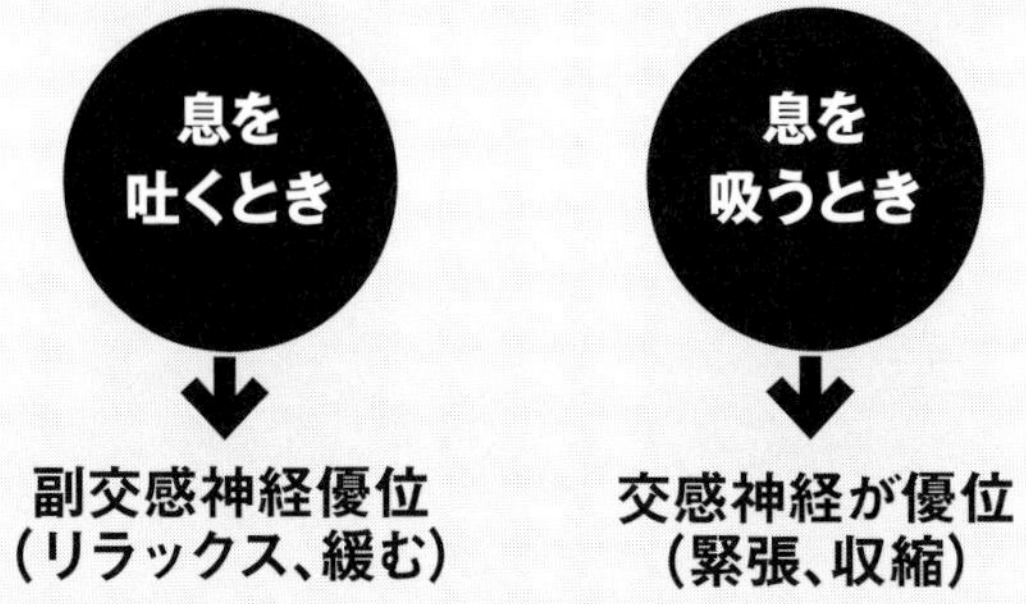

- ●自律神経のバランスをととのえるには、息を吐くことにポイントをおき、副交感神経を誘導する。
- ●息を吸うときは、口からではなく鼻から吸う。
- ●息を吐くときは、ゆっくりと長く吐く。

のです。十分に吐ききったら、吸うことに意識をしなくても、自然に空気が入るので鼻から空気を吸い込みます。

口呼吸は空気と一緒に細菌やウイルスなどを取り込みやすく、花粉症や虫歯、顔のゆがみ、無呼吸症候群などの原因にあげられています。口腔内を乾燥させ、免疫力を下げかねません。必ず鼻呼吸を行いましょう。

横隔膜を動かす腹式呼吸は、体がちぢこまった状態ではできません。前かがみの姿勢になりがちな人は、背筋を伸ばして姿勢を良くしてから行いましょう。電車の中やオフィスの椅子に座りながらでも、眠る前にあおむけになった状態でも取り入れてみましょう。初めて行う場合は、深く長く息を吐く深呼吸からでもかまいません。

東洋医学では貝原益軒の『養生訓』に書かれている臍下丹田《せいかたんでん》呼吸法が有名です。呼吸に気を取り入れる意識を集中して行えば、より高い効果が期待できるでしょう。

とくに病気の心配もなく免疫力の低下もない人は腹式呼吸と胸式呼吸の両方を行うのがいいでしょう。嫌なことがあり悩んでいるときには腹式呼吸で心の乱れを取り除き、がんばりが必要なときには胸式呼吸でエネルギーを取り入れます。呼吸の使い分けを意識して行うことが自律神経のバランスをととのえることにつながります。

呼吸法は座っても立ってもできるので実践してみてください。

■ 貝原益軒　養生訓（1713年）

丹田に気を集める　臍下三寸を丹田という。腎間の動気ここにあり。
難経に、臍下腎間動気者人之生命也。
十二の経の根本也といえり。　是れ人身の命根のある所なり。
養気の術、つねに腰を正しく据え、真気を丹田におさめ集め、
呼吸をしずめてあらくせず、事にあたっては、胸中より微気を
しばしば口に吐き出して、胸中に気をあつめずして、
丹田に気をあつむべし。如此すれば、胸さわがずして身に力あり。

<解説>

臍の下三寸の場所を丹田という。腎臓の動気といわれるものはここにある。『難経』という医書に「臍下腎間の動気は、人の生命なり。十二経の根本なり」と書かれている。ここには生命の根本が集合している。気を養う術は常に腰を正しく据えて心気を丹田に集め、呼吸を静かにし荒くせず、事をする時には胸中から何度も軽く気を吐き出して、胸中に気を集めないで丹田に気を集めなくてはならない。こうすれば気はのぼらないし、胸は騒がないで身体に力が養われる。

参考文献『養生訓の世界』（立川昭二、日本放送出版協会）/『口語 養生訓』（松宮光伸、日本評論社）

■ 丹田から気を取り入れる呼吸法

1 背筋を伸ばして、頭のてっぺんを天に引っ張られるような意識を持つ。そのままの状態で丹田（おへその下約9cmの場所、臍の下に指３本を置いたところ）を意識します。

東洋医学では、丹田はエネルギーの源である“気”が集まるといわれる重要なツボのひとつ。まず自分を見つめるという感覚を持ち、さらに丹田に意識をもっていくことで、自然と体の力が抜けていきます。

2 鼻からこれ以上吸い込めないというくらい息を吸い込み、吸った空気を頭の頂点まで運び丹田におろし、全身に運ぶイメージを持ちます。これ以上ゆっくり吐けないというぐらい口をすぼめて体の中から悪い物を出すイメージで息を吐き続けます。

吸う時間より息を吐く時間を長くし、副交感神経優位の時間を長くすることでリラックス効果が高まります。

筋肉の役割

石原結實

■体の中で最大の発熱器

筋肉は人が体を動かしたり荷物を持ったりするだけではなく、呼吸運動や胃腸の消化運動、体温の維持や内臓類の保護、外部からのショックの吸収などさまざまな役割を果たしています。

中でも一番大きなはたらきが体温の維持です。

食べた食べ物の中に含まれる炭水化物や糖分が胃や腸で消化されブドウ糖に分解され、小腸から血液の中に入り全身へ運ばれます。ブドウ糖が血液中の赤血球が運んでくる酸素と反応し、エネルギーを生み出します。

筋肉はエネルギーを利用する過程で熱を生み出し、体温維持にはたらきます。実に体温の40％以上が筋肉から生み出されています。

筋肉の種類は約２００種類、数は大小さまざま約６５０個、成人男性の体重の約45％、女性は体重の約36％を占めています。筋肉を鍛えている人の場合は50％を超えることもあり、逆に運動不足や肥満の人は30％以下になることもあります。

筋肉の構造やはたらきの違いによって骨格筋、平滑筋、心筋の３つの種類があります。

一般的な筋肉は骨格筋と呼ばれる筋肉で骨格筋は安静時の産熱量が全体の約22％と一番多くの体熱を生み出しています。次いで多いのが肝臓の約20％、脳の約18％、心臓が11％です。産熱量は普段から筋肉を鍛えている人の場合、運動中は80％近くまで上昇するので筋肉を動かすことは体温の上昇と密接な関係があります。

筋肉運動をして体温を1度上げると免疫力は5~6倍にも増加します。その逆に体温が1度下がると免疫力は30%以上も低下します。

寒さでふるえがきたときや、筋肉が緊張したときにも熱を産生します。これは骨格筋の不随意運動によるもので、熱をつくりだして体温を保とうとする防衛反応です。

■動いている筋肉からだけ分泌される成分

筋肉は体を動かし負荷をかけて鍛えると発達し、何もしないままでは衰えてしまいます。

お年寄りの背中が曲がってきたりするのは筋肉が衰えて姿勢が不安定になり変化させるためです。病気やケガなどで筋肉を長時間動かさないと動けなくなってしまうほど、筋肉は体にとっては重要で、衰えやすいものです。

■ 熱の産生（安静時）

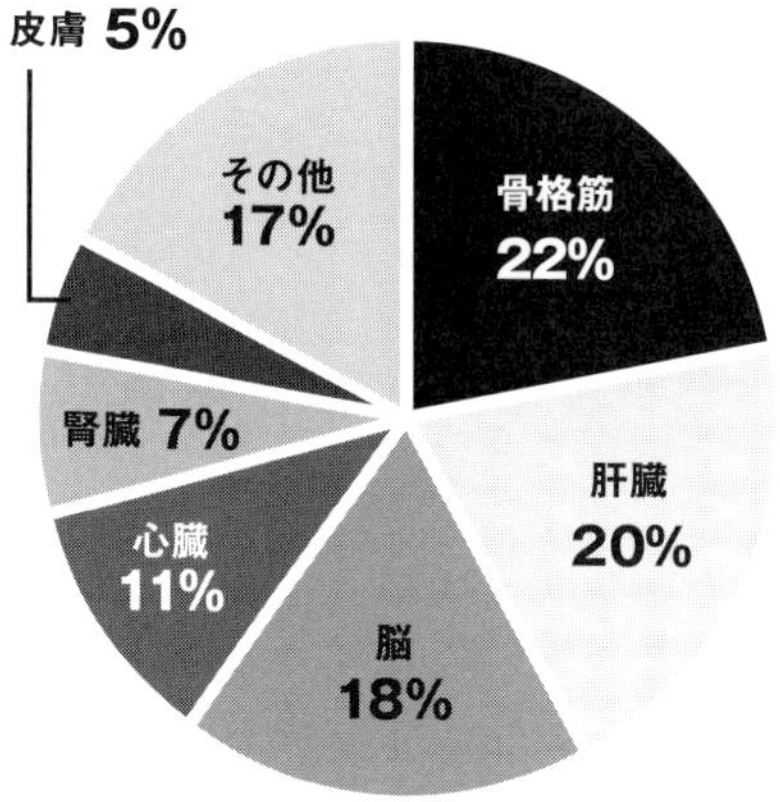

■ 構造とはたらきの違いによる筋肉の種類

骨格筋

骨と骨をつなぎ筋肉の収縮などで関節を自由自在に動かす役目がある筋肉。横紋が見られるため横紋筋とも呼ばれ、自分の意思で自由に動かせる随意筋です。一般的な筋肉のことです。

平滑筋

内臓を構成する平滑筋は、内臓筋ともいわれ、自分の意思で自由に動かしたり、止めたりすることのできない不随意筋です。血管や消化器や泌尿器の壁となっている筋肉などで、胃や腸を動かし、尿などを運ぶはたらきをします。

心　筋

心臓だけにある筋肉で、心臓の各部屋の壁を作っています。不随意筋です。

普段、何げない運動でも必然的な筋肉はつくられますが、運動することで運動中に脂肪や神経細胞、血管など全身の細胞や組織に働きかける約30種類もの物質がつくられています。

その物質はマイオカイン（ホルモン様物質）に属し、微量で免疫作用などのはたらきをする生理活性物質サイトカインの仲間です。

ハードな筋肉トレーニングでは10分間ぐらいで、自転車などの有酸素運動では1時間ぐらいで筋肉から分泌され始めます。

分泌されるサイトカインには脂肪の分解を促しダイエットに効果的なもの、脳の神経細胞の減少を抑えて認知症を予防するもの、動脈の炎症を抑えて動脈硬化予防にはたらくものなどがあります。

■病気予防に必要な筋肉

おなかには胃腸、膵臓、脾臓、胆のう、腎臓子宮、卵巣といった重要な臓器がおさめられています。特に腸内にはパイエル板という免疫細胞が集まった組織があります。

この内臓を大切に守るのが腹部の筋肉です。背中には背骨がありますが、腹部には骨がないので筋肉は層を成して守っています。

腹筋が落ちておなかに脂肪がつくと臓器を圧迫して、内臓は正常な位置にとどまれずに機能を妨げられます。内臓脂肪は血管に入り込みやすく、メタボリックシンドロームとなって生活習慣病を引き起こしかねません。

内臓筋は自分の意思でコントロールできません。腹筋が衰えて腹部圧力が低下し、胃が正常な位置より垂れ下がる胃下垂、腎臓の下への移動、直腸脱、脱肛、子宮下垂、子宮脱なども腹筋の衰えが原因で起こります。

お尻の筋肉がそげて垂れ下がる、尻欠ける現象は、下半身の筋力低下、特に足の筋力低下のサインです。筋肉の70%が下半身にあるため、足の筋力低下は老化現象の原因です。

東洋医学では患者さんに仰向けになって寝てもらい、手のひらでへその上と下を順番に押さえる腹診を行います。へその上よりも下を押さえたときに抵抗力がなくぺちゃんこになる状態を「臍下不仁」といい「腎虚」と診断します。腎虚は下半身の血流が悪くなり、腎臓、副腎、泌尿器、生殖器の臓器の力が弱くなり足腰の冷えやむくみ、痛み、しびれが起こって頻尿などの症状を引き起こします。

歩くだけではなかなか筋肉はつきません。筋肉をつけるには短時間に負荷を40%以上かけることが必要です。


筋肉には、数百から数千本の筋繊維があり、1本の筋繊維の周りに数百本の毛細血管が走っています。足腰の筋肉がそげ落ちると筋肉にそって走っていた毛細血管もその数が減少し、そこを流れる血液は行き場を失い、上半身へと集まるので高血圧になる人が多いのです。下半身を鍛えて全身の血行を促進することが健康の維持や増進、病気の改善につながります。

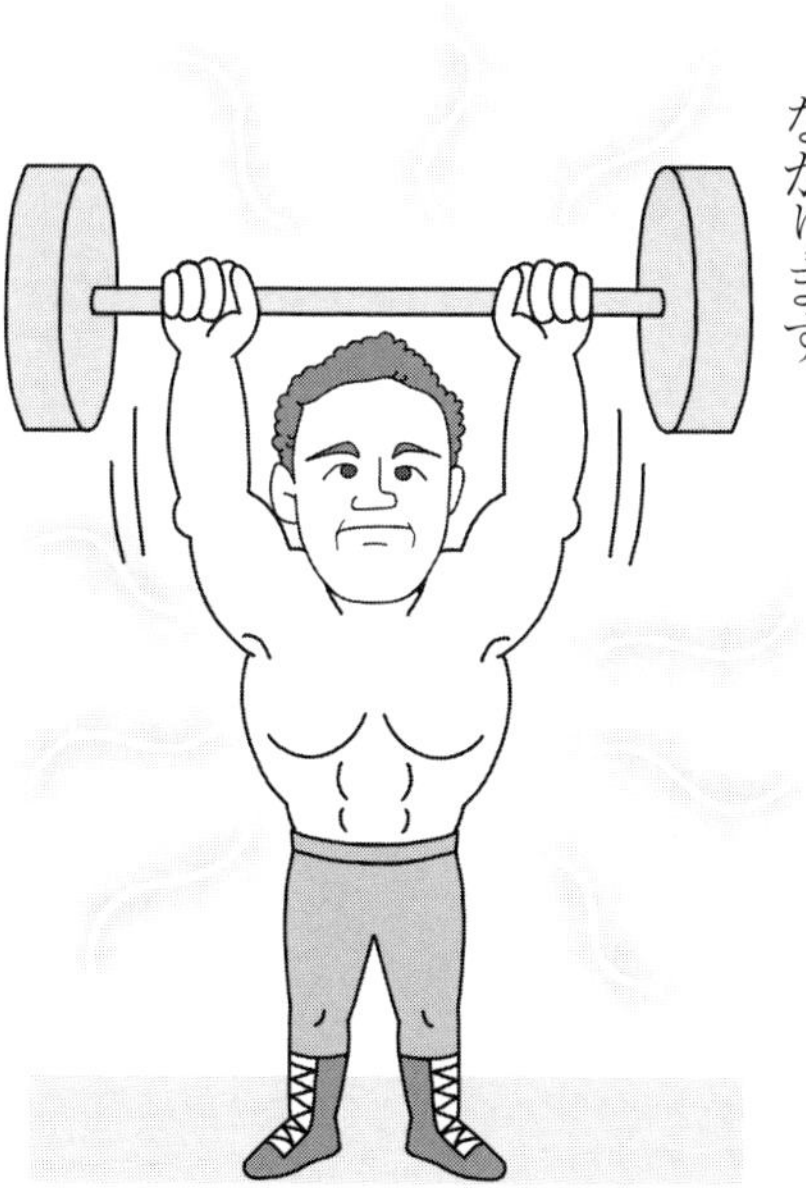

血流の仕組み

福田 稔

■動脈と静脈、血液の異なる役割と流れ方

血液の流れを円滑に保つことは健康の秘訣《ひけつ》です。血液は全身の細胞に酸素や栄養、免疫細胞を運び、二酸化炭素や老廃物を回収する役目を果たしています。

もし、低体温によって血流が滞れば、運ばれるべきものも滞るので、全身の組織は活力がなくなり、老廃物が滞り免疫力が低下し、あらゆる病気の発症につながります。

血管の長さは総延長9万キロメートル、ざっと地球2周分もの血管内を血液は循環しています。循環経路は体循環と肺循環の2つのルートに大きく分かれています。

体循環は、心臓から送り出された血液が体全体を1周し、心臓へと戻る行きのルートです。心臓のポンプ作用で酸素と栄養素を含んだ血液が動脈へと押し出され、毛細血管に回り、60兆の細胞に供給されていきます。その一方で、細胞から二酸化炭素と老廃物を回収した血液は静脈を通り、心臓に戻っていきます。行きの血管は動脈で体の中の深い所を通っているので外から見ることはできません。帰りの血管は静脈で皮膚から青く見えているおなじみのものです。

肺循環は心臓と肺を結ぶ短いルートで肺動脈を通って心臓に戻った静脈血に酸素を供給し、新鮮な動脈血に交換し、肺静脈を通り心臓に戻ります。

血液が体の中を1周する時間は、2つの循環あわせて50秒ほどですから、お風呂につかる時間が長いほど、全身に温かい血液が流れるこ

とになるのです。

心臓は、収縮、弛緩を繰り返して血液を体の隅々にまで押し出すポンプの役目を果たしています。血液を押し出す収縮するときに血管にかかる圧力が最高血圧（収縮期血圧）です。拡張して血液が吸い込まれるように入り込むときの下がる圧力が最低血圧（拡張期血圧）です。たとえば収縮期血圧が150mmHgだとすると水銀を15《センチメートル》押し上げる力のことで水では2《メートル》近く水を押し上げられる力があることを意味しています。

心臓から動脈内に勢いよく押し出された血液は、弾力性があり収縮、弛緩する大動脈の厚みのある血管壁に助けられて、勢いよく毛細血管を通り隅々の細胞にまで送られていきます。太さ0・01《ミリメートル》以下のとても薄い毛

■ 静脈と動脈

血　液	動　脈	静　脈
運ぶもの	栄養素と酸素を運ぶ	二酸化炭素と老廃物を回収
血　管	丸い形で弾性に富み血管の壁は厚い	少しつぶれた形で弾性はあまりなく血管の壁は薄い
流れ方	血管の中膜の平滑筋が心臓の動きに合わせ収縮、弛緩して送り出す	心臓から上は重力で、下は手足についている骨格筋が収縮、弛緩し血液を押し上げていく

■ 血液循環の仕組み

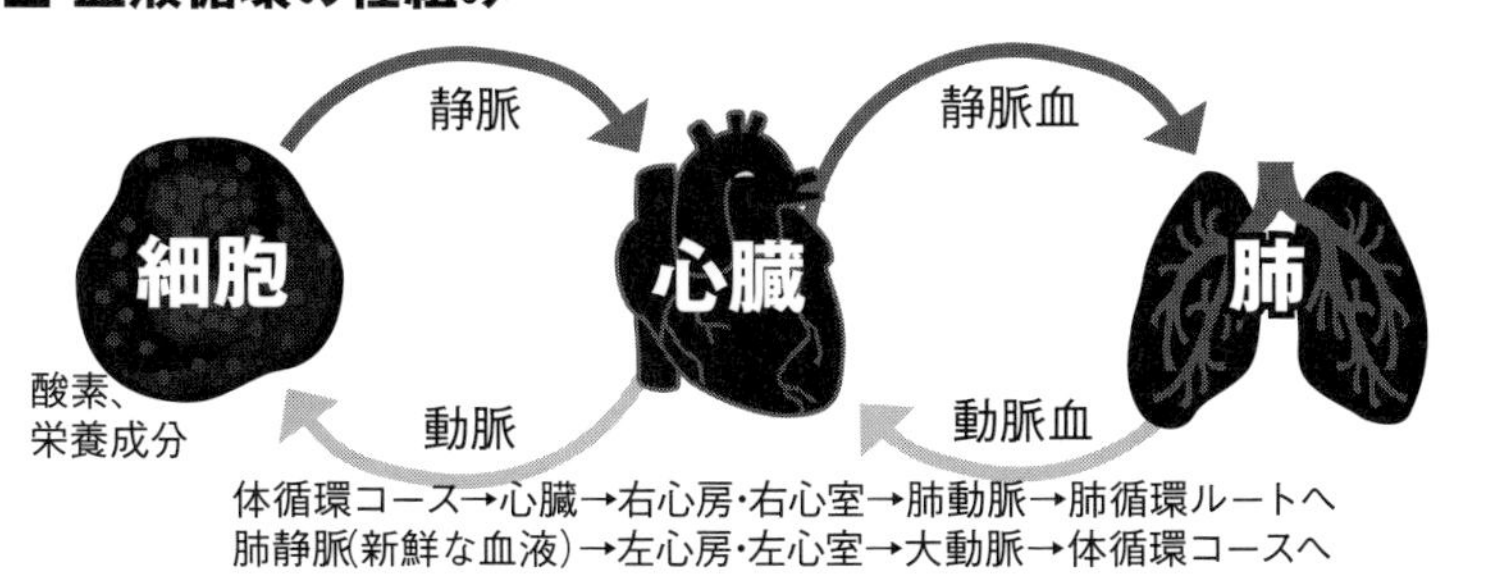

細血管の壁からひとつひとつの細胞へ、酸素と二酸化炭素、栄養素と老廃物をにじみ出すように交換をします。

細胞はアンジオジェニンという物質を出して、酸素や栄養素をもらうために毛細血管を引き寄せ新しく血管をつくっていきます。筋肉ができれば新しく血管が伸ばされ、血管の一部が詰まるとバイパスがつくられ、細胞とつながっていきます。

静脈の血管は血液をスムーズに心臓に戻せるように薄くのびやすくできています。所々に弁があり、血管の収縮、弛緩に応じて開閉しながら血液量を調節し逆流を防いでいます。

心臓は、静脈内の血液を戻す、吸い上げる力をもってはいません。体の上半身に回った血液は重力の助けで比較的楽に心臓まで戻るのですが、心臓より下半身に下りた血液は重力に逆らって上り心臓にたどり着かなければなりません。

静脈は筋肉の中を走っているので、周辺の筋肉の助けを借りています。周辺の筋肉が収縮、弛緩を繰り返し静脈に圧力を加えてポンプの役割を果たすため、重力に逆らい心臓まで戻って来られるのです。筋肉が静脈をしぼりながら血液を押し進めていくはたらきは、まるで乳しぼりのようなのでミルキングアクションと呼ばれています。

下半身の筋肉が衰えてしまうと、うっ血となり心臓に戻る血液量が減少します。そうなると少ない血液量を全身に送るために、心筋が強く収縮して血管の圧力を高めるしかありません。

ですから、お年寄りの血圧が年齢とともに上昇するのは、筋肉が衰退して血圧を上げないと血液が全身に行き渡らないからです。血管も硬くなり、末梢にまで血液を送り出すには少し高めの血圧が必要です。老廃物の酸化物質が蓄積して、顆粒球が多くなり、交感神経緊張状態となって血管が収縮していることも原因です。

お年寄りの血圧が高くなるのは自然の現象ですから、血圧降下剤を飲むとよけいに血管を収縮させ、より交感神経緊張状態をつくっていきます。体は、何とか血圧を高めて末梢にまで血液を送ろうとよけいにがんばってしまいます。とくに降圧利尿剤は体から水分をしぼり取る薬のため、いったん血圧が下がっても体は脱水症状を起こし血液の粘性が高まり、ドロドロの血液になるわけです。そうなると体は、ドロドロの血液をなんとか流そうといっそう交感神経を緊張させます。交感神経が緊張すると血管も緊張し血流が悪くなり、血管が細くなって脳血栓や心筋梗塞を起こしやすくなります。

血流不足に敏感な臓器の目や脳、腎臓は大きなダメージを受けかねません。水分不足によって循環障害が起こり、血圧が上昇して緑内障や白内障になったり、血液の濾過《ろか》や尿の産生ができなくなり腎不全になることもあります。降圧治療が原因で人工透析や目の病気になっている人も少なくはありません。脳に血液が十分回らなくなり、早く認知症の症状が出てしまうこともあります。

低体温に気をつけて下半身の筋肉をつけて血行を良くすることが大事です。

安保
徹

上半身を鍛えるぞうきんがけ

■ぞうきんがけで心も体も爽快

日常まったく体を動かさない人は、発熱を担当する筋肉が衰えて低体温になっていきます。免疫力ばかりでなく、筋肉も骨も身体機能が衰えてきます。

若い頃のように激しい運動の連続は、交感神経を緊張させ続け、活性酸素も体内に多量に生み出してしまいますので、体には良くありません。縄跳びのように骨髄を刺激する運動も免疫力を低下させます。

適度に動かす運動で、継続できる運動を毎日の習慣にしましょう。運動終了後には何となく汗ばんで体自身がリラックスできるようなものがいいのです。

生活が便利になるにつれて体を動かさなくなってきています。外ではエレベーター、エスカレーター、車を利用することが多くなり、歩くことも少なくなりました。

家庭の中では掃除機、洗濯機などの電化製品が進化し、食器を洗うことさえも食器洗い器が行い、電子レンジの普及によって台所で立つ時間も少なくなってきました。床掃除も立ったまま楽にできる用具が開発され、ぞうきんがけをする姿はほとんど見られなくなってきました。

実は、私は朝、上半身を鍛えるために家族が起きる前に台所の床のぞうきんがけを行っています。誤解のないように言っておきますが、決して家族が掃除をしないのではありません。家族に内緒で上半身を鍛えるためにぞうきんがけをしているのです。

ぞうきんを絞るので、手先の力もつきます。ぞうきんがけの姿勢は、腹筋と背筋を鍛える効果が大きいのです。

踏ん張って狭い所に手を伸ばす、といったぞうきんがけの動作は多様で、腕の動きに伴って骨の周辺の小さな筋肉まで刺激されていると思います。真剣に拭けばエネルギーも消費します。朝起きてのぞうきんがけは交感神経を刺激して、1日の活動の準備態勢に入りやすいばかりでなく、汚れた床がきれいになるのは気持ちがいいですし、体も爽快になります。少しだけぞうきんがけの動作を工夫すれば、気になる二の腕やウエストのシェイプアップにも効果的かと思われます。

便利な時代になりましたが、楽しみながらできる健康法と掃除法です。

■ ぞうきんがけでウエストシェイプアップ！（目標は5回）

両膝を床に着けた状態で体を左右にゆらし、ぞうきんがけをする動作です。

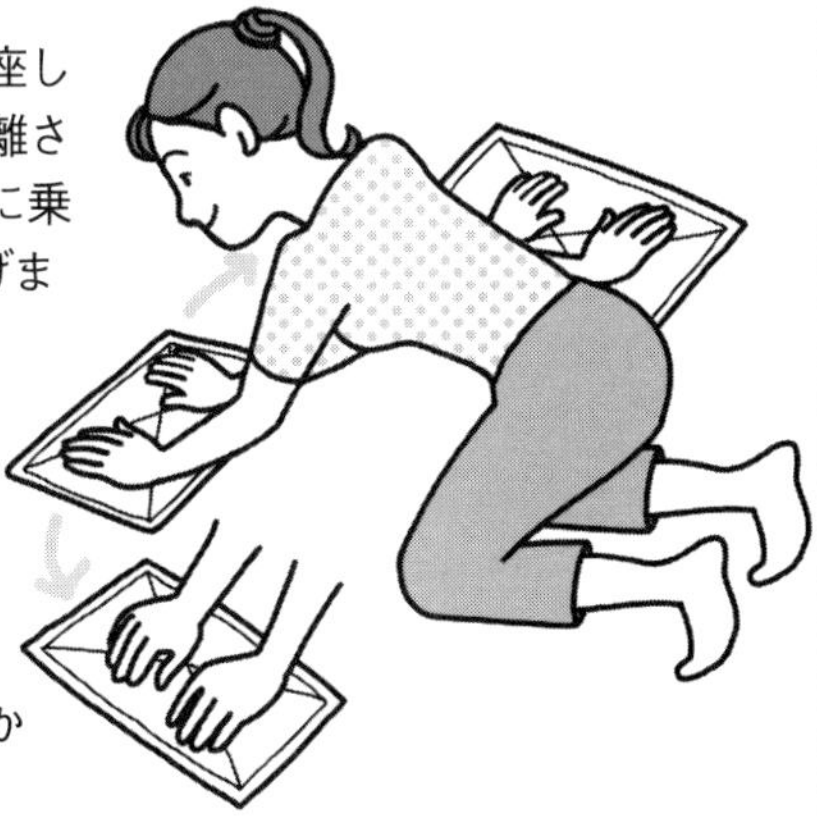

1 まずぞうきんを持って正座します。ひざから下は床から離さずに、両手をそろえてぞうきんに乗せ、できるだけ遠くまで拭き上げます。

2 腕を伸ばす時に右前に伸ばして戻し、左前に伸ばして戻します。正面でなく左右にツイストするように動きます。そのとき、脇腹をしっかり意識します。

安保徹

健康をつくる太陽光の刺激

■早起きするラジオ体操は国民健康運動

「早起きは三文の徳」といいますが、太陽の光には格段の健康効果があります。昔から人は、太陽の恩恵を感じとっていたに違いありません。

加齢とともに体内時計のバランスが崩れ、熟睡できない、眠れないなどの睡眠の悩みが生じてきます。朝一番に日差しを浴びると、体内時計がリセットされ、睡眠サイクルを調節するメラトニンの分泌が促進されて、寝つきやすく、すっきり目覚めることができるようになります。

朝日を浴びることは、本来の自律神経のバランスをととのえてくれます。

また、ほとんどのビタミンは、体内では作り出せませんが、太陽の光を浴びると、体内のコレステロールはビタミンDに生成されます。ビタミンDはカルシウムの吸収を助け、骨や歯を丈夫に保ち骨折や転倒の予防や、筋肉の収縮や弛緩の動きを素早く調整するはたらきも持っています。

このほか、ひだまりや日なたぼっこの体を芯《しん》から温める心地よさは、日光の遠赤外線の効果です。体を温めながらミトコンドリアを刺激して活性化してくれます。

オゾン層破壊による紫外線到達量の増加が顕著になるにつれて、直射日光の強い紫外線に長時間、肌をさらすことの悪影響も取りざたされるようになりました。「光老化」という紫外線によって皮膚のコラーゲンが破壊され、しみやしわの原因になる、皮膚がんや白内障を起こす原因にもなるといわれています。1998年には母子手帳からも日光浴が消え「外気浴」にかわりました。

小学生の頃、朝の太陽を浴びながら行っていたラジオ体操には、実に深い意味があります。朝早くから体の各部位にくまなく血流を行き渡らせ活動しやすくする、体を甘やかしがちな夏休みに習慣化させ副交感神経優位の生活を送らせせない、集団で行うことで仲間意識を持たせる、非常に敬服すべき国民運動です。そのおかげで昔は、子供たちのトラブルも多く起きなかったのかもしれません。

いまだに私は、毎朝ラジオ体操を行い、首や上半身、腰を前後左右に揺らしたり手を高くしてゆらゆらさせるような、ゆらゆら運動も行っています。

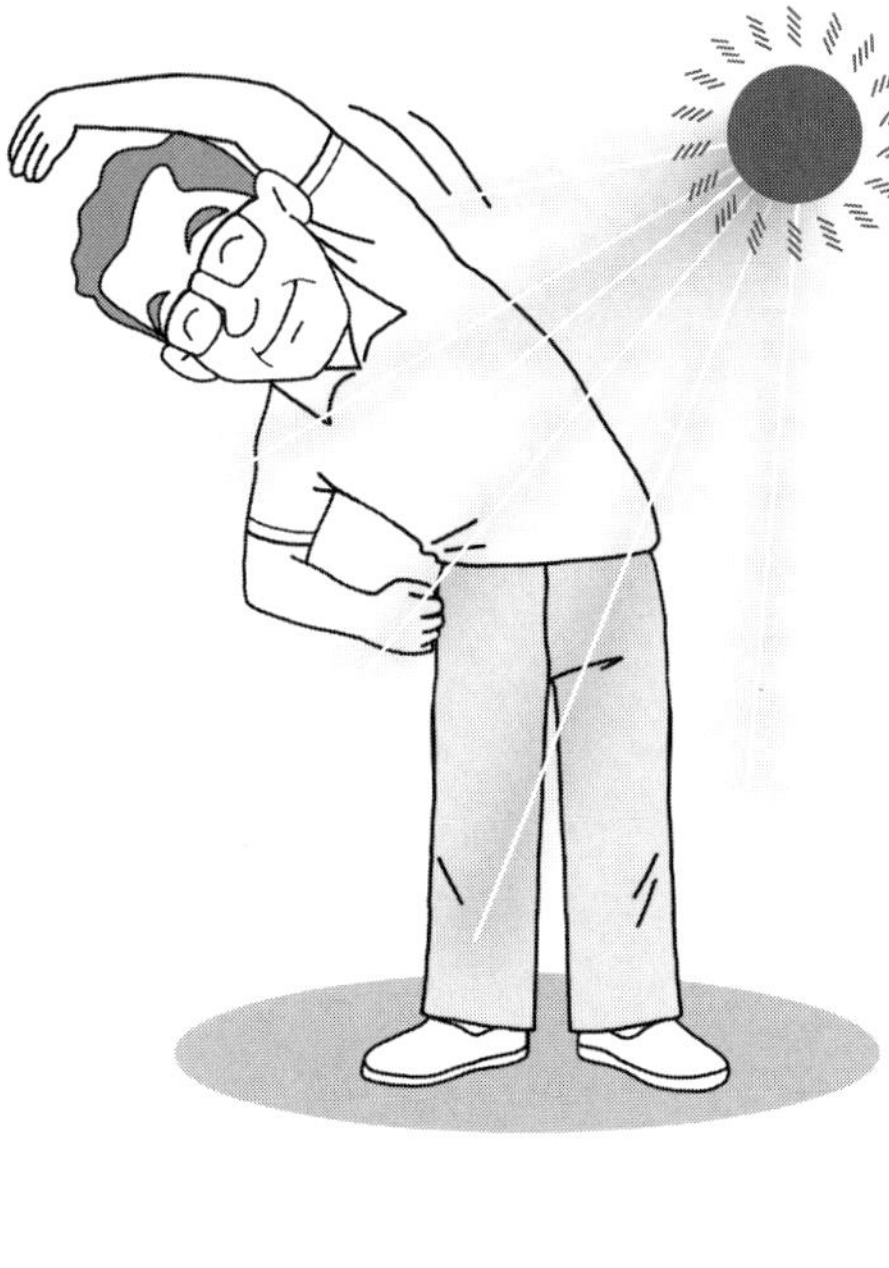

太陽の光は、とても気持ちのよい暖かさやさまざまな健康効果をもたらしてくれます。古来、元旦に日の出(御来光)に手を合わせるほど、太陽は神秘的で大きな自然の力なのでしょう。人間にとっての正常なリズムは日の出とともに起き、日没とともに休むのが健康そのものといえるのかもしれません。

石原結實

石原式3分間体温め体操で下半身を鍛える

■3分間で効率よく筋肉を鍛える体操

1、骨を強化するフラミンゴ体操（2分間）

片足立ちが長くできる人ほど転倒や骨折をしにくいことが証明されています。

片足立ちは広い場所を必要とせず、非常に短時間で骨の形成を促しますから、十分な運動効果が得られます。継続して訓練すれば、骨粗しょう症の予防にもなります。

昭和大学整形外科・阪本桂造教授は、1分間の開眼片足立ちを「ダイナミックフラミンゴ療法」と名づけ、長年、患者さんに指導してこられました。坂本教授によると「片足立ちを左右1分ずつ行うだけで、足の骨には小一時間歩いたのと同じくらいの負荷がかかる。骨粗しょう症や転倒による骨折防止に、たいへん適した運動だ」とのことです。

実際、1日3回、1分の片足立ちを継続して太ももの付け根の骨密度は、3カ月間で6割以上の人が上昇しました。

また、40～80歳代の女性約100人を対象に、6カ月間左右1分ずつ1日3回の片足立ちを行った組と行わなかった組とを比較してみると、片足立ちを継続していた組は、片足立ちできる時間が平均65秒に対し、行わなかった組は34秒でした。転倒回数は行わなかった組のほうが3倍以上多かったと報告されています。骨だけでなく、股関節や腰、背中周辺の筋肉も鍛えられ、股関節痛、背中や腰の痛みが改善したとの声もあるそうです。

フラミンゴ体操

時間も場所もない人のために骨を強化するフラミンゴ体操
片足1分、両足2分で 53 分間歩いたのと同じ負荷量！

足を高く上げると、太ももなどの筋肉を鍛える効果は高まりますが、バランスを崩しやすいので、高齢者は上げる足は前に一歩踏み出す感じで、５ｃｍほど床から浮かせばよいでしょう。

片足立ちを実践するさいは転倒に注意。
すべらない床の上で、最初は壁や椅子などに片手をついて行いましょう。

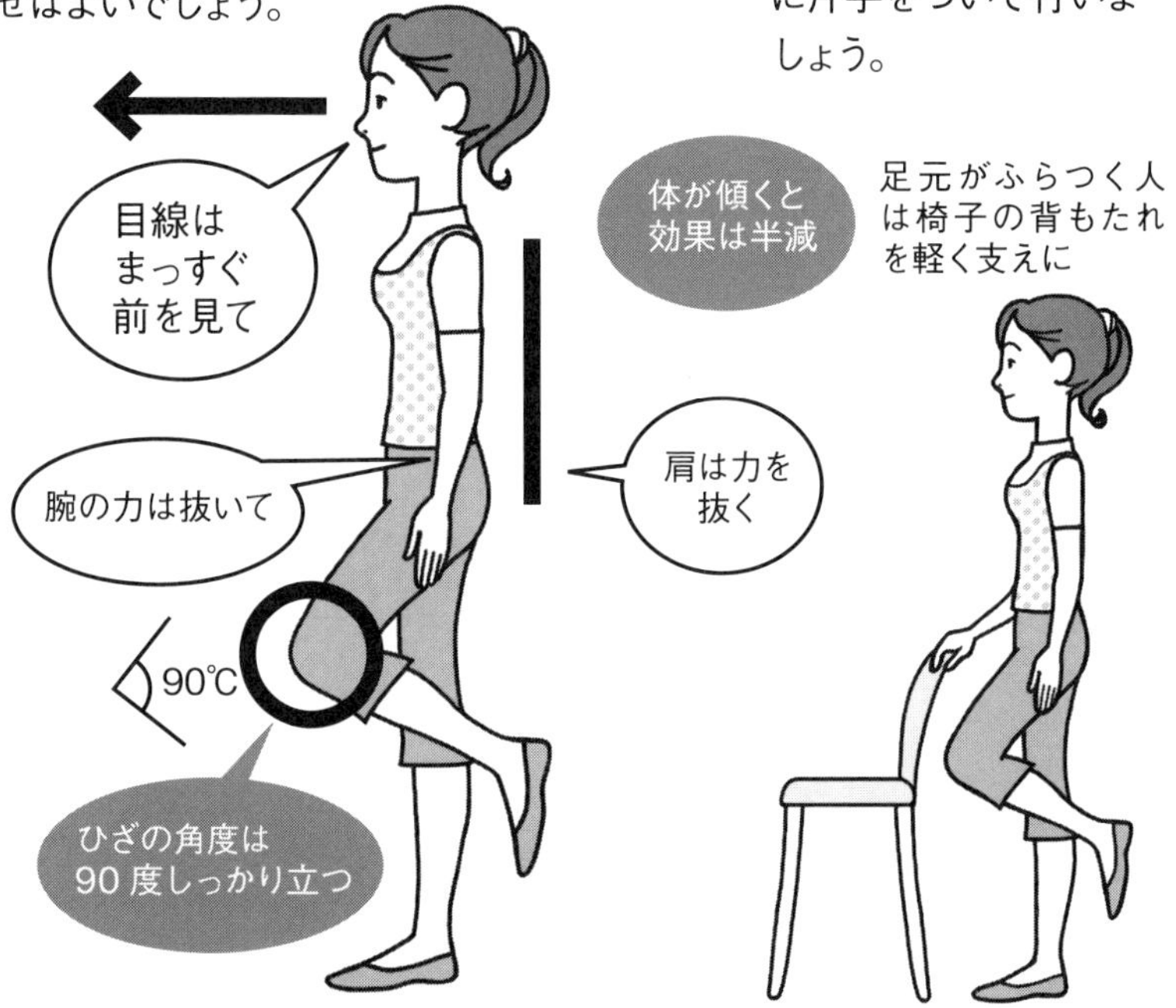
目線は
まっすぐ
前を見て
体が傾くと
効果は半減
足元がふらつく人
は椅子の背もたれ
を軽く支えに
腕の力は抜いて
肩は力を
抜く
90℃
ひざの角度は
90 度しっかり立つ

2分間

厚生労働省の長期計画「健康日本21」によれば、75歳以上で20秒以上の片足立ちができる人は現在、男性38.9％、女性21.2％しかいないそうです。同計画では、寝たきりになる高齢者の増加を防ごうと2010年までにこの数値を男性60％、女性50％以上に引き上げることを目標としています。

2、筋力強化のアイソメトリックス（1分間）

若い人たちと一緒にスポーツクラブやジムに通うのに抵抗がある人、トレーニング機器を購入しても長続きしない人におすすめしたいのが、わずかな時間で簡単に筋肉を刺激できる「アイソメトリック・トレーニング」です。

1970年代にドイツの生理学者によって確立されたトレーニング理論から生まれたトレーニング方法です。

アイソとは「等しい」、メトリックスとは「長さ」という意味ですが、等尺性収縮ともいい、筋肉の長さを変えずに力を発揮する収縮の様式で、力の持続時間が長いのでダイエットにも適しています。

アイソメトリックは、関節の位置を変えずに力が発揮できるので、満員電車の中やエコノミー症候群が問題となっている飛行機の中などスペースの限られた場所でも行えます。

ダンベルを持って屈伸させるのが従来の筋肉トレーニング方式で、コンセントリックという短縮性収縮（求心性収縮）で、筋肉が縮みながら力を発揮する収縮の様式です。

コンセントリックは運動の速さ、負荷が大きくて筋肉や腱などを傷めやすいのですが、アイソメトリックは、運動の速さを気にすることもなく、効果も大きく、しかも安全にトレーニングすることができます。

ポイントは、鍛える部分の筋肉を意識しながら押したり引いたりすることです。ひとつの動作を、7～10秒間、持てる力の60%以上を出して行ないます。筋肉は、力を入れ始めて5～6秒で最大筋力を発揮するので、さらに数秒間続けると筋力がついていきます。必ず呼吸をしながら集中して行いましょう。

1

腕、胸、背中、腹部を引き締め、上半身の筋肉の強化。

胸の前で両手の指をかぎ形に組んで力を入れて左右に引きます。
このとき、腕は必ずまっすぐにするのがコツです。

どこの筋肉を鍛えているのかを意識することでより筋力のアップが効果的にできます。

短い時間でも筋肉とのコミュニケーションタイムを楽しみましょう。

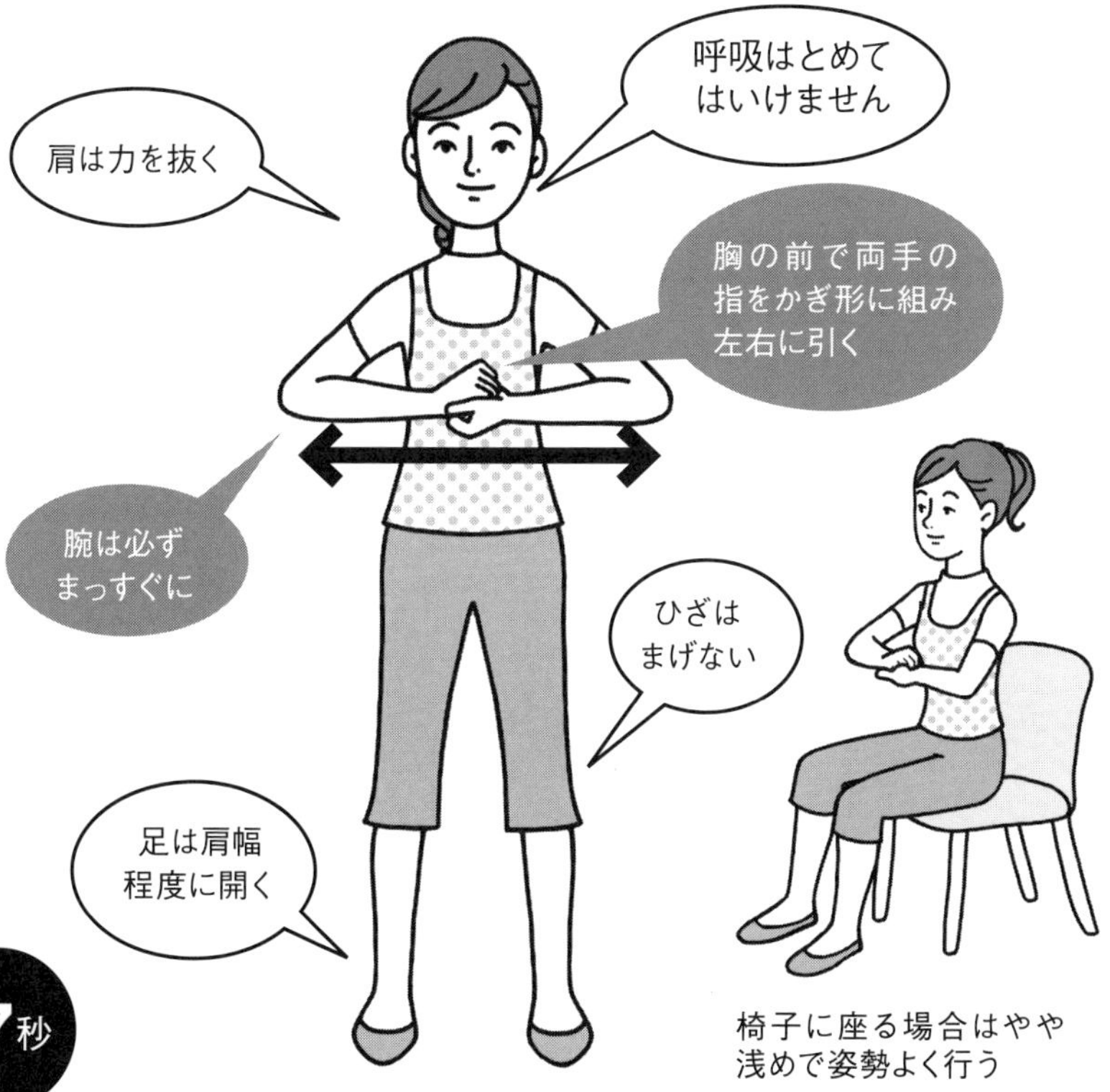
呼吸はとめて
はいけません
肩は力を抜く
胸の前で両手の
指をかぎ形に組み
左右に引く
腕は必ず
まっすぐに
ひざは
まげない
足は肩幅
程度に開く
椅子に座る場合はやや
浅めで姿勢よく行う

7秒

2

頸、背筋、腹部の引き締め効果

後頭部で両手の指をかぎ形に組んで力を入れ左右に引きます。

体が前に倒れないよう、顔が下を向かないように姿勢を正します。

このあとの3種類の運動（3、4、5）は同じ姿勢で行います。

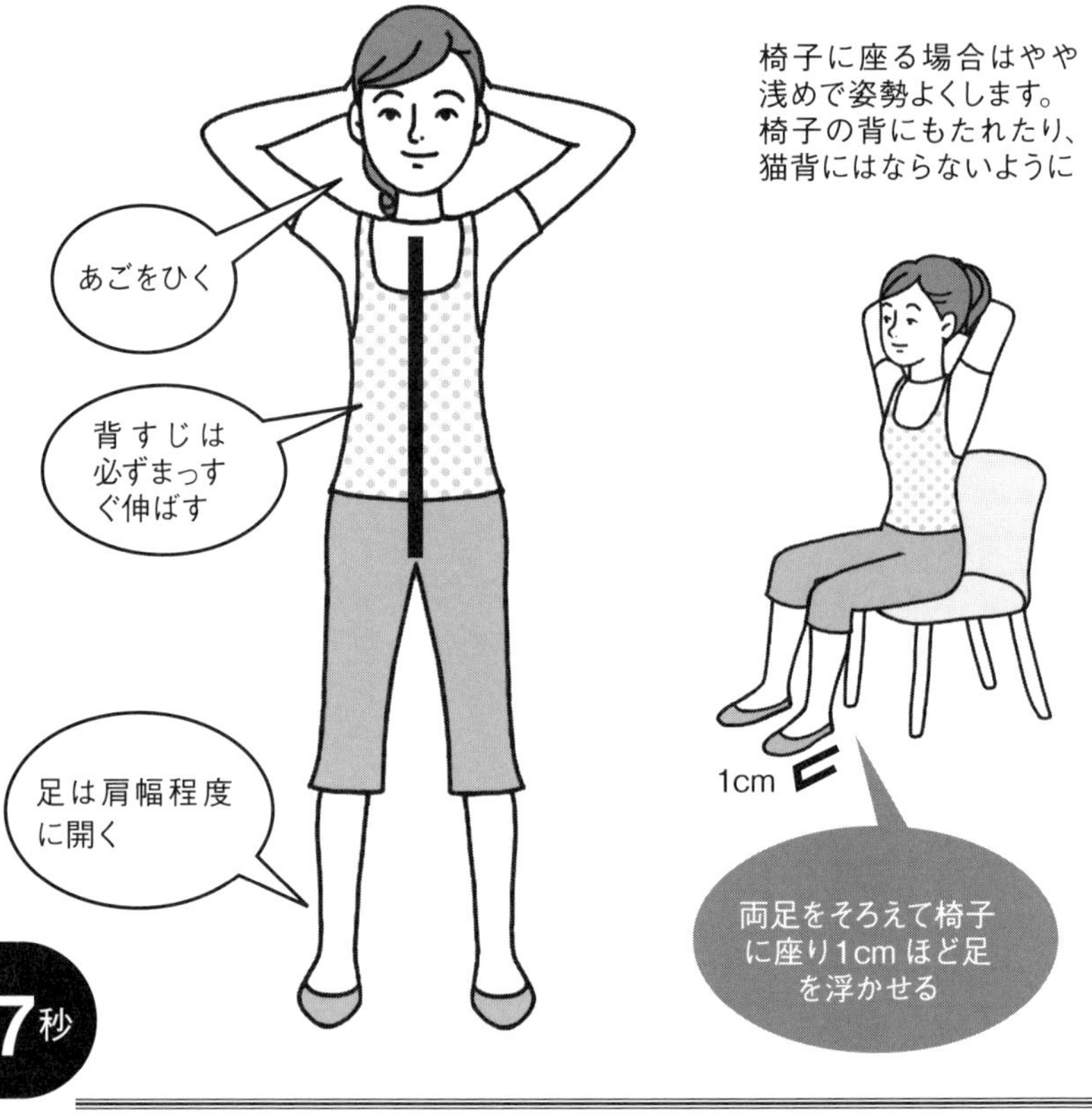

あごをひく
背すじは必ずまっすぐ伸ばす
足は肩幅程度に開く
椅子に座る場合はやや浅めで姿勢よくします。椅子の背にもたれたり、猫背にはならないように
1cm
両足をそろえて椅子に座り1cmほど足を浮かせる

7秒

3

腹部を鍛えウエストの引き締め効果

後頭部で両手の指をかぎ形に組んで立ったまま腹部に力をいれます。

どこの筋肉を鍛えているのかを意識することでより筋力のアップが効果的にできます。

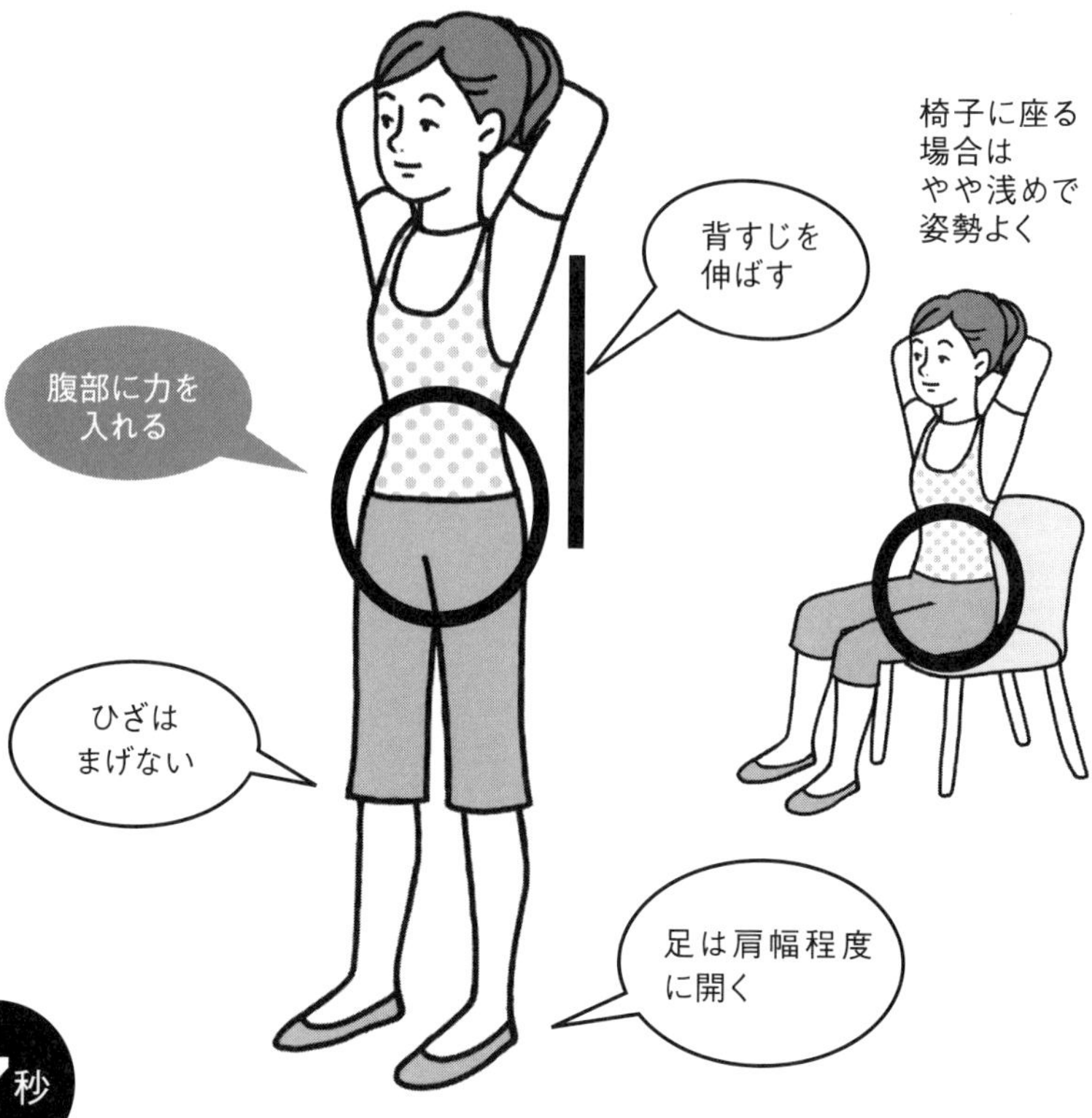
椅子に座る
場合は
やや浅めで
姿勢よく
背すじを
伸ばす
腹部に力を
入れる
ひざは
まげない
足は肩幅程度
に開く

7秒

4

腹部、大もも、下肢の筋肉を鍛えウエスト、ヒップ、ふくらはぎの引き締め効果

後頭部で両手の指をかぎ形に組んで立ったまま両下肢に力を入れます。

椅子に座る場合

浅めに椅子に座り、片方の足首を両手で抱え体に引きよせるよう力を入れ足は両手を押し出すように力を入れます。

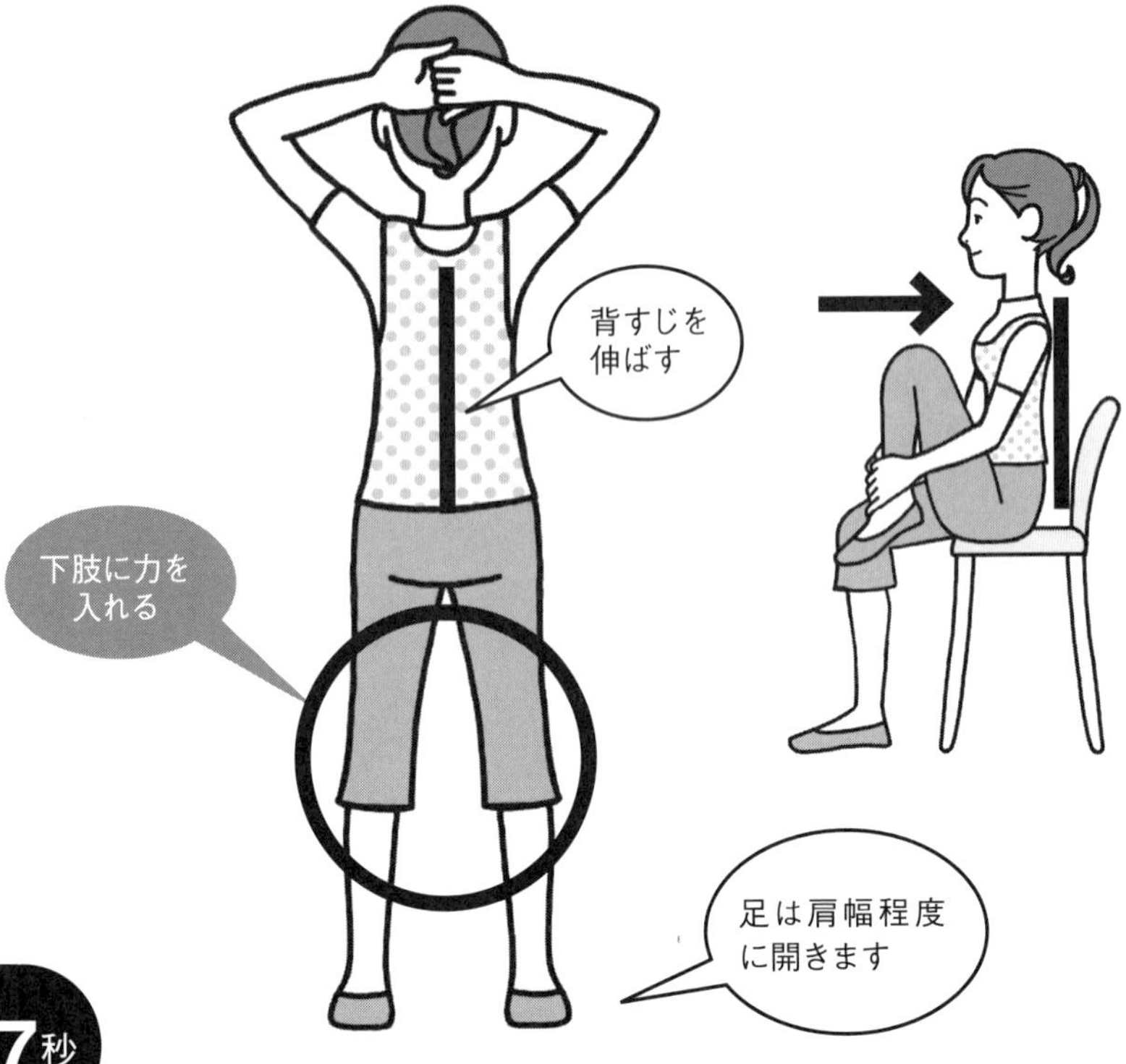
背すじを伸ばす
下肢に力を入れる
足は肩幅程度に開きます

7秒

5

太もも、ヒップを引き締め、下半身全体の筋力を強化

両腕を頭の後ろで組んで立ちます。背すじを伸ばし胸を張ったまま胸を張り、息を吸いながらひざをまげていきます。きついと感じる少し前の所でしばらく静止。息を吐きながらゆっくりとひざを伸ばし立ちあがります。

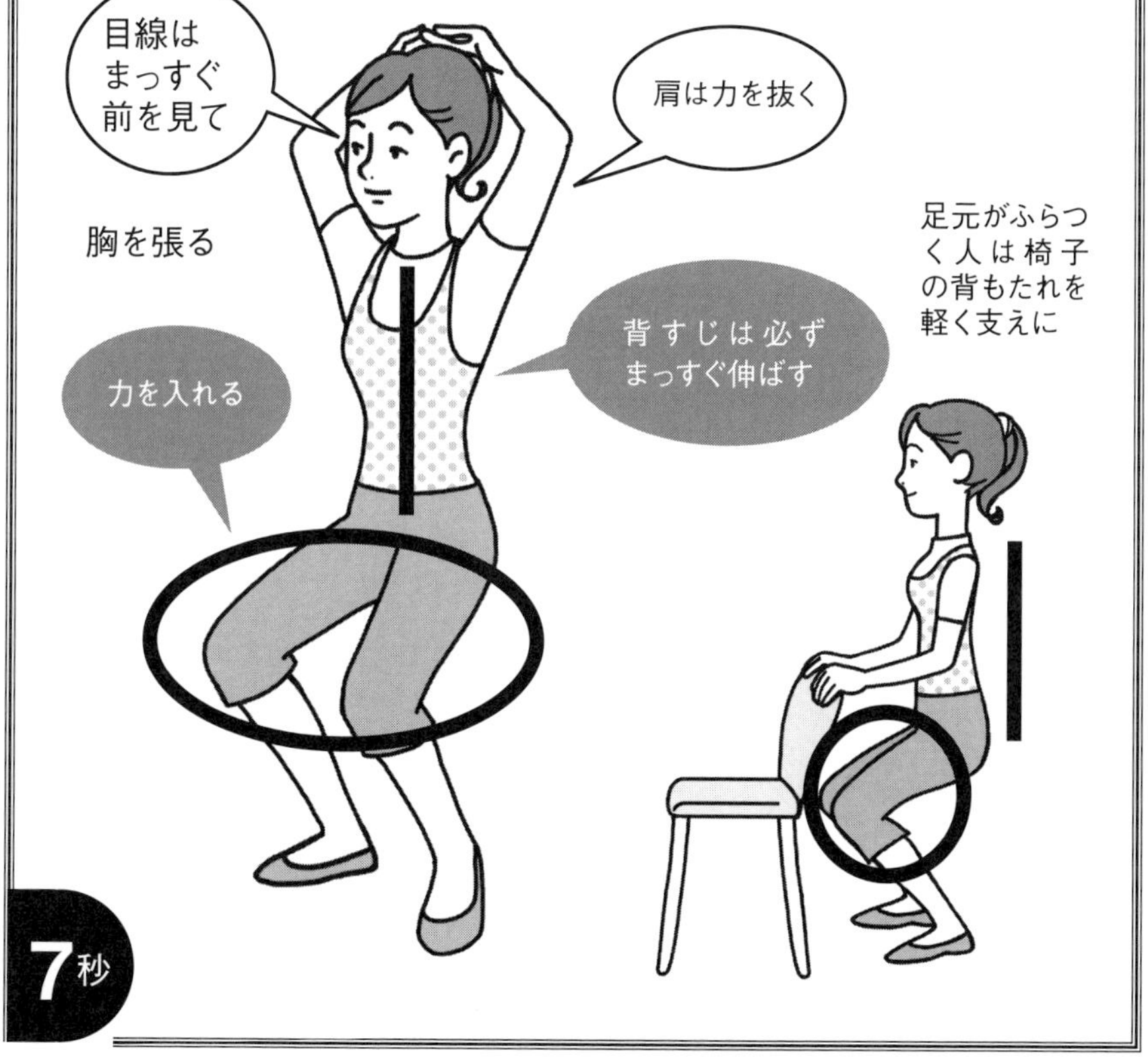
目線は
まっすぐ
前を見て
肩は力を抜く
胸を張る
背すじは必ず
まっすぐ伸ばす
力を入れる
足元がふらつく人は椅子の背もたれを軽く支えに
7秒

6

下肢の筋肉を引き締め

直立した姿勢で、つまさき立ちをして力を入れたまま姿勢を保ちます。足の裏からの血流がよくなり、ふくらはぎのむくみ解消にも効果的です。

鼻から息を吸って口から吐く、力を入れる前の段階、筋肉が伸びているときに息を吸い、力を入れて筋肉が縮んだときに息を吐きます。

鼻から吸って
口から吐く
背すじは必ずまっすぐ伸ばす
下肢に力を入れる
かかとをあげ、つま先立ちをする

足元がふらつくと効果が出にくいため椅子の背もたれなどを活用

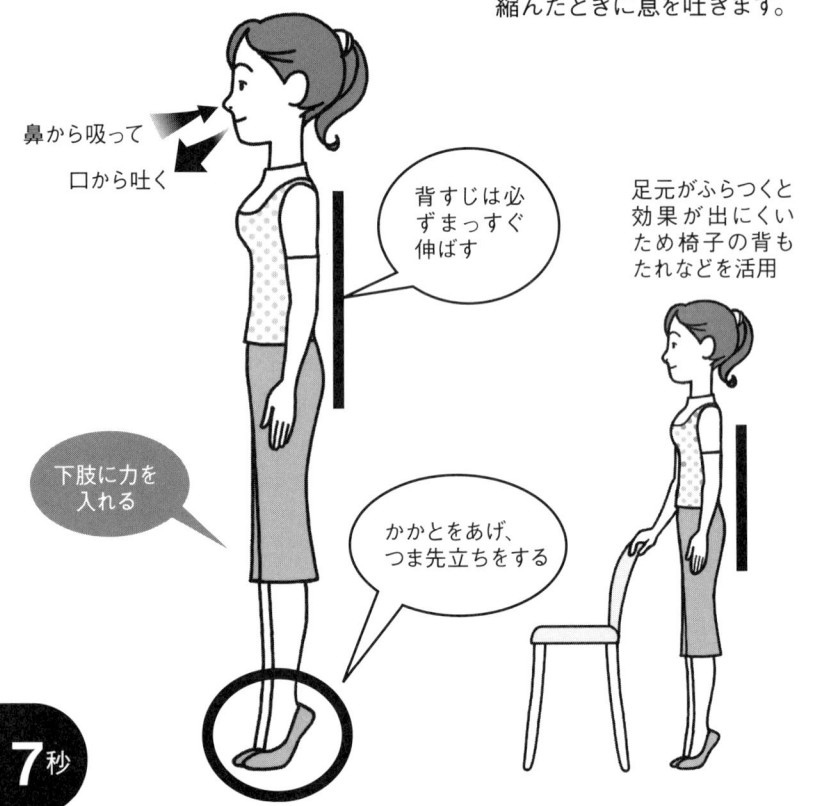

7秒

■下半身の筋肉の低下は病気の原因

高血圧になる人の原因の多くは、足腰の筋肉がそげ落ちて筋肉に沿って走っていた毛細血管を流れる血液が行き場を失い、上半身へと集まったためです。

スクワットは下半身を鍛え、毛細血管をふやし、全身の血行を促進し、上半身にたまり過ぎた血液を下半身に循環させる運動です。

息を吸いながらゆっくりしゃがみ、吐きながらゆっくり立ちあがります。５～10回を１セット、１分の休みを入れ、５セットを繰り返します。無理をして筋肉痛に悩まされないように気を付けましょう。

スクワット

「下半身運動の王様」とも呼ばれる基本運動です。しゃがむという意味を持つスクワットは、上半身は伸ばしたままひざを屈伸させて行います。

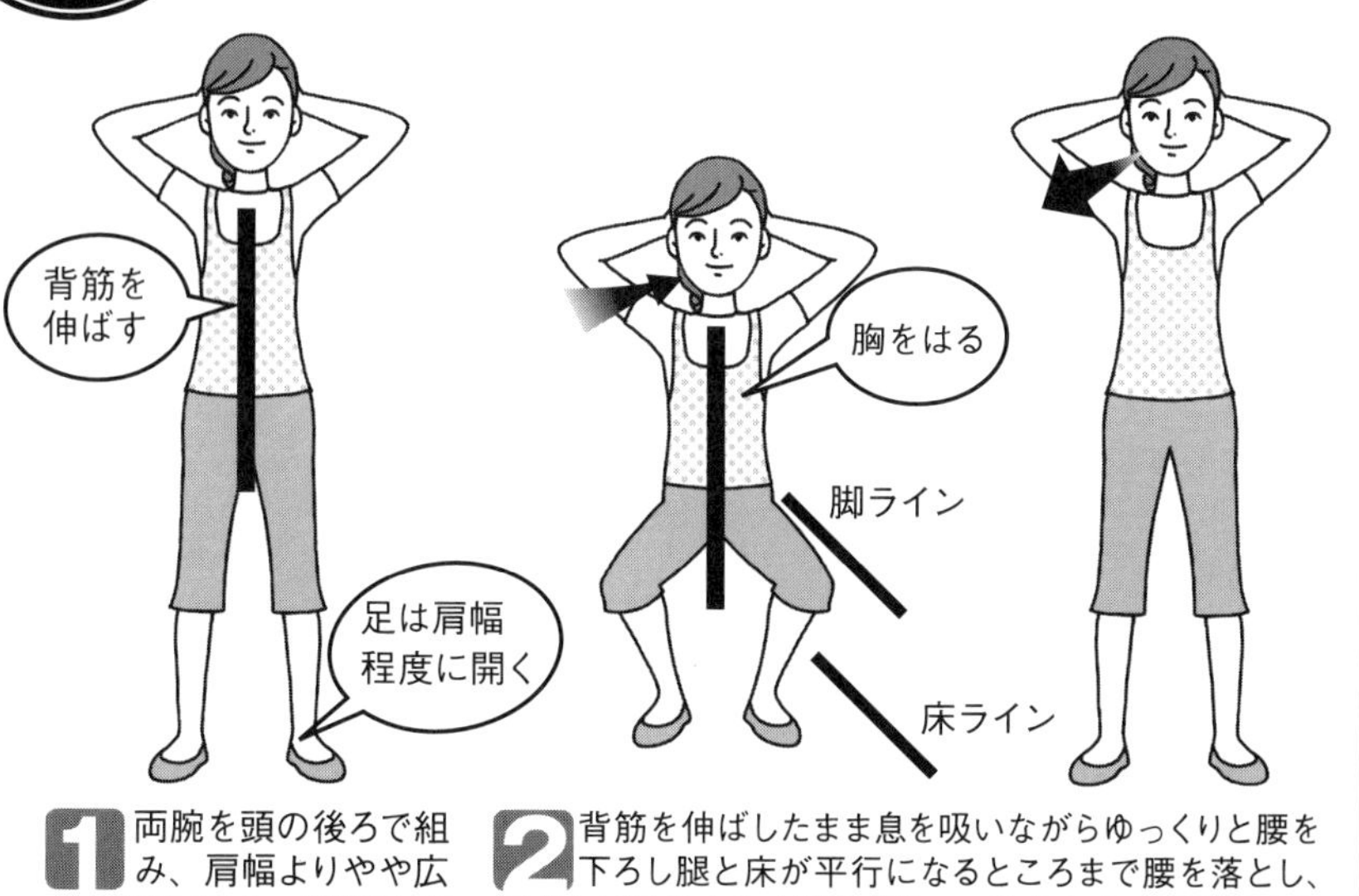

背筋を伸ばす
足は肩幅程度に開く
胸をはる
脚ライン
床ライン

1 両腕を頭の後ろで組み、肩幅よりやや広めに足を開き、背筋は真直ぐに伸ばします。

2 背筋を伸ばしたまま息を吸いながらゆっくりと腰を下ろし腿と床が平行になるところまで腰を落とし、できればそのまま１秒程度キープしたのち、息を吐きながらひざと背筋を伸ばし、腰を上げ立ち上がります。

福田 稔

バランスをととのえる乾布摩擦の刺激

■体全体の免疫力を高めて病気予防

乾布摩擦《かんぷまさつ》はその名の通り、直接体を乾いたタオルなどでこする健康法です。昔は風邪の予防に幼稚園や保育園でも励行していた方法で、誰でもできるすばらしい健康法です。

乾布摩擦をすることで皮膚の体温調節機能が強められ、皮膚の血行が良くなり、全身の循環機能が刺激されます。また、裸になることによって必然的に外気浴をすることになり、寒冷に対する皮膚の抵抗力をふやすことにもなります。

特別な器具は使いませんが、絹製品を用いると良いでしょう。絹は、皮膚に一番近い繊維で、タンパク質のアミノ酸を含んでいます。そのアミノ酸の中には肌をしっとりと保つ成分が含まれ、毛穴の奥の老廃物を取り除く効果があるのでつるつるにしてくれます。中には刺激が多いたわしを使う人もいます。

摩擦は、痛いくらいに刺激を与えて行うことがコツです。刺激が自律神経の偏りに影響を与えて、そのバランスをもとに戻すようにはたらきます。主に呼吸器疾患の予防に効果があると思われがちですが、交感神経過多に傾いている人には血管を弛緩させ血流を良くします。副交感神経に傾いている人にはその逆に血管を収縮させ血流を調整します。

乾布摩擦の刺激には、ツボにある枝分かれした感覚神経同士に刺激が伝わり、さらに、その神経から枝分かれしている神経にも刺激が伝わっていく軸索反射や全身の汗腺から汗を発汗させる体性・内臓反射がかかわってています（鍼灸治療の効果のひとつ）。

初めは優しく、徐々に刺激を与えて、いつの時間でも室内でいいので、まずは20分を目標に体全体をこすってみましょう。

私は、朝起きて軽く体操をすると同時に乾布摩擦を毎日励行しています。


毎日、乾布摩擦をしているグループと、乾布摩擦をしていないグループとを比較すると、乾布摩擦をしているグループでは風邪をひく率や湿疹などになる率が明らかに少ないことや、気管支ぜんそくの子どもでの比較調査では、乾布摩擦をしたグループでは明らかに発作の出る率が少なかったという報告があります。

乳幼児の場合は、1回に数分くらい手や柔らかい布を使って手足・胸・背中などを、幼児は上半身を裸にして乾いた布で全身をこすりましょう。小学生以上は、朝の起床時や夜の入浴前に裸になったときに、胸・背中・おなかなどを乾布摩擦するよう教えましょう。

皮膚が清潔で美しくなるだけでなく、自分の腕を動かすエネルギーの消費もあるので、体脂肪が減り、体の引き締め効果も期待できます。中高年の人には、体全体の抵抗力を高め病気予防におすすめです。

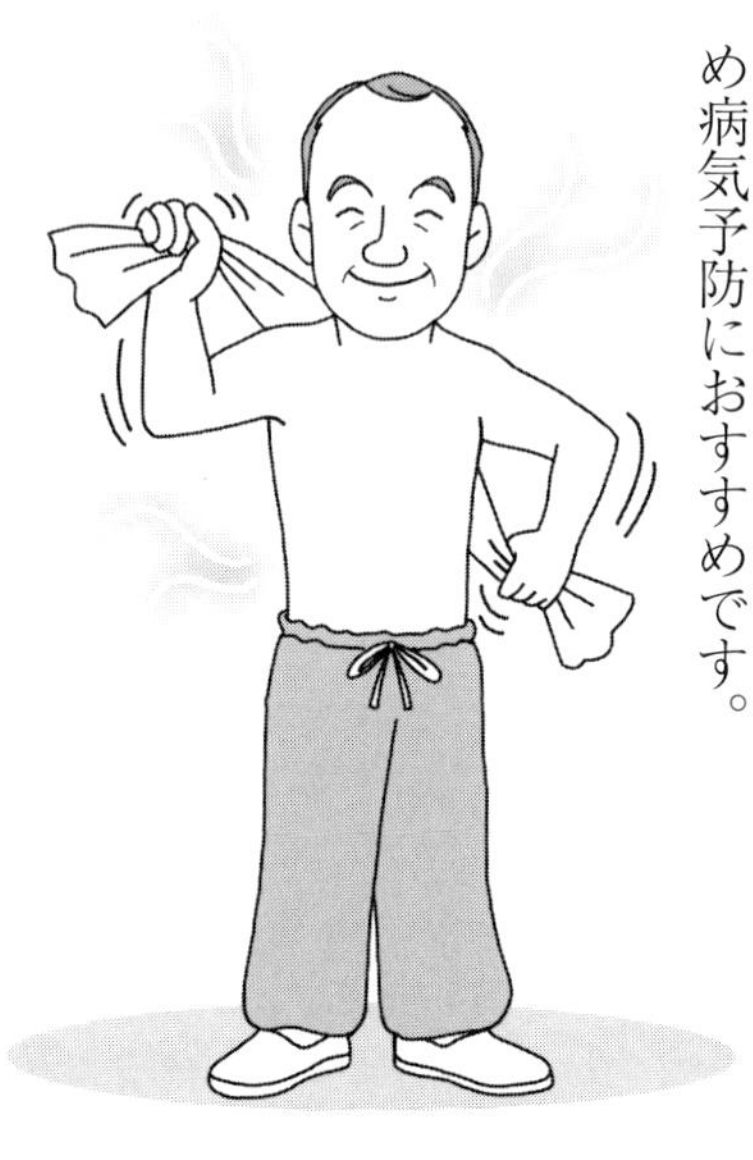

福田稔　1日2分、家庭でできる爪もみ療法

■5本指への刺激が白血球バランスを整える

爪の生え際は、神経繊維が密集していて感受性の高い部分です。爪もみを毎日継続することで、交感神経に傾いた自律神経のはたらきを副交感神経に傾かせ、リンパ球をふやして免疫力回復を促します。

病気を治すために大事なことは、自分で継続することです。病気を抱えている方や未病の方も、血液検査（白血球分画検査）を行いながら実践すると健康管理ができます。

爪もみで刺激する場所は、両手の指すべてです。それぞれの指の爪の生え際は、内臓や神経に対応しています。病気の症状に対応する爪の生え際を刺激すると、副交感神経に反射していろいろな変化を起こしていきます。

爪の生え際からの刺激によって内臓や内分泌系に働き、血流を良くし免疫力のバランスをととのえます。

爪もみを考案した当初は、多くの病気は交感神経の過度の緊張によるものと考え、交感神経を刺激すると考えられている薬指だけは刺激をしないようにと指導していました。

その後の研究によって（新潟大学大学院医学部免疫学教室渡邊まゆみ先生）、交感神経が優位な人も副交感神経が優位な人も5本指すべてを刺激した方が白血球のバランスがととのえやすくなることがわかりました。

研究では、爪もみをボランティアの方に4週間行ってもらい白血球のデータを調べてみ

ました。爪もみを、薬指を除く4本指だけを刺激したグループ、薬指だけを刺激したグループ、5本指すべてに刺激をするグループに分かれてその有効性を検討してみました。

その結果は、薬指だけの刺激ではリンパ球の割合、数が共に減少し、免疫力が低下しています。4本指を刺激したグループではリンパ球の割合、数は増加し、免疫力は高まりましたが、一部にリンパ球が45％を超えた人がいました。

5本指の刺激ではリンパ球の割合は低下しましたが、高すぎたリンパ球の数値が正常範囲内におさまっています。爪もみが白血球のバランスを整え、白血球とリンパ球の数も大幅にふえていました。

というわけで、5本指全部で行うほうがより効果的だと思っています。

■ 爪もみのデータ

	薬指を除く4本の指への刺激（9例）	薬指への刺激（10例）	5本指への刺激（12例）
白血球数（個/mm³）	5500→5900	5600→6200	4444→6515
顆粒球（%）	54.5→52.1	51.9→58.9	55.5→57.9
リンパ球（%）	35.7→39.5	37.3→32.9	42.8→39.8
リンパ球数（個/mm³）	1963→2330	2089→2040	1920→2579

5本指全部の刺激が白血球バランスをととのえやすくします。効果を上げるには、自分で病気を治すという自覚を持って行うこと、毎日忘れずに継続して行うことです。急激な変化がすぐに起こるわけではありませんが、着実な効果を上げています。

気を徹す、つむじ押しで短期回復

福田 稔

全身に気を通すポイントはつむじ

頭寒足熱を自分の身をもって実感できたことが原動力となり、新たなる治療法の研究が始まりました。多くの患者さんは頭部がうっ血していて、うっ血状態の頭を正常な血流状態にし、さらに冷えた足を温かくする頭寒足熱の必要性が高いようでした。

そこで、うっ血をとるために百会《ひゃくえ》から手足の先までを治療してみると、うっ血がとれやすくなることがわかりました。これをきっかけに発見したのがつむじです。

百会の周辺を放射状に探っていくと直径1センチメートル《センチメートル》弱の大きなくぼみ、つむじに行きあたります。その場所から放射状に線をたどると、これまで気の通り道として重視してきたポイント、こめかみなどにもつながります。

患者さんの頭を押してみても、圧通を感じるのは百会ではなくつむじでした。

治療のポイントをつむじに変えると、以前とは比べ物にならないほど早期に病気が好転するようになりました。

つむじ押しは、つむじを起点に後頭部や首に向かって伸びる6本のラインを指で押して刺激する健康法です。6本のライン上で特に痛みを感じる個所を集中的に押すことです。

頭皮を頭頂部から前後左右に指で探り、直径1センチメートル《センチメートル》前後の大きなくぼみがみつかれば、そこがつむじです。複数見つかる人は、触って一番大きいくぼみ、ギューと押さえて一番痛みを感じるくぼみをつむじと考えます。

　AからCのラインを上から下に向かい少しずつ位置をずらしながら2セット刺激します。特に痛みを感じる所は血液が滞留している所なので念入りに5回ほど集中的に押してください。指でギューと押しても、もみほぐすように押してもかまいません。

　つむじ押しは血流が良くなり頭がすっきりしますが、頭部に滞留していた血液が首や肩で停滞し痛みやコリが出てくることがあります。首や肩をまわしたり乾布摩擦を行ったりして、首や肩で停滞している血液を下に向かって流しましょう。

■ つむじ押しのやり方

つむじに相当するのは、頭部にある直径1cm弱の大きなくぼみ。位置は人によって異なるため、指先で頭皮を頭頂部から前後、左右、触って探します。

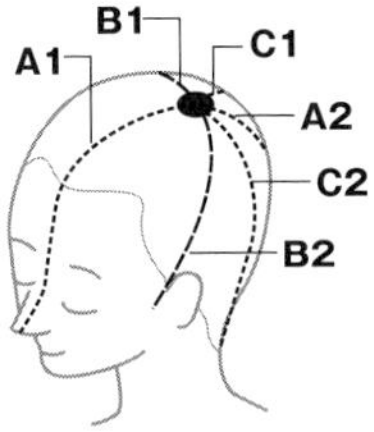

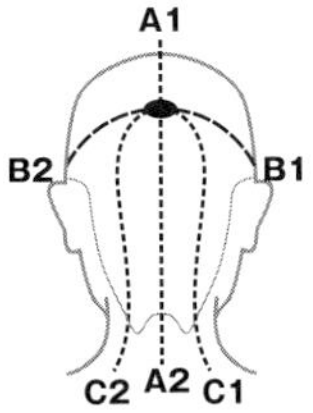

1

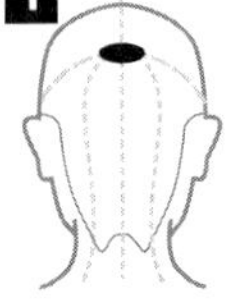

つむじに両手の人差し指、中指の腹を当て1.2.3...とリズミカルに気持ちよいと感じる強さで20回押す。

2

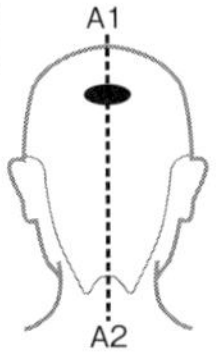

A1:つむじから髪の生え際の中心、眉間、鼻筋、唇の中心部を通って、あごの付け根まで
A2:つむじから後頭部の中央を下がり、首の付け根にあるグルグリした骨の下まで

3

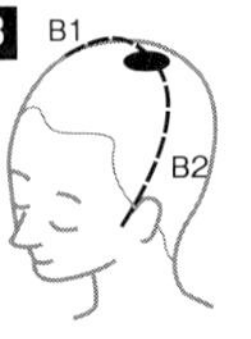

B1:つむじから顔面の右方向に下がり、右こめかみを通って顎関節の付け根まで
B2:つむじから顔面の左方向に下がり、左こめかみを通って顎関節の付け根まで

4

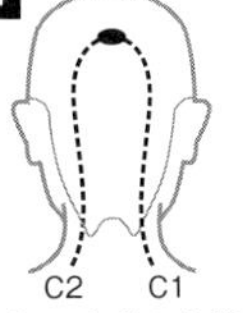

C1:つむじから後頭部の右くぼみの中心を通り、首の付け根まで
C2:つむじから後頭部の左くぼみの中心を通り、首の付け根まで

つむじ押しは片手でもできるので、A1とA2を両手で、B1は右手で、B2は左手で、C1は右手で、C2は左手で、同時に刺激するとよいでしょう。

福田 稔

誰でもできる仙骨の幸せゾーン療法

■入浴後、就寝前にマッサージ

仙人穴は、神聖なる部分で素人が触れるべき所ではありません。

しかし、仙骨の背中の側なら、誰でもが安全にマッサージでき、健康法になる場所です。家庭でも簡単に取り組んでいただけるやさしい方法を紹介しましょう。

腰からお尻にかけての仙骨の上をこすり下げるだけでも、血流の流れが良くなり心身の健康をサポートできるはずです。

入浴後の就寝前に、パジャマに着替えて行うとよりリラックスできます。

夜は副交感神経優位の状態であり、仙骨の位置とほぼ重なっている幸せゾーンを動かしているだけでも眠りに入りやすくなります。

幸せゾーンのマッサージによって「精力がついた」「朝立ちが復活した」「肌がきれいになった」などの若返り効果も寄せられています。

マッサージの方法はいたって簡単です。

マッサージは、親指と小指を除いた3本の指の腹で骨盤から尾てい骨に向かって乾布摩擦の要領で刺激します。

細かい位置は気にしなくても大丈夫です。また、刺激は両手で行っても片手でもかまいません。

お尻の割れ目の始まる部分が、仙骨と腰椎骨の接続部分あたりです。お尻の割れ目から尾てい骨の上までは、出っ張った骨の両脇に沿って、骨の周りに滞留した血流をこすり下げて流すようにするのがポイントです。
　こすり下げている途中に、指がぶつぶつとしている、しこりに触るようなことがあれば、丁寧に丁寧にこすってしこりをほぐしましょう。

　1日1回就寝前に、この幸せゾーン刺激を5回繰り返せば、お尻から幸せがわき上がってくるのです。ご夫婦でマッサージを行うとコミュニケーションもとれ、より健康もましてくることでしょう。

■ 仙骨の幸せゾーンマッサージ

幸せゾーンの位置

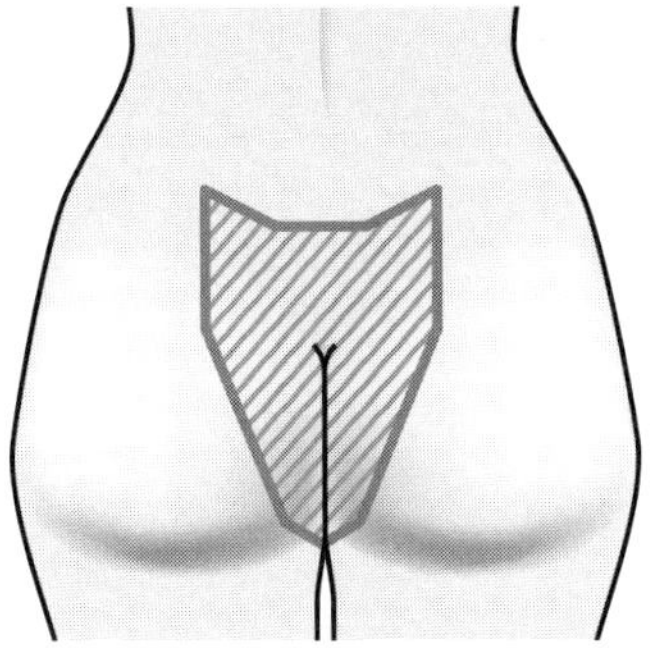

幸せゾーンの位置は、仙骨とほぼ重なります。

幸せゾーンマッサージのやり方

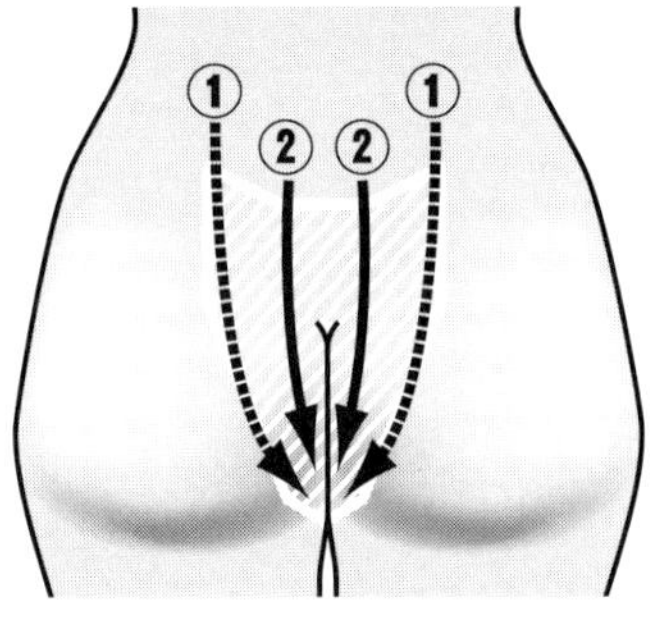

① 骨盤の最も高いところから、尾てい骨の両わきまで
② お尻の割れ目のあたりから、尾てい骨の両わきまで

人さし指、中指、薬指の腹をそろえ、上下に細かく動かしながら、こすり下げるのを 5 回繰り返します。1日1回、お風呂上りに、パジャマなどの軽装で行いましょう。※細かい位置は気にしません。

福田 稔

血流を回復する、ふくらはぎマッサージ

■ふくらはぎは第2の心臓

ふくらはぎマッサージとの出合いは、平成13年、私が脳梗塞《こうそく》を起こし狭心症の手術をする前でした。石川洋一先生（故人）から初めてふくらはぎマッサージを受けたときには絶叫するほどの痛みでした。わずか1回受けただけでしたが、今になってみれば、爪もみとふくらはぎマッサージがあれば、狭心症の手術はしなくても良かったのではと思えるほどすばらしい健康法です。

石川先生は、腕に入れた点滴がスムーズに落ちていかなかったとき、偶然にふくらはぎを刺激して落ち始めたことを観察され、以来、ふくらはぎの重要性に注目され、ふくらはぎ健康法を指導されてきました。

足の中でもより、ふくらはぎを血液循環に最も大切な器官と位置づけ、「第2の心臓」と定義され、その治療効果を証明されてきました。これはエコノミー症候群にも非常に効果的なマッサージで、私は、治療に取り入れ患者さんにすすめています。

血液は心臓というポンプによって体の中を循環しています。心臓は酸素や栄養素を運ぶ血液を動脈内に送り出し、静脈の周辺の筋肉が収縮と弛緩を繰り返して圧力をかけ、二酸化炭素や老廃物を運ぶ血液を心臓に戻しています。心臓から遠い足の方に下りた血液が、心臓にまでたどりつくには、ふくらはぎの筋肉が大事なポイントになります。

もっぱら血液の流れが滞りやすい静脈で、特に太ももから下のふくらはぎは最も滞る部分です。そのため、ふくらはぎはむくみやすく一日のなかでも簡単に太さが変動し、リンパの流れが滞ります。

重点的に行えば特に血液や体液、リンパの循環の正常化にはとても効果的で体全体の血液循環が良くなります。ふくらはぎマッサージによって心臓病から高血圧、ぜんそく、冷え性、不眠まで改善に向かいます。なお、リンパの流れる方向、下から上へ、足首から太もも方向にマッサージすることが大事です。

■ ふくらはぎでわかる健康状態

ポイントは温度、硬度、弾力性

健康な人	つきたてのおもちのように温かくて柔らかい。弾力性に富む。
病気の人	パンパンに硬い。ひんやり冷たい。内部に芯のようなしこりがある。柔らかすぎて弾力がない。
肩こり・頭痛	ふくらはぎが硬い。
高血圧	熱くて硬い。全体的に硬くしまっている。鰹節のよう。
心臓病	硬くてはりがなく冷たい。押しても抵抗感がない。
胃腸の悪い人	硬くてパンパンに張っている。（おなかも冷たく硬く、触ると痛がる）
肝臓の悪い人	柔らかくてまったく抵抗感がない。
急性炎症、風邪	熱くて硬くない。
冷え性、婦人病	冷たくて硬い。
自律神経失調症	冷たくて硬い。
糖尿病	冷たくて柔らかい。
腎臓病	冷たくて柔らかくて、弾力性がない。

心臓や血管、循環器系の病気（高血圧、狭心症、不整脈、心筋梗塞など）にはふくらはぎマッサージの効果はいかんなく発揮されます。ただし、足の関節やふくらはぎに炎症を起こしている場合（ねんざ、肉離れ、関節炎、静脈炎など）足の骨折から1年以内、高熱があるとき、血栓ができやすい手術後は避けます。ただし、脳梗塞、心筋梗塞の直後は積極的に行いましょう。アトピー性皮膚炎にもおすすめです。入浴後や寝る前にするのがいいでしょう。

『万病に効く ふくらはぎマッサージ』石川洋一著（マキノ出版）より

■ 床に座って行うふくらはぎマッサージ

床に座り、ふくらはぎの下に手をまわし、下から上に血液を押し流すように強くもみます。
（足首からふくらはぎに向かって、押しては離すを繰り返しながらもみ上げていきます）

その後、太ももを両手で下から血液を押し流すようにもみ上げます。
（太ももは両手で付け根に向かってゆっくりもみ上げていきます）

左右の足それぞれ5回ずつ強くゆっくりと、押しては離すを繰り返しもみ上げていきます。

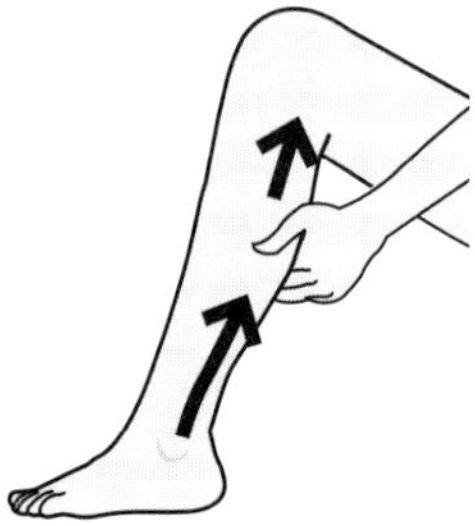

1 ふくらはぎの内側の筋肉を渓部からしっかりつまみ、ゆっくりもみ上げていく

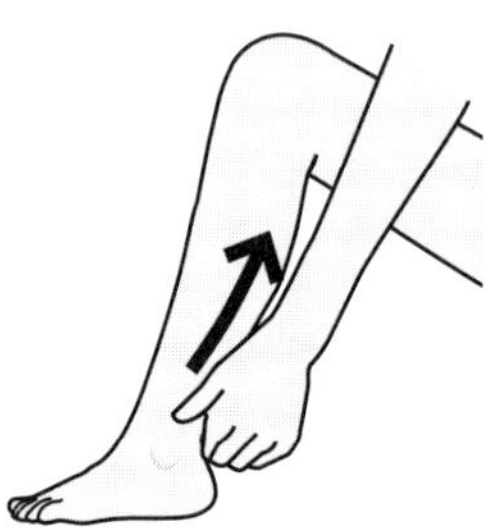

2 アキレス腱をつまむように４～５回もむ。そのままふくらはぎの真ん中をもみ上げていく

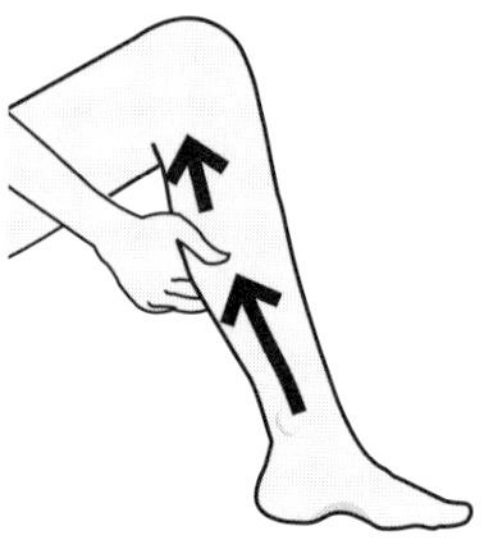

3 外くるぶしに手のひらを当てふくらはぎの外側の筋肉をもみ上げていく

■ 症状に対応するふくらはぎの部位

外　側

頭痛、肩こり、腰痛、めまい、耳鳴り、首痛、助間神経痛、ひざ痛など

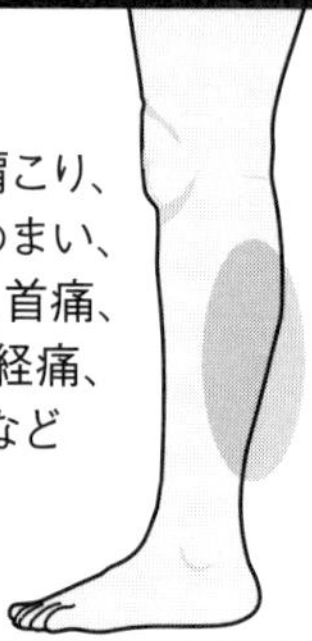

アキレス腱～中央

動悸、息切れ、頭痛、不眠、イライラ、座骨神経痛、腰痛、むくみ、膀胱炎など

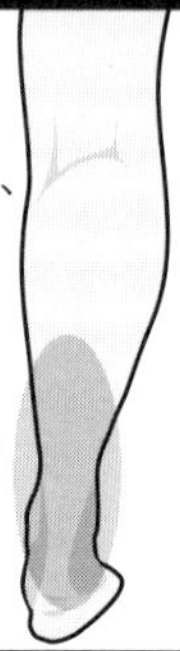

内　側

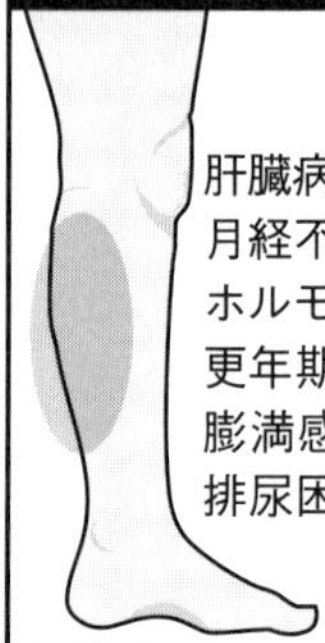

肝臓病、冷え性、月経不順、ホルモンの失調、更年期障害、膨満感、便秘、排尿困難など

マッサージの刺激は内側、真ん中、外側の３つに分けて行います。
ふくらはぎは気のエネルギーが集まる所でもあります。基本は気持ちいい痛さです。

ふくらはぎ

椅子に座って行う、簡単マッサージ

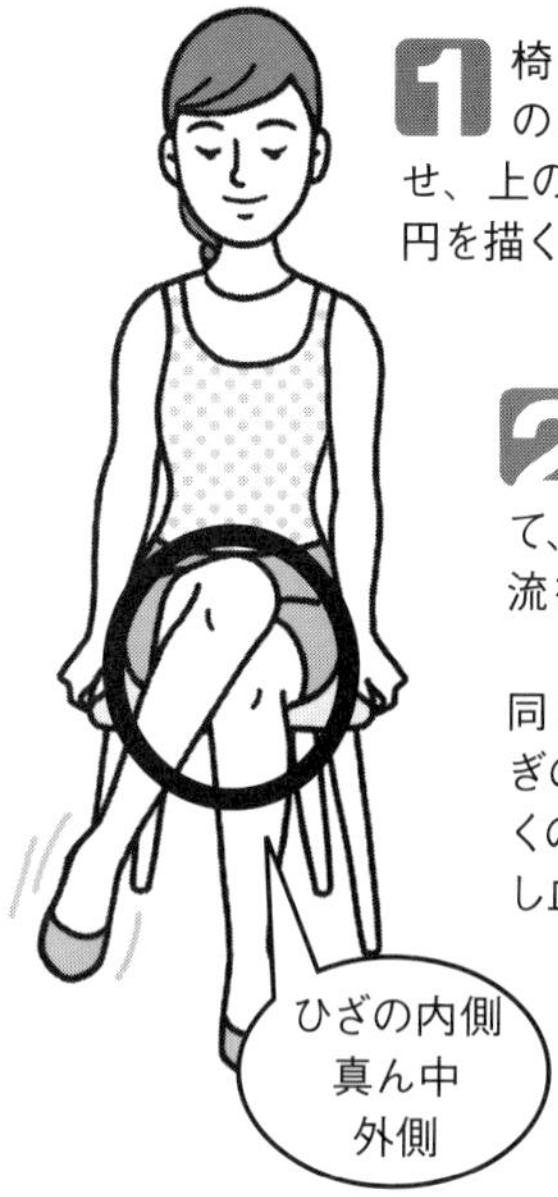

1 椅子に座り、足を組む形をとります。上の足のふくらはぎの内側を下の足のひざに軽くのせ、上の足を上下に動かし血流を促します。足首で円を描くようにまわすともっと効果的です。

2 上の足のふくらはぎの真ん中に下の足のひざをあて、上の足を上下に動かし血流を促します。

同じように上の足のふくらはぎの外側を下の足のひざに軽くのせ、上の足を上下に動かし血流を促します。

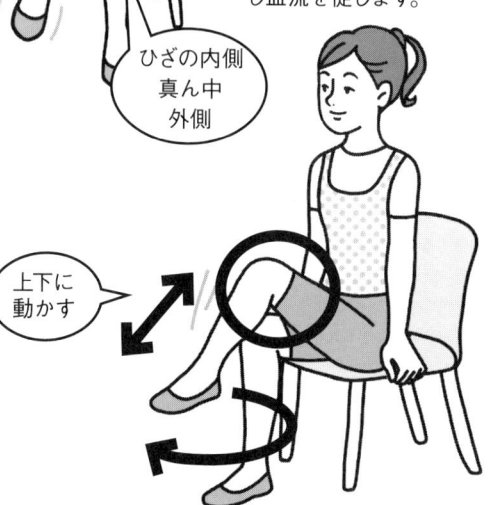

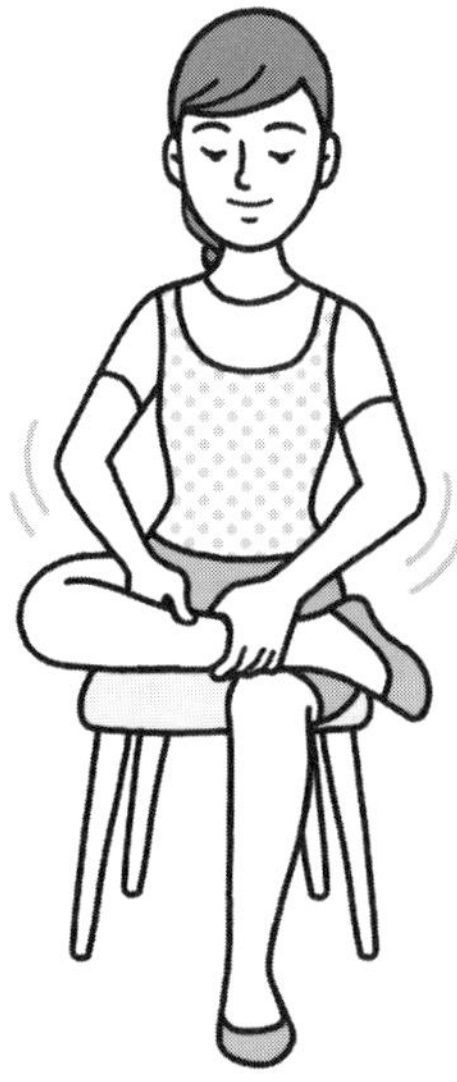

3 上の足をあぐらの形にし、両手で、アキレス腱から足首からふくらはぎにかけてつまんで揉みほぐします。

仰向けに寝て行うのも簡単な方法です。

歯の形と食事のあり方

人間の本来の食事は穀物中心、肉の多食は、食い違いとなり病気の原因になりかねません。

健康をつくる食生活は歯の状態や体の状態が教えてくれます。動物の食性は、歯の形で規定されています。牛やキリンは平たい歯を持ち食べるのは植物だけです。ライオンや虎は肉食用の尖った歯だけを持ち肉食動物です。

人間の歯の状態は32本、そのうちわけは、左図になります。

肉食の習慣は、気候が寒く農作物がうまく育たないため狩猟に頼っていたヨーロッパで始まりました。その結果、ヨーロッパ人は酸性で腐敗しやすい肉を速く排泄するために腸が短くなり、それを納める胴も短くなったため脚が長くなりました。

日本人の胴長短足は、農作物が豊かで肉食の必要性がなかったからです。欧米型の食生活をとりいれた「食い違い」も生活習慣病がふえ始めた原因です。

■ 歯の構成

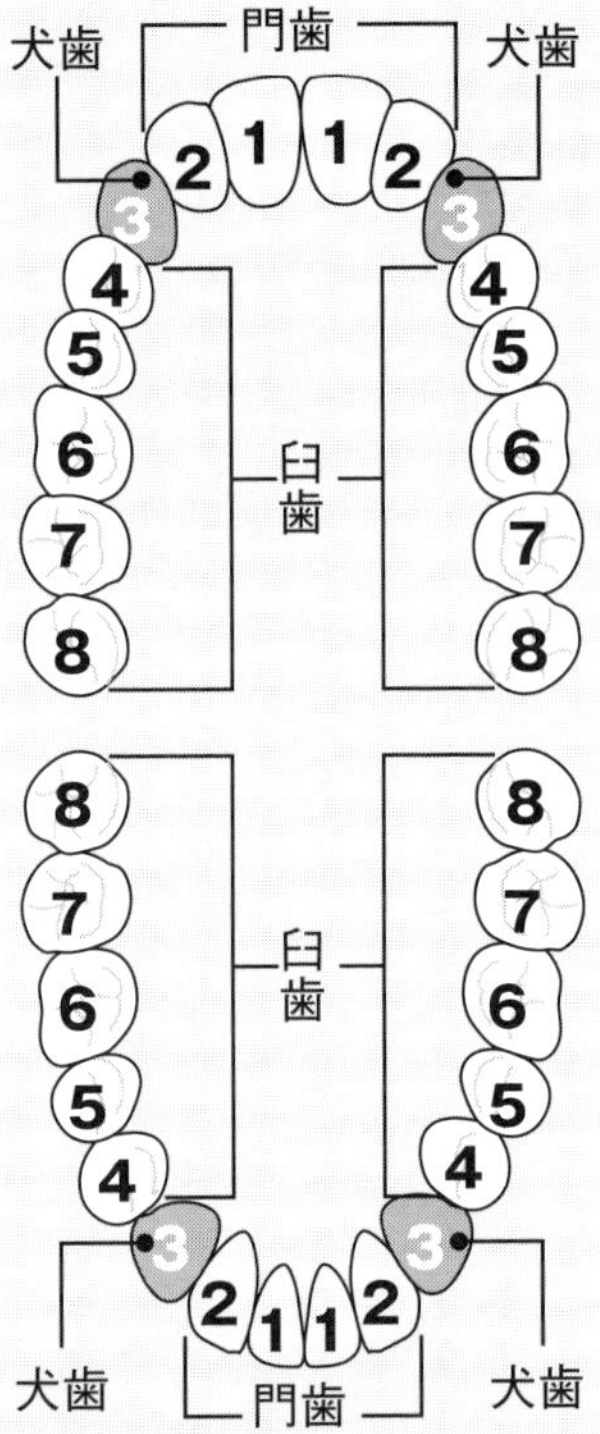

臼歯	穀物を食べる歯	20本	62.5%
門歯	果物、野菜、海藻などを食べる歯	8本	25%
犬歯	魚や肉を食べる歯	4本	12.5%

理想の食事	
米やパンなどの穀物	6割以上
野菜や果物	2割5分
魚や肉	1割強

第六章

温熱で改善

温熱でポカポカ芯から変わる

生活の中にある
体を温める身近な方法で
冷えや血流を手軽に改善！

ホルミシス作用

安保 徹

■微量の放射線はプラスの効果

ホルミシス、聞き慣れない言葉ですが、微量の放射線の持つプラスの効果のことです。わかりやすくいうならばラジウム温泉効果のようなものです。

ホルミシスは、アメリカのミズーリ大学の教授であったトーマス・Ｄ・ラッキー博士がつくった新しい言葉です（１９８２年）。

多量に使うと非常に害のあるものでも、少量で使えばプラスの効果を出すという、微量の放射線の持つ体のいろいろな機能を活性化するはたらきのことです。

自然界には空気や宇宙、大地、食べ物などから微量の放射線が、私たちに降り注いでいたり体に直接入ってきたりしています。どんな人でも一年に2.4ｍＳｖ《ミリシーボルト》くらいの放射線はいつも浴びています。

長い間、放射線は浴びれば浴びるほどその害が蓄積していくと考えられてきましたが、最近、少量の放射線はむしろ体の活性化を促しているという考えが提唱されています。

放射線というと思い浮かぶのは放射線治療ですが、ホルミシスの放射線は微量で免疫力にも有効にはたらきます。体に程よい刺激を与え、生きる力をます効果があるものです。

自然界の微量なものを取り入れるのと反対に、微量でちょうどよいはたらきを体の中で発揮しているホルモンやサイトカイン（インターフェロンなど）を、化学的に合成し体の外から与えてしまうのは、体を傷めつけることにほかなりません。

放射線は悪いと一方的に決めつけないためにも大事になるのは量的な概念です。どのくらいの量なのかは議論があるところです。また、ホルミシスがどういう仕組みで起こるのかはいまだ解明されていません。

マウスを使って放射線と免疫力のかかわりを研究してみると、照射してすぐには免疫力が少し低くなるのですが、その後、ＮＫ細胞と胸腺外分化Ｔ細胞を中心とした中高年以降に主役となって免疫力を支えてくれるリンパ球群が回復してきます。若い人の免疫力を支える主役のＴ細胞やＢ細胞は放射線の感受性が高く強い回復もすぐには起こってきません。初期の反応としてはストレスになっているのですが、微量の放射線は刺激と

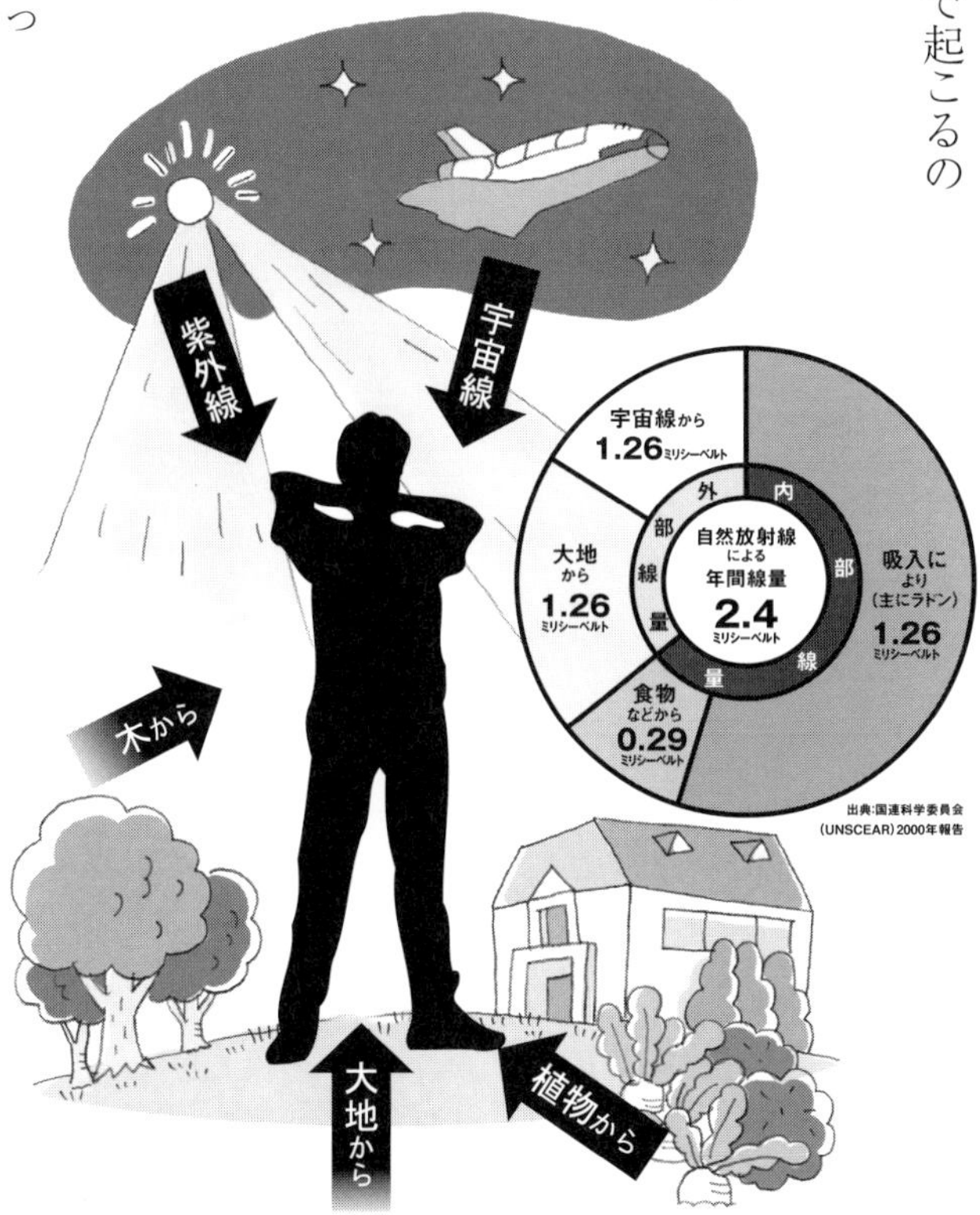

出典:国連科学委員会（UNSCEAR）2000年報告

なって、ホルミシス効果として免疫力を高めています。

中高年の免疫を担うＮＫ細胞と胸腺外分化Ｔ細胞は、体内のがん細胞や異常細胞を片づける働きをしてくれるので強い味方です。同じ温泉でも、ラジウム温泉は中高年のための温泉といえるほどです。

ただし、漢方と同じように、反発する力のない重病人には直接的なストレスになりますから注意が必要です。

ホルミシス効果が注目を集める中、ラジウム含有量の多い、秋田県の玉川温泉、鳥取県の三朝温泉、新潟県の村杉温泉（五頭温泉郷）にもたくさんの人がその健康効果を求めて湯治に通っています。

ラジウム温泉は、天然の放射線を出す鉱石（ウランやモナザイト）の近くを通って湧出した、放射線を出す能力のある放射能泉、ホルミシス効果のある温泉です。

鉱石から姿を変えて、空気中にイオン化したラドンやトロンを蒸気から吸い込んだり、お湯につかったり、飲泉として飲んだりすることで健康効果が高まります。ラドンやトロンのイオンが体に入ると、血流が良くなり、中性脂肪、コレステロール、窒素化合物などを排出させたり、こりや痛みのもとの老廃物の分解を促進します。酸化が還元され、病気の改善はもちろん、体の生命力、新陳代謝や若返り、元気をつくり出してくれます。

同時に作用する遠赤外線やマイナスイオンの相乗効果も見逃せません。

遠赤外線は、表面より数センチメートルも深い体の中の組織に浸透して芯から温まるので血流を改善してくれます。人の体と鉱石から発せられる同じ波長の遠赤外線が共振して細胞を活性化して、細胞内に蓄積している有害金属までも排出してくれます。

体内に取り込まれたマイナスイオンは、活性酸素と反応し抗酸化剤としてはたらき副交感神経を優位にしてくれます。

微量放射線を使ったマウス実験では抗酸化酵素SOD活性が高まること、動脈硬化を起こし老人性脳血管障害の原因の過酸化脂質を減少させたり、細胞膜の流動性を高めて新陳代謝を改善したり、ストレスをなくすことが報告されています。

昔から、なぜ、ラジウム温泉へ長期間、湯治に通っていくのか、その秘密が明らかにされ始めています。


世の中は温めブームまっさかりで、岩盤浴をはじめとした温泉施設は若者であふれています。地球温暖化になり、昔よりも暖かい気候になっているにもかかわらず、湯たんぽやユニクロのヒートテック商品は売り切れ状態、薬局では首はもちろん手首や足首まで温めるサポーターや目の温浴マスク、ホルミシス効果を応用した寝具、下着などまで多彩な温め商品が並んでいます。

体温が低下した若者がふえたことの影響もあるかもしれませんが、こうした流行の背景には本能的なものが影響しているのだと思います。

温めブームの中にも体をなぜ温めるのがいいのか、健康とのかかわりや病気や薬の本当の意味を若い人たちにも伝えることができれば、将来の医療も少しは変わっていくのかもしれません。

体温と免疫力

石原結實

■低体温は病気を招く

私たちが生命を営むには、ある一定の体温が必要です。体温の低下はさまざまな病気の発生と関係しています。

約50年前の日本人の平均体温は36・8度とされていましたが、現在は、この体温を持つ人はまれで、ほとんどの人が36・0前後、35度未満の人もいます。患者さんの体温を測ってみても、低体温の人が非常に多いことがわかりました。

体温と免疫力は密接な関係があり、体温は免疫力を表している誰でもがわかりやすいサインなのです。

もっとも健康で免疫力の高い平均体温が36・5～37・0度です。体温が1度下がると免疫力が30％以上も下がり、体温が1度上がると免疫力は5～6倍になります。体温が下がるにつれて血流が悪くなり、あらゆる新陳代謝が低下し様々な障害が生じてきます。

がんは体温35度で最も増殖し、39・3度以上で死滅するといわれています。がんもある一面低体温によって起こる病気なのです。

現実、がんによる死亡者数は増加の一途をたどり、1975年のがんによる死亡者数は13万6000人、2006年には32万9000人。医師の数は13万人から28万人にふえ、がんの研究や治療法は進歩しているにもかかわらず、がんは倍増しています。

欧米では、がん治療の成果が着実に向上していますが、日本ではその逆に死亡者がふえている実態にあります。これには日本人の低体温が大きく影響しているのは間違いないと思っています。

もともと、人間の起源は、体毛を持たないことからも熱帯地方と考えられ、学説では３００万年前アフリカ大陸でゴリラから派生したものともいわれています。そのため、暑さは大丈夫でも寒さに対する調節機能を持っていないので、冷えに弱く体温が下がると万病にかかりやすくなります。がん、腎臓病、

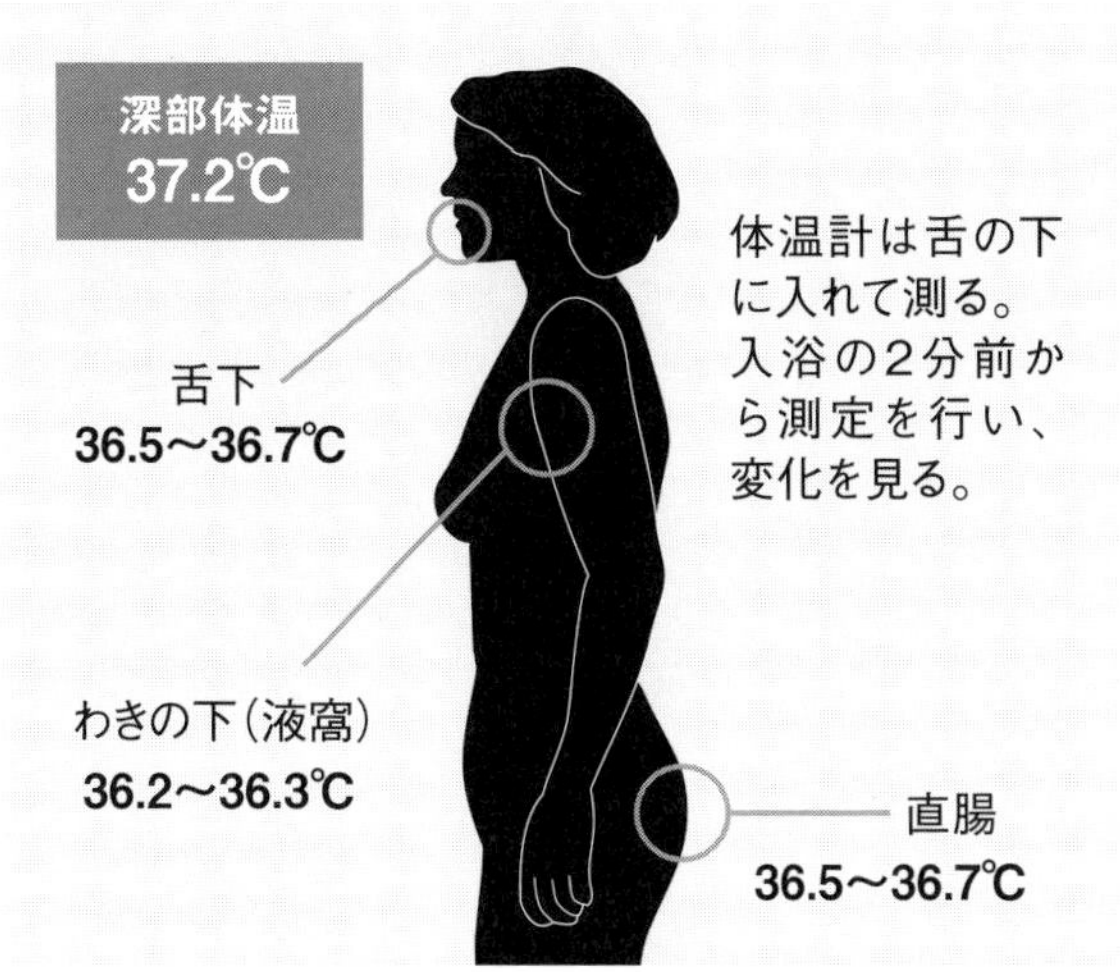

■ **体温と免疫**　**わきの下で体温測定の場合**

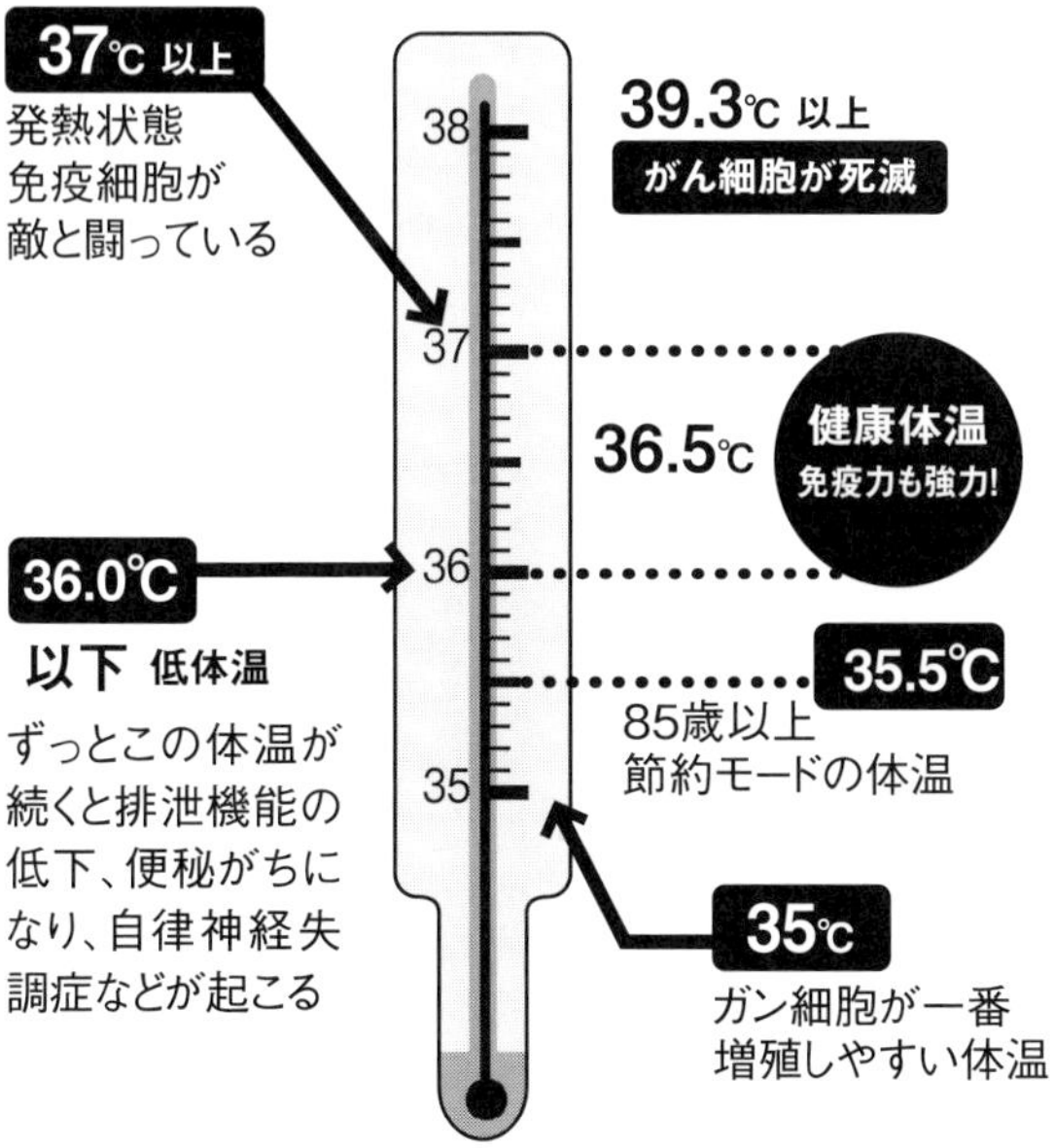

糖尿病、膠原病、大多数の病気で死亡率が高くなります。

たった0・5度下がっただけで、体は冷えを感じダメージを受けます。低体温が恒常的に続くと体内にある3万種類の酵素もうまくはたらかず、排泄機能の低下や自律神経失調症、アレルギー症状などが出てきます。

熱で動いている人間の体にとって、体温は生命力そのものなのです。


体温の1日の変化をみると、一番低くなる時間帯は午前3時から5時、その後体温は午後5時頃まで上昇し続けます。最低体温と最高体温の差は1度くらいあります。

1日のうちで最も低い午前3時から5時の時間帯には死亡率が最も高くなります。ぜんそくや異型狭心症の発作、潰瘍性大腸炎の腹痛の発作もこの時間帯に起こることが多いものです。

また、体温は年齢とともに変化します。

赤ちゃんは赤血球が多く体熱が高い状態で生まれてくるので赤いのですが、年齢とともに平熱は下がってくるので老人になると白髪になり白内障を患い、皮膚に白斑などが生じてきます。体が冷えるとともに白く硬くなってきます。白は冷えを表しています。

老人になると体の筋肉や骨、関節などが硬くなりこわばりや硬直、関節の可動範囲の減少や痛みも生じてくるわけです。体の内と外は表裏一体ですから、外側が硬くなっているのに内側が柔らかいことはありません。

ですから内側も硬くなり、心筋梗塞や脳梗塞が起こってきます。梗塞の根本の原因は血液の固まりである血栓です。本来なら温かい体内で固まりの血栓ができてしまうのは体が冷えていることを示しています。

生活の中には、ストレス、運動不足、冷やす食生活、冷やしすぎるクーラー、シャワー、薬品など、実に多くの体温を低下させる原因があります。

体を内と外から温めて体を冷やさない工夫が必要になります。

外から温めるには運動を行うことです。人間の筋肉の70％以上が足を中心とした下半身に集中しているので、ウオーキングやスクワットなど下半身を使う運動は熱の産生量をふやして冷えを防いでくれます。

また、お風呂でも、シャワーよりも湯船にきちんと入って全身の血流を良くし、新陳代謝を促進して体温を上げましょう。

内から温めるには食べ物の選び方や食べ方に気をつけることです。

体を冷やす陰性の食品の食べ過ぎや水分のとり過ぎ、塩分の過剰な制限は、体を冷やす原因になります。

食べ過ぎは、胃腸に血液が集中し体全体の筋肉に送られる血液が少なくなるため低体温の原因になります。少食につとめることが体温の上昇につながります。

このほか、甲状腺ホルモン剤を除くほとんどの薬は体を冷やす原因になります。長期間使用しないですむように健康のレベルを上げましょう。

最も健康で免疫力の高い平均体温、36・5～37・0度を目指して、体温を低下させる原因を取り除いていきましょう。

体温こそ健康にとっては欠かせないバロメーターなのです。

入浴効果

福田　稔

■温泉にある煖潤活暢の効果

私が尊敬する後藤艮山（１６５９〜１７３３年）は江戸時代中期の医学革新運動の先駆者です。当時の医師は髪を剃り僧形となり僧衣を着用し僧官の位を誇っていました。艮山だけはこれに抵抗し髪を束ねるくわい頭にし、平服を着用していました。テレビの時代劇でよくみかける装束です。これにより仏教から医業が独立し、社会的地位確立の原動力になったそうです。

後藤艮山は、病人を貧富で差別をする金儲けや僧形の医師を嫌い「上は天子から下は庶民に至るまで患者を選んだり、医を金儲けの手段にしてはいけない」と一生涯、町の医師をとおし、医師に見放された患者もことごとく治療したため常に患者が門前に溢れ、その弟子は２００人を超えたとされています。

彼は「一気留滞説」、百病は一気の留滞によって生ずると唱え、順気（気の流れを正常に戻す）によって治療の綱要としました。

書物や民間療法の中から、実効性のあるものを採用し、灸、熊胆、温泉、八つ目ウナギや卵などの栄養療法も用いたので、「湯熊灸庵」と呼ばれていました。

温泉は、入浴した際に、温めて潤いを与え、血流を良くし、新陳代謝を活発にするという「煖潤活暢《だんじゅんかっちょう》の効果」があることを認め、病気の治療に応用すべきだと唱えた、日本の科学的な温泉療法の創始者です。

研究は受け継がれ、一番弟子、香川修徳は、病気の原因が人体における気の鬱滞《うったい》にあり、それを解くのは温泉が一番であるとすめました。その後、温泉の含有成分により治療効果を説く温泉分析学へ、飛躍的に発展を遂げています。

私はこれからも現代の後藤艮山を目指して気の流れを改善する効果的な方法をいろいろ考案し精進していくつもりです。

温めるばかりでなく気の滞留までもゆるめる温泉の成分は9種類に分かれます。ストレスから解放され温泉での湯治も、たまにはいいものです。

■ 9種類の温泉

主な成分によって9種類に分けられる温泉の泉質。自分の体の症状と合わせて治療効果の高い温泉を選びましょう。

種類	特徴と効能
単純泉	泉温25度以上、温泉水1ℓに含有成分が1g以下のもの。日本で最も数が多く、含有成分が薄い。無色透明、無味無臭、湯がやわらかで刺激が弱い。高血圧症、動脈硬化などに効く万人向け。
二酸化炭素泉	温泉水1ℓに遊離炭酸が1g以上、ほかの成分が1g以下のもの。心臓に負担をかけず、血行などを促進させる「心臓の湯」。冷泉に多く、体に炭酸ガスの泡がつくので「泡の湯」。高血圧症、動脈硬化、リウマチなどに有効。湯上がりに温まるのが特徴、飲むと炭酸のような清涼感。
塩化物泉	海水のようになめるとしょっぱい。塩分が付着するため保温効果が高く、湯冷めしない「熱の湯」。関節痛、リウマチなどに効く。飲むと胃酸の分泌を抑え、腸の運動を活発にさせるため「胃腸の湯」。
炭酸水素塩泉	ナトリウム、マグネシウムなどに分類される。ナトリウム(重曹泉)は、肌がすべすべし、皮膚表面を軟化させ、皮膚病などによい。マグネシウムは、鎮静、抗炎症作用があり、慢性皮膚病、リウマチなどによい。脂肪や分泌物を乳化させ、肌がなめらかになる「美人の湯」。
硫酸塩泉	ナトリウム(芒硝泉)、カルシウム(石膏泉)、マグネシウム(正苦味泉)などに分類され、飲むと、便秘、じんましんなどに有効。日本に多い泉質の「傷の湯」「中風の湯」。正苦味泉は日本では数少ない「脳卒中の湯」。
硫黄泉	動脈硬化、高血圧などによい「心臓の湯」。飲むと、便秘、金属中毒によいとされる。卵の腐ったような臭い、白濁した湯、単純硫黄泉と単純硫化水素泉に大別。療養効果が高い万病に効く温泉。
含鉄泉	鉄分を多く含み、貧血によい。保温効果が高く、空気に触れ酸化すると茶褐色になる。飲むと、貧血によい。炭酸鉄泉と緑礬泉の2種類に分類。緑茶とともに飲むと効果はない。
酸性泉	多量の水素イオンを含み酸性度が高い。酸味があり肌を刺激する温泉。酸性明礬泉、酸性緑礬泉などに分類。日本特有の温泉。高温で強い抗菌力、刺激も強く湯ただれを起こすこともある。皮膚病によい。
放射能泉	温泉水1ℓにラドンの量100億分の30キューリー単位(8.25マッヘ単位)以上を含むもの。古くから万病に効く温泉、ラジウム泉。痛風、尿路疾患などによく、鎮静作用もあるのが特徴。卵巣や睾丸の機能を高める。

■お風呂の効果

お風呂には、体を清潔にするばかりでなくたくさんの健康効果があります。

熱い湯は、活動の神経といわれる交感神経を刺激し、ぬるめの湯はリラックス神経の副交感神経を刺激します。ですから朝は、熱めの湯につかりシャキッとして仕事に、夜寝る前はぬるめの湯につかると血管が拡張し、血行がよくなり脳からもα《アルファ》波が出るので、心身ともにのんびりできます。また、免疫力がアップし病気の予防や改善に役立ちます。自分の体調や、状況に応じて使いわけましょう。

入浴に適した温度は、自分の体温に4度ぐらいをプラスした温度が適温です。平熱が36度の人は、およそ40度、実際に自分が入ってみて気持ち良く感じる温度が一番です。

○温熱効果

お風呂で温まると酸素や栄養素が血液によってスムーズに内臓や筋肉に運ばれ、腎臓や肺からの老廃物の排泄作用が促され、血液がきれいになります。温熱効果によって血栓を溶かす酵素プラスミンがふえ血栓を溶解する能力（線溶能）が高まり、血液がさらさらになり循環がよくなります。

プラスミンは、老廃物がふえ続けた血液の中では生産量が間に合わないで、血栓が溶けずに流れ、その結果、血流が悪くなり血管が狭くなって動脈硬化を引き起こします。疲労回復、美肌はもちろん脳梗塞、心筋梗塞、女性に多い下肢の静脈瘤状などの予防にお風呂を活用しましょう。

○水圧効果

家庭の深めの浴槽で、かかる湯の静水圧（お風呂の中で体にかかる圧力）は約５００キ《キロ》グラ《グラム》、肩まで湯につかっている間、胸囲が2〜3センチメートル、腹囲が3〜5センチメートル、ふくらはぎは1センチメートル縮みます。脚の血液は、水圧で血管が細くなり、全血液量の約三分の一が集まり、心臓に向かって血液が押し上げられます。そのため心臓の動きが活発になり、リンパや血行の流れがよくなり、マッサージ効果が期待できます。特に、腎臓の血流もよくなるので排尿量が増え、むくみや冷えを改善します。

○浮力効果

お風呂に浸かると、アルキメデスの原理により、体重は約十分の一になります。浮力により、普段体を支えている関節や筋肉への負担が軽減されるため、水中では痛みなどを伴わずに自由に動かすことができます。入浴中に運動すると痛みやまひの治療、筋力の強化、リハビリテーションになります。

■ **熱い湯とぬるい湯の効果比較**

	熱い湯（42℃以上）	ぬるい湯（38℃〜41℃）
自立神経	交感神経がはたらく	副交感神経がはたらく
血　　圧	急に上昇する	変わらないかゆっくり低下する
心拍（脈拍）	活発になる	ゆるやかになる
気 持 ち	緊張する	リラックスする
胃腸の働き	低下する 胃液の分泌の低下	活発になる 胃液の分泌の促進
入浴時間	10分以内	20〜30分
適 応 症	胃潰瘍、胃酸過多 寝起きの悪い人の朝風呂 食欲を抑制したい人	高血圧、不眠症、ストレスの多い人 食欲不振の人、胃腸虚弱の人 バセドー氏病

安保 徹

シャワーよりも湯船につかると免疫力増強

■シャワー好きの若者の病気の可能性

最近の若者は、生活の欧米化により入浴よりシャワーを好みがちです。忙しいときや、夏場はお風呂に入らず、シャワーで済ませてしまう人がふえていますが、シャワーでは体は芯まで温めることができません。

普段の生活の中で芯から体を温める、てっとりばやい方法は入浴です。シャワー派と入浴派では明らかに入浴派の人のほうが体温を上げています。

通常、若い人ほどリンパ球の数と比率が多く、加齢にしたがってリンパ球の数と割合がへってきます。

ところが、ある会社で行った血液検査では、20歳代の社員の多くが、50歳代の社員よりリンパ球の数と割合が低かったのです。

リンパ球の数と割合が低かった20歳代の社員のほとんどが、お風呂派ではなくシャワー派でした。

50歳代の社員よりリンパ球の数と割合が多かった20歳代の社員はお風呂派でした。

一方、50歳代の社員のほとんどは、シャワー派ではなくお風呂派でした。

これだけでは断定することはできませんが、お風呂に入る人のほうが、シャワーですませる人よりリンパ球の数や割合が多いのではないかと思われます。

忙しくてゆっくり入浴できない人は、どうしてもシャワーになりがちです。これを10年も続けていると差が出てきて、40歳くらいで

■お風呂の習慣と白血球

	リンパ球		顆粒球	
	実数	%	実数	%
入浴派	2,248 ± 915	33.2 ± 10.9	4.176 ± 1.435	60.9 ± 11.5
シャワー派	1,901 ± 799	25.9 ± 9.2	5,037 ± 1,784	68.4 ± 8.7
理想値	2,200 〜 2,800	35 〜 41	3,600 〜 4,000	54 〜 60

2005年6月検査(20〜40歳代の日ポリ化工本社社員18人）入浴派には女性1人、シャワー派には女性2人が含まれる。

■年齢とともに変化する白血球のバランス

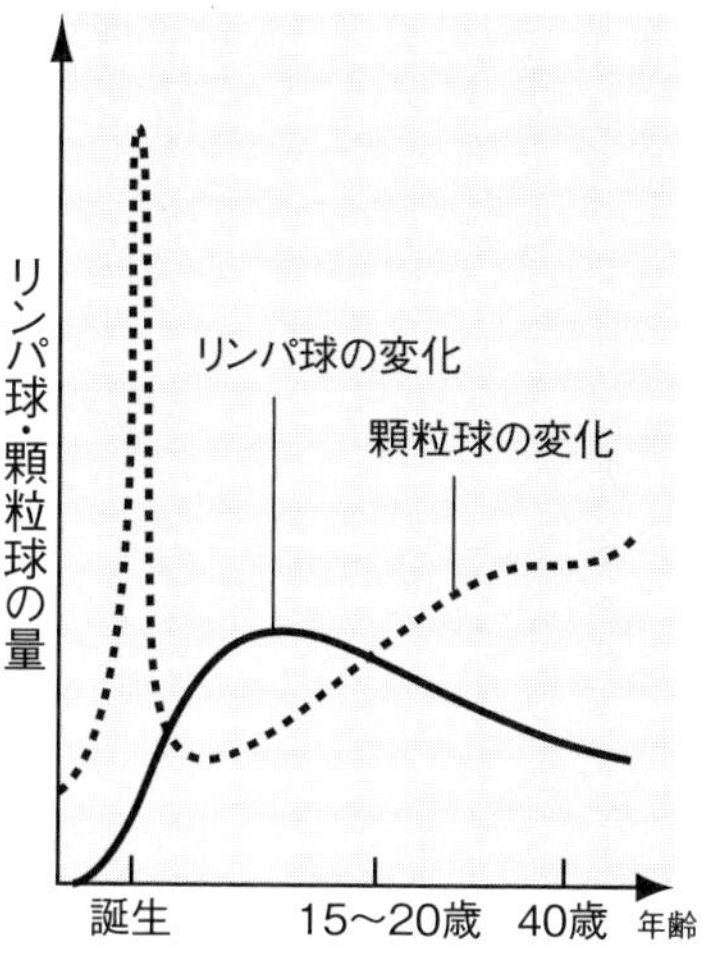

発がんする可能性もでてきます。できるだけお湯の温度は、38～40度くらいで、ぬるめのお風呂に10分以上つかっているようにしてください。半身浴なら病気の方でも体に負担がかかりません。

ここのところ注目されているのが、HSP（ヒートショックプロテイン）です。HSPは場所や原因を選ばずに壊れた細胞を修復してくれるタンパク質です。熱による刺激でつくられます。熱いお風呂に入って3日目にHSPがピークになることがわかっています。悪化したがん患者さんが手術3日前にこの方法を活用して手術可能になったり、不登校の子供が3日後には学校に行きたくなったり、オリンピック選手が最高記録を出した話も寄せられています。温め過ぎはストレスになるので39度をめざしてほしいと思っています。

石原結實

身も心も2倍楽しめる手づくり薬湯

■お風呂でいやされる

植物の葉や根、皮や実をお風呂の中に入れることを薬湯といいます。

薬湯でよく知られているのが5月5日の菖蒲湯、冬至のゆず湯です。こうした薬湯が植物によって酸化還元された湯やマイナスイオン放出のお湯になり、体をいやす効果のあることは明らかになっています。

薬湯は、植物の血液ともいうべき精油の香り成分が鼻粘膜から血液に吸収されて脳に伝わり、神経をリラックスさせる効果や内分泌系、免疫系を刺激して心身ともに健康に貢献してくれます。

また、湯の中に溶け出した精油成分やビタミン、ミネラルなどが肌の表面をコーティングして、保湿効果を高めて美肌を作ります。

植物によっては皮膚の炎症を抑えたり、湿疹やあせもに効果のある成分もあります。

植物の精油成分が十分にお湯の中にうまく溶けだす40度くらいの温度のお風呂に10〜15分つかりましょう。いい香りだから、とくれぐれも長湯しないでください。

アロマオイルも活用できますが、肌トラブルが起こりやすい柑橘系は注意して使いましょう。副交感神経を優位にするのはラベンダーですが、強過ぎると逆のはたらきをします。

世界に誇れる健康法のひとつお風呂は、日本人ならではの伝統的リラックスタイムです。最大の活用をしましょう。

■ 薬湯

素材	方法	効能
自然塩	ひとつかみの粗塩を、湯船にいれる。入浴後はシャワーで洗い流す。	冷え性改善、水太り改善、風邪の予防。
生姜	生姜一個をすり下ろし、直接、または布に入れて湯船に入れる。	冷え性、神経痛、腰痛、リウマチ、不眠症の改善。風邪の予防。
イチジク	生または、乾燥させたイチジクの葉を、3～5枚刻んで湯船に入れる。	神経痛、リウマチ、痔、便秘の改善。
菊	数枚の葉を布袋に入れて湯船に入れる。	葉緑素の殺菌作用がすり傷の治癒を早める。
桜	生または乾燥させた葉数枚を湯船に入れる。	湿疹、あせもの改善。
ショウブ	ショウブ全体(根・茎・葉)を洗って、生のまま湯船に入れる。	食欲増進、疲労回復、冷え性改善、皮膚病改善。
大根	天日でおおよそ1週間乾燥させた葉5～6枚を煮出した汁を湯に加える。	冷え性、神経痛、婦人病(生理痛、おりもの)改善。
バラ	花を数個、湯船に入れる。	ストレス解消、二日酔い改善。
よもぎ	生または、乾燥させた葉を数枚～10枚湯船に入れる。	冷え性、月経過多、痔、子宮筋腫改善
ビワ	生または乾燥させた葉5～6枚を湯船に入れる。	湿疹、かぶれ、あせも改善。
ミカン	3～4個分のミカンの果皮を天日干しし、乾燥したものを湯船に入れる。	ストレス解消、冷え性、風邪の初期、咳改善。
モモ	細かく刻んだ葉を布袋に入れて湯船に入れる。	湿疹、アトピー、皮膚病改善。
ユズ	1個2つに切って湯船に入れる。	神経痛、リウマチ、ヒビ、アカギレ改善。
レモン	一個を輪切りにして湯船に入れる。	ストレス解消。美肌効果、不眠改善。

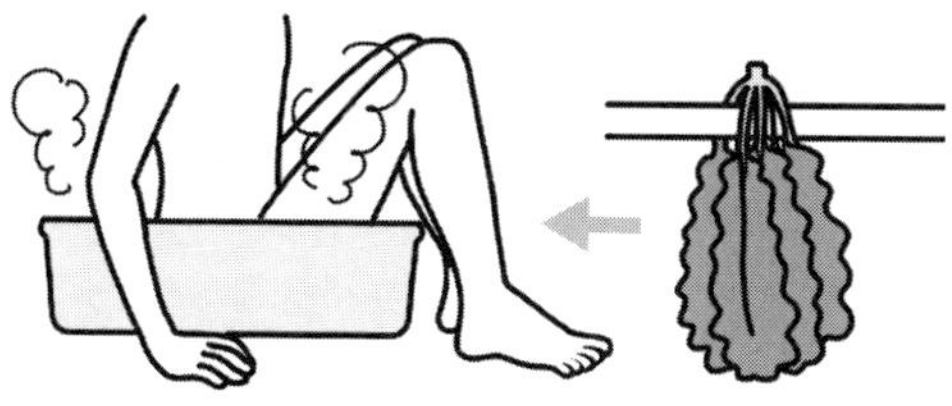

大根の葉を陰干しし、煎じた物を適温のお湯の中に入れお尻からつかります。子宮筋腫、膀胱炎、婦人病、痔などの下半身の病気の改善に期待できます。

すべての人にあうとは限りません。肌に異常を感じた場合は、すぐに入浴を中止してください。

福田 稔

幸せの汗をかく半身浴、手浴、足浴

■誰にでもおすすめの温浴法

半身浴が苦手という人やリウマチや膠原病などの痛みや冷えを伴う人におすすめです。

○半身浴

半身浴は、体のみぞおちより下の部分だけを湯船につかる入浴方法です。肩までつかる全身浴に比べて肺や心臓への負担が軽いので、呼吸器や心臓・循環器の疾患がある人でも安心してできます。

さらに半身浴は、下半身を集中的に温めるため、腎臓を含めた腰から下の血流をよくし、その結果、排尿を促し、体全体をも温めます。30分以上半身浴を行うと、かなりの発汗を促し、細胞と細胞の間の余分な水が排泄されるため、むくみや下肢の痛みが改善されます。誰もが頭寒足熱そのものの効果を感じられる入浴法です。

冬場の寒い時期は、あらかじめ脱衣所や風呂場を温めておき、肩には乾いたバスタオルなどを掛けるようにしましょう。

○手浴

洗面器に、42~43度くらいの湯を張り、両手首から先を湯の中に10~20分つけ、途中で湯がぬるくなったら、熱い湯を加えます。とどこった血液の流れを良くし肩こり、頭痛、ひじや手首の関節の痛みを改善します。

手浴を1~2回繰り返したり、手浴後に冷たい水に手を1~2分つけ、温冷浴を交互にすると、体全体が温まります。

○足浴

洗面器かバケツに42～43度くらいの湯を張り、両足首より下を湯に10～20分つけて、湯が冷めないように、途中で熱い湯を継ぎ足します。この足浴で、腰痛やひざの痛みが改善します。また、足の裏を温め刺激するので、下半身の血流をよくし、その結果、全身の血流も良くなり体が温まります。たかが足浴ですが、腎臓の血流が良くなり、排尿が促進されます。

手浴、足浴ともに、ひとつまみの塩を加えると、効果はアップ、15分を過ぎた頃から汗が出てきて心身ともに壮快になります。

■ 半身浴・手浴・足浴

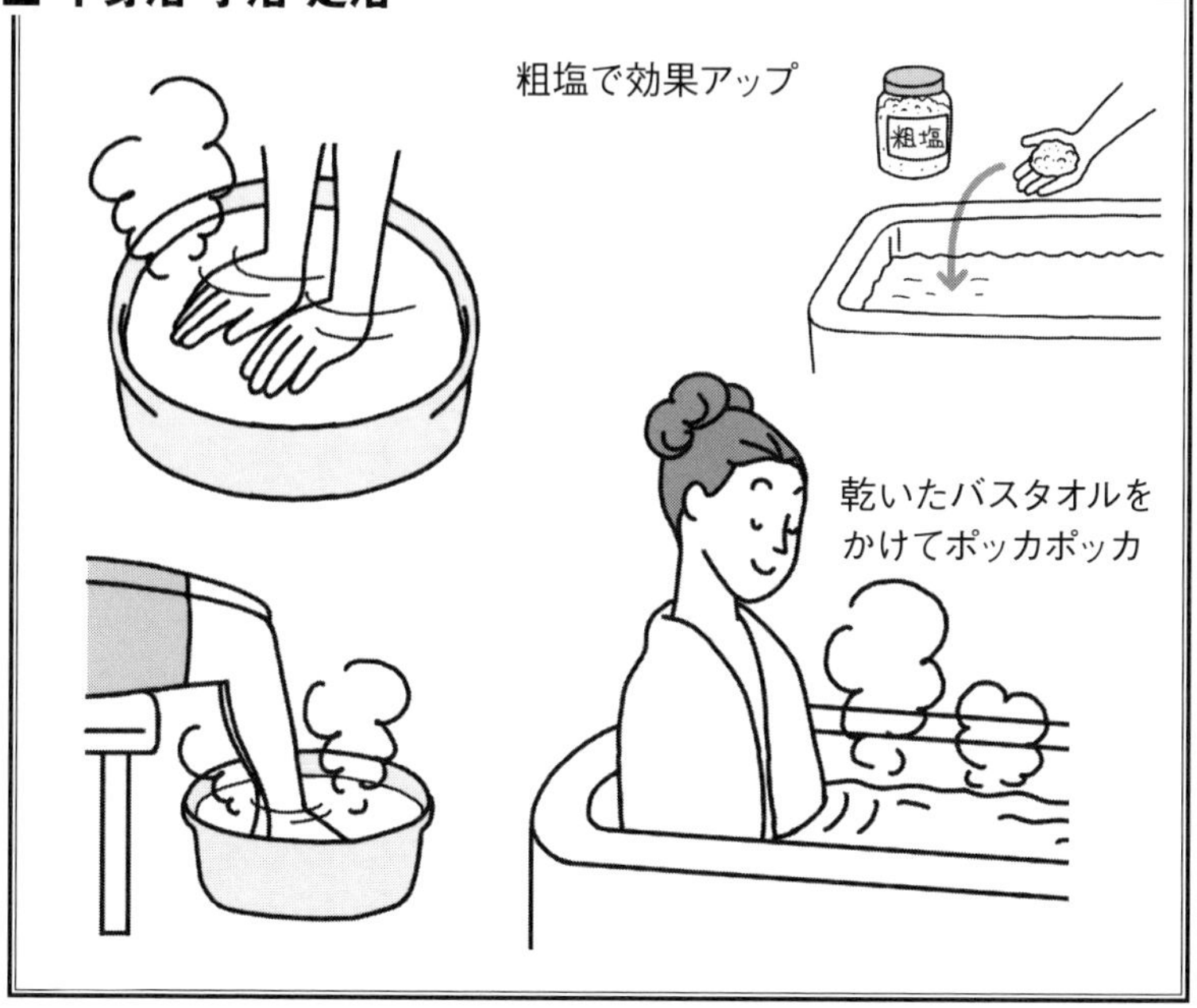
粗塩で効果アップ
粗塩
乾いたバスタオルを
かけてポッカポッカ

安保 徹

健康な人と病気の人の体温

■治癒に向かう発熱反応

病気の人と健康な人の体温（腋下温）を比べてみると、健康な人の体温は35・8〜37・2度の間に分布はおさまっています。

健康な人でも体温に差があるのは、仕事の内容や性格などによって体温が変化するためです。活発な生き方をしている人はエネルギーも多く必要になるので、どうしても体温は高くなります。その反対に活動量の少ない老人は体温が低くなりがちです。

一方、病気の人の体温は非常にばらつきがあり、中でもがんとうつ病には、低体温が多く見受けられました。しかし、発熱を示している人も多いのでどうしても平均値は高くなっています。

こうした病気の人で平熱が35度台の低体温の人が37度にまで上がれば、かなりの発熱になります。発熱は体が体温を上げて血流を回復させようとする治癒への反応です。発熱をしている人たちは治癒に向かっているといえるでしょう。

アトピー性皮膚炎やパーキンソン病の人でも37度以上の体温の人が見受けられ、熱によって症状の悪化を防いでいる様子がうかがい知れます。

発熱は不快な症状ですから、ついつい熱を下げようとしがちです。体温の上がり過ぎは危険を伴うため、高熱はある程度下げる必要はありますが、治癒反応の発熱を薬ですっかり止めてしまっては病気は治る方向に向かい

■ 健康な人、病気の人の体温

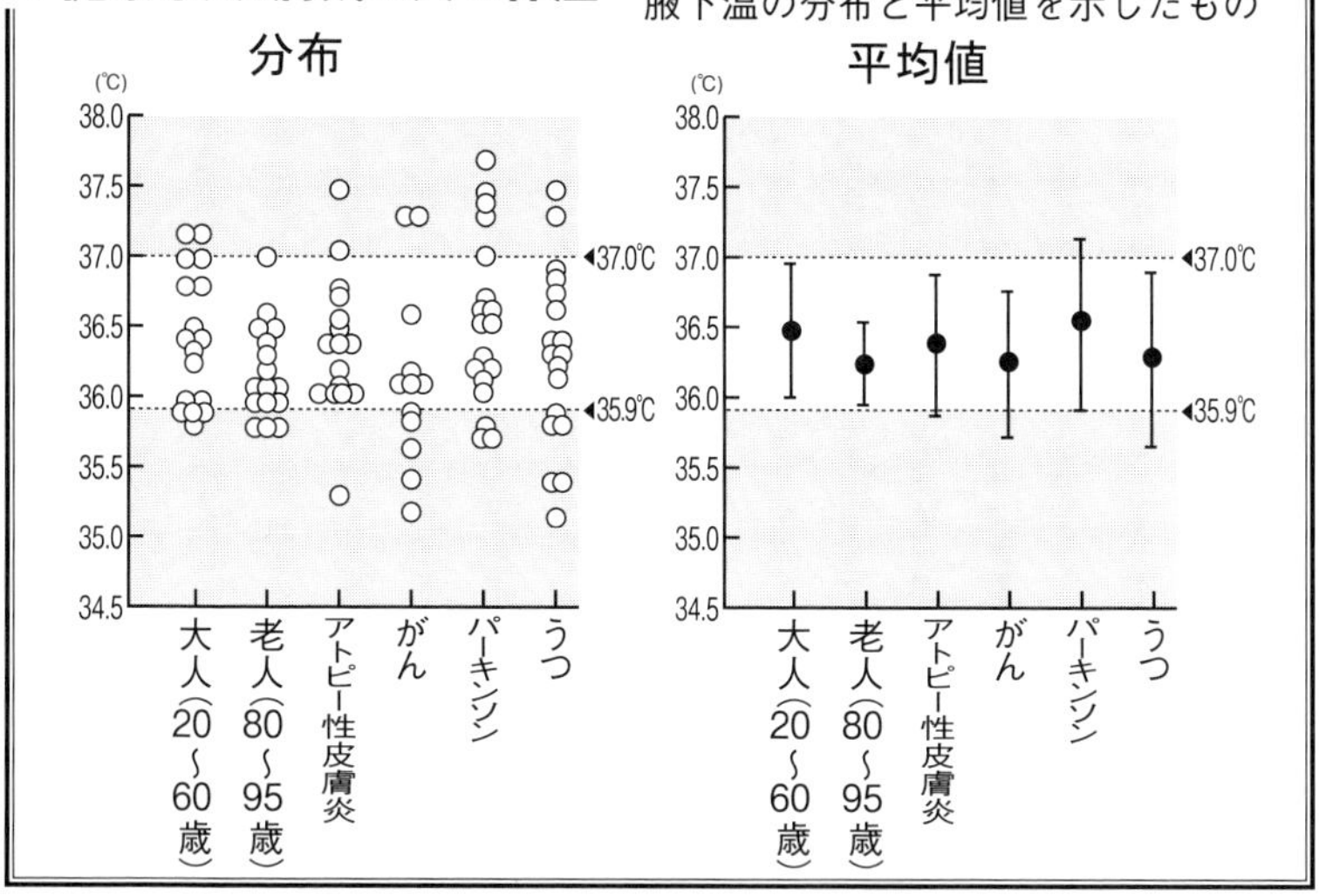
腋下温の分布と平均値を示したもの

ません。慢性化する原因になります。

病気になった原因は交感神経緊張による無理な生き方や、副交感神経優位のリラックスし過ぎた生き方をしてきたことにありますから、根本的には生き方の偏りを修正することが必要です。

しかし、とりあえず病気のつらい症状から脱却したい場合には体を温めることが最優先です。体温を上げると免疫の活性が高まり、血液は免疫力そのものですから、血流が良くなると症状は改善されていきます。

発熱こそ病気が治る最大のチャンスと考え、湯たんぽやカイロ、腹巻きを活用して水分を十分にとり思いっきり汗をかきましょう。発熱から痛みを伴うこともありますが、血流が良くなっている証拠です。薬で自然に治ろうとする治癒力を阻害しないことです。

石原結實　科学的に解明された民間療法

■がんの妙薬、ビワの葉温灸

昔から日本で民間療法に利用されてきたビワの葉の効果の源は『アミグダリン（ビタミンB17）』という成分（20ppm含有）にあることがわかってきました。

さらに、ビワの種には葉の1200倍以上のアミグダリンが含まれていることがわかり、予防医学の立場からも注目を集めています。

1950年、米国サンフランシスコの生化学者、アーネスト・クレイブス博士はアンズの種子（杏仁）からアミグダリンを抽出し結晶化して「レートリル」と名付け、ガンの治療（ビタミンB17療法、レートリル療法）に使用しました。アミグダリンを多く含むのは、アンズの種、ビワの種や葉、ウメの種、アーモンド、アルファルファ、プルーン、たけのこ、玄米、大豆、小豆、蕎麦、ゴマなどです。

アミグダリンは体内に入ると、がん細胞の中に多量に含まれるベータ・グルコシターゼという特殊酵素によって加水分解され、青酸とベンツアルデヒドとが遊離します。この二つの物質の相乗毒性が、がん細胞を破壊するのですが、正常細胞ではローダネーゼという保護酵素があるので両物質は無害化され影響を受けません。顕微鏡で見ると、がん細胞がまるで殺虫剤をかけられたハエのように死んでいくそうです。また、アミグダリンが分解されてできる安息香酸は、抗リウマチ、殺菌、鎮痛に効果を発揮し、中でも鎮痛作用は絶大で、末期がんの痛みをやわらげたり、神経痛や捻挫の痛みなどにも効果を上げています。表面に出ている乳がんや皮膚がん、肺がんや胃がんなど内臓がんにも効果的です。

■痛みに生姜湿布

痛みが辛いときには生姜湿布もいいでしょう。生姜湿布は生姜の効能を肌からとりいれるもので、関節の痛み、腰痛、肩こり、腹痛といった痛みを和らげてくれるはたらきがあります。

すりおろし生姜を混ぜた熱めのお湯にタオルを浸し軽く絞って患部に当てます。痛みのある部分と両足の裏に貼り付けるとより血行が促進されます。がんの痛みだけでなく肩こりや腰痛、婦人病、アトピー、ぜんそくなどすべての病気に効果的です。

■ ビワの葉温灸

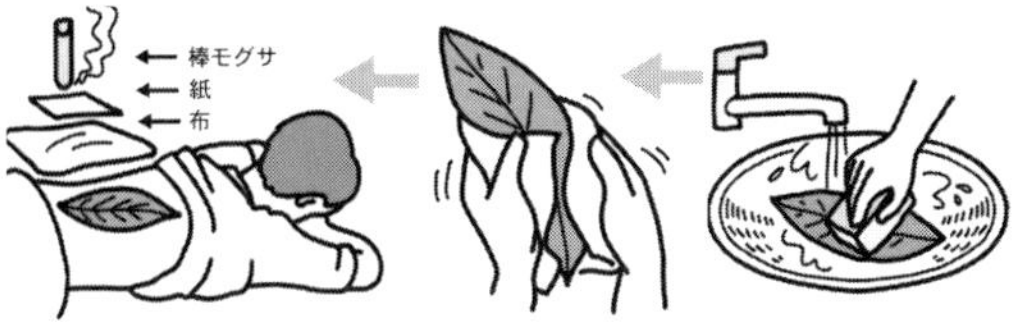

[方法] びわの葉を水で洗い水分をふきとります。患部に葉の濃い部分をあて布と紙を重ね、上から火をつけた棒もぐさで圧痛点に指圧するようにあてます。熱くなったら離します。1日おきや朝夕、生姜湿布と交互に行うのも効果的です。

■ 生姜湿布

[材料（1回分）]
生姜150g / 木綿の袋1袋
水2リットル/厚めのタオル2枚

〔作り方〕 すりおろした生姜を木綿の袋に入れて口を止めます。これを水を入れた鍋に入れて沸騰寸前まで熱し、そのまま弱火で温め続け70度くらいの温度になったら鍋にタオルを浸し軽く絞ります。熱めでこれを患部に当て、さめないようにラップかビニールをかけて上に乾いたタオル、布団をかぶせます。10分くらいおいて2～3回繰り返します。

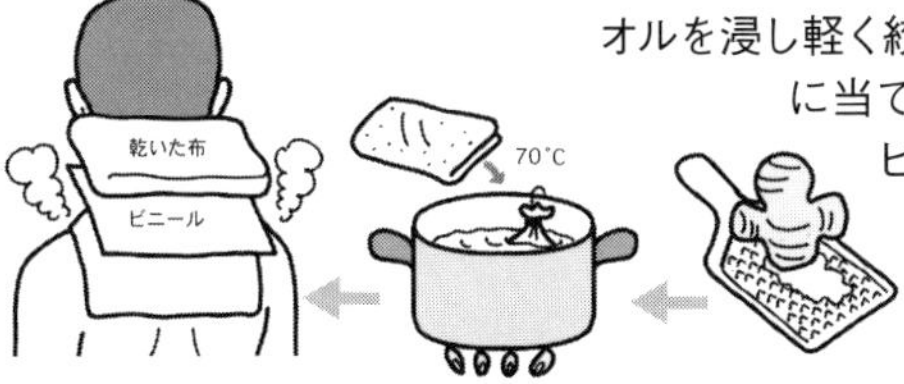

おなかを守る腹巻き、湯たんぽ、カイロ

福田　稔

■体を温める、すぐれもの

○腹巻き

腹巻きといえば、フーテンの寅さんを思い浮かべますが、ださくて古い、使いたくないと考える人が多いかと思います。

腹巻きの効用を示した最初は、日本の昔話を代表するヒーロー、まさかりを担いだ金太郎に始まると思います。金太郎は菱形の赤い腹掛けをつけ、熊と相撲をしても投げ飛ばすほどの怪力でした。

金太郎は足柄山中で赤竜と山姥の間に生まれた子だといわれますが、実在の人物坂田公時を讃える目的で生まれた話ではないかといわれています。東国から上洛途中の源頼光に見いだされ、家来となった坂田公時は、その後頼光四天王の一人として、大江山の酒天童子をはじめとする妖怪退治に大活躍をします。

この強さの秘密こそ腹掛けにあったと思っています。腹掛けは胃からおなかを守り、たった1枚でも深部体温の低下を防いでくれます。そのおかげで手足から熱が奪われるのを防ぎ、おなかを壊すこともなく元気に活躍できたのです。

江戸時代には隅取腹当てと呼ばれ、やがて五月人形の足柄山金太郎が掛けたことから「金太郎さん」と呼ばれるようになりました。

○湯たんぽ

湯たんぽは、熱量が大きく体を温めるのに適しています。効果的なのは、太ももや、おしりなどの大きな筋肉を温めることです。体

温以下に冷めた湯たんぽは、反対に体から熱を奪うので、体温以下に冷めたものは使わないようにしましょう。

　また、低温やけどにも十分な注意を払ってください。湯たんぽのカバーや、タオルなどで必ず包みましょう。

　ペットボトルで代用することもできます。ただし、ペットボトルの材質にもよりますが、入れるお湯は１００度よりも低く、念のために90度以下にするとよいでしょう。また、タオルにくるむなどして、やけどにも注意してください。冷めたら、お湯を取り替えましょう。冬場だけでなく、体が冷えている方は１年中使ってください。夜間だけでなく、できれば四六時中使うといいでしょう。いすに座り、湯たんぽやペットボトルをひざの上に置いて太ももを温めたり、腰からおしりにかけて温めたり、床に置いたペットボトルの上に足の裏を乗せて足の裏を温めてください。

○カイロ

　仕事中や外出先では、カイロを使うと便利です。環境のことを考えると、できれば使い捨てのものではなく、ハクキンカイロのようにくり返して使えるものがおすすめです。男性なら、ズボンの腰の両サイドにあるポケットと、後ろにあるポケットの合計4個所を数10分ずつ順番に回し入れ使用してください。

　乾布マッサージも併用すると相乗効果があります。

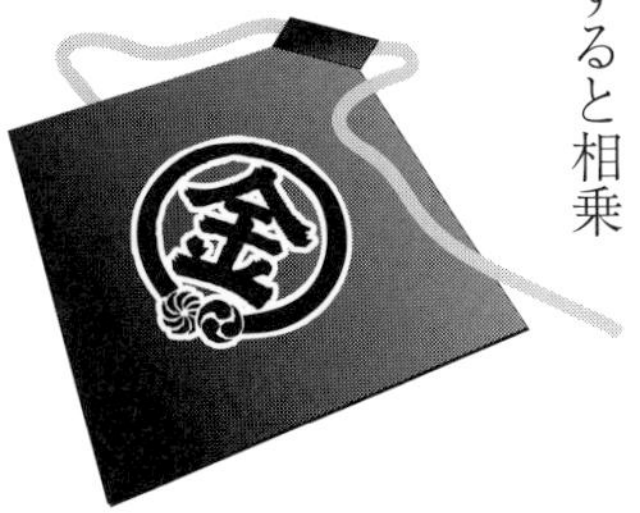

福田　稔 コラム 6

森林浴効果

自然には、交感神経を抑制し、副交感神経を優位にして心身をリラックスさせる癒しの力を備えています。

森に入ると、空気が澄んでいるような感覚を覚え、気持ちまでさわやかになります。これは森林から出るフィトンチッドの香りやマイナスイオンなどのはたらきといわれてきました。

最近の研究では、森林浴を行うとストレスを解消したり、がん細胞を攻撃するＮＫ（ナチュラルキラー）細胞がふえたり、白血球のリンパ球と顆粒球の比率が理想的な割合に近づいたりする健康効果のあることが科学的に報告されています。

森林浴を行うと自律神経のバランスはととのえられますが、あまり運動をしていない人が無理をして歩くと、かえってＮＫ細胞の減少を招いたりすることもあります。疲れない程度に自然とのふれあいから楽しみましょう。

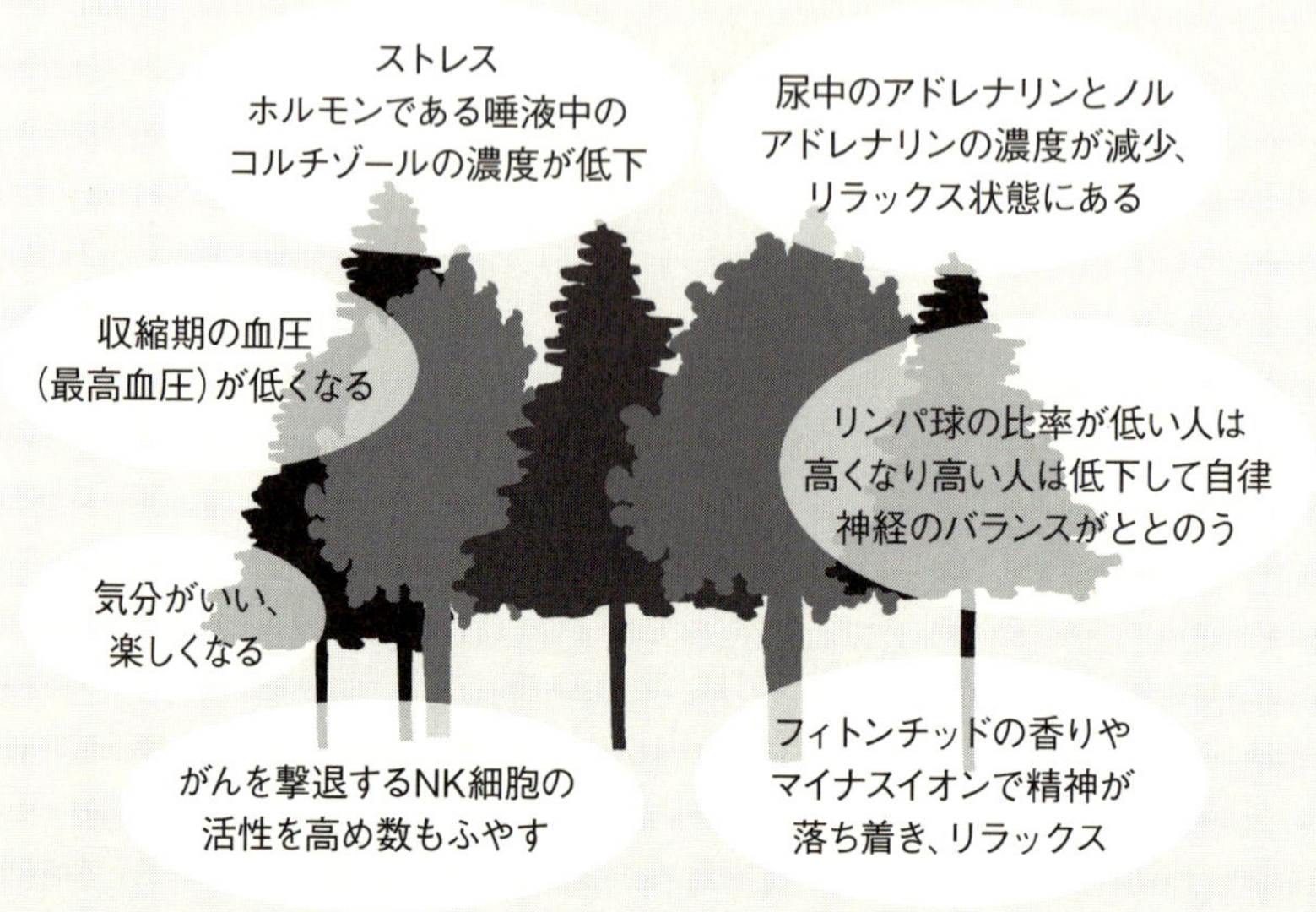
ストレス
ホルモンである唾液中の
コルチゾールの濃度が低下
尿中のアドレナリンとノル
アドレナリンの濃度が減少、
リラックス状態にある
収縮期の血圧
（最高血圧）が低くなる
リンパ球の比率が低い人は
高くなり高い人は低下して自律
神経のバランスがととのう
気分がいい、
楽しくなる
がんを撃退するNK細胞の
活性を高め数もふやす
フィトンチッドの香りや
マイナスイオンで精神が
落ち着き、リラックス

第七章

健康な生き方

生き方ひとつで人生が変わる

ほんの少しの工夫で
病気にならない人生を
手に入れることが可能です。

長生き免疫力

安保　徹

■加齢とともに免疫システムがスイッチ

体の中には、生物の進化と深く関わった古くからある免疫組織と、新しく進化した免疫組織の２つの免疫システムが備わっています。

古くからあるシステムは、生物が単細胞から多細胞へと少しずつ進化を重ねてきた頃、最初のスタートラインでつくられました。

多細胞生物の初めは、体を覆う皮膚と口から肛門までの腸管だけの生物だったので、皮膚は常に海水を受け、腸には海水のさまざまな有害物質が入ってきたと考えられます。空気を取り入れるえらや食べ物を取り入れる腸管、外界からの異物と接しやすい皮膚などにマクロファージが集まってきます。そこからＮＫ細胞、胸腺外分化Ｔ細胞、初期のＢ細胞へ進化をとげました。腸管、皮膚、肝臓、外分泌腺、子宮などで体の中を監視するシステムです。

新しい免疫システムは、生物が水中から陸上へ上がって生活するようになってからつくられました。えら呼吸が肺呼吸となり、循環系が発達して血管ができたため、体の中にほこりなどの異物が入り込む機会も多くなり、新たなる変化を遂げました。

えらは退化し、一部分が残ったまま胸腺へと進化し、そこでリンパ球の発展系のＴ細胞や進化したＢ細胞がつくられるようになりました。胸腺やリンパ節、脾臓で外部からの侵入者に対応して攻撃するシステムです。

若い頃の体を担当するのが新しい免疫システムです。胸腺は心臓よりやや上部にある木の葉形をした器官で、主にT細胞を作っています。

T細胞の前駆細胞（未熟細胞）は骨髄で作られ、胸腺で教育を受けて、認識能力や戦闘能力の高い選び抜かれた、わずか３％のものだけがT細胞として送り出されるのです。胸腺なくしては、敵を攻撃するT細胞の司令官としての役割も武器という抗体を作るB細胞の戦闘力も発揮できません。

残念ながら、胸腺の老化は早く、10代半ばに大きさは最大になり、20代をピークに萎縮を続け、40代にはその10分の1以下になり、年を重ねれば重ねるほど脂肪の塊に変わっていきます。そのため20代以降はT細胞の数も減少して行きます。加齢とともに骨髄も脂肪化し、B細胞も減少、リンパ節や脾臓も萎縮していきます。

加齢とともに、免疫力が低下もしくは過剰になって病気になるのであれば、健康を維持することはとても難しく、病気になる不安が大きくなるばかりです。

でも大丈夫、安心してください。免疫システムは、新しいもの、古いもの、２つが共存していますから、20歳をピークにシステムの主役が交代していきます。

今度は、加齢とともに古い免疫システムが活発になってきます。体を守る基本的な機能を持っている腸や肝臓でつくられる胸腺外分化T細胞、NK細胞、初期のB細胞です。胸腺外分化T細胞は、胸腺でつくられるエリート司令官ではなく、野武士のようなタイプで、体の中の異常化した細胞を排除する役割を果たします。

年を重ねるとともに、体内の酸化物質がふえて交感神経優位に偏り、ふえ過ぎた顆粒球の放出する活性酸素がトラブルを引き起こします。

がん、糖尿病、脳卒中、膠原病などの慢性病は活性酸素による酸化が引き金となるものが多いので体内の異常化した細胞を見つけだして取り除くシステムが中心となって働きます。

若いときは、外から侵入してくる敵に対抗する免疫システムを強化して生命力を守り、年をとると体内で異常を起こし始める自分の細胞を監視し、排除する免疫システムへ移行が始まるというわけです。

免疫システムは、加齢によって攻撃的な新しい免疫システムから、熟練や経験を持つ落ちついた、いぶし銀のような古い免疫システムに主役が移り変わっていきます。

人の性格も年をとるにつれて、若い頃のように恐れを知らない攻撃的で向こうみずの性格から、徐々に丸く穏やかで保守的な性格にかわっていきます。

こうした性格の移り変わりも免疫のスイッチにともなう変化なのかもしれません。

■ 古い免疫と新しい免疫

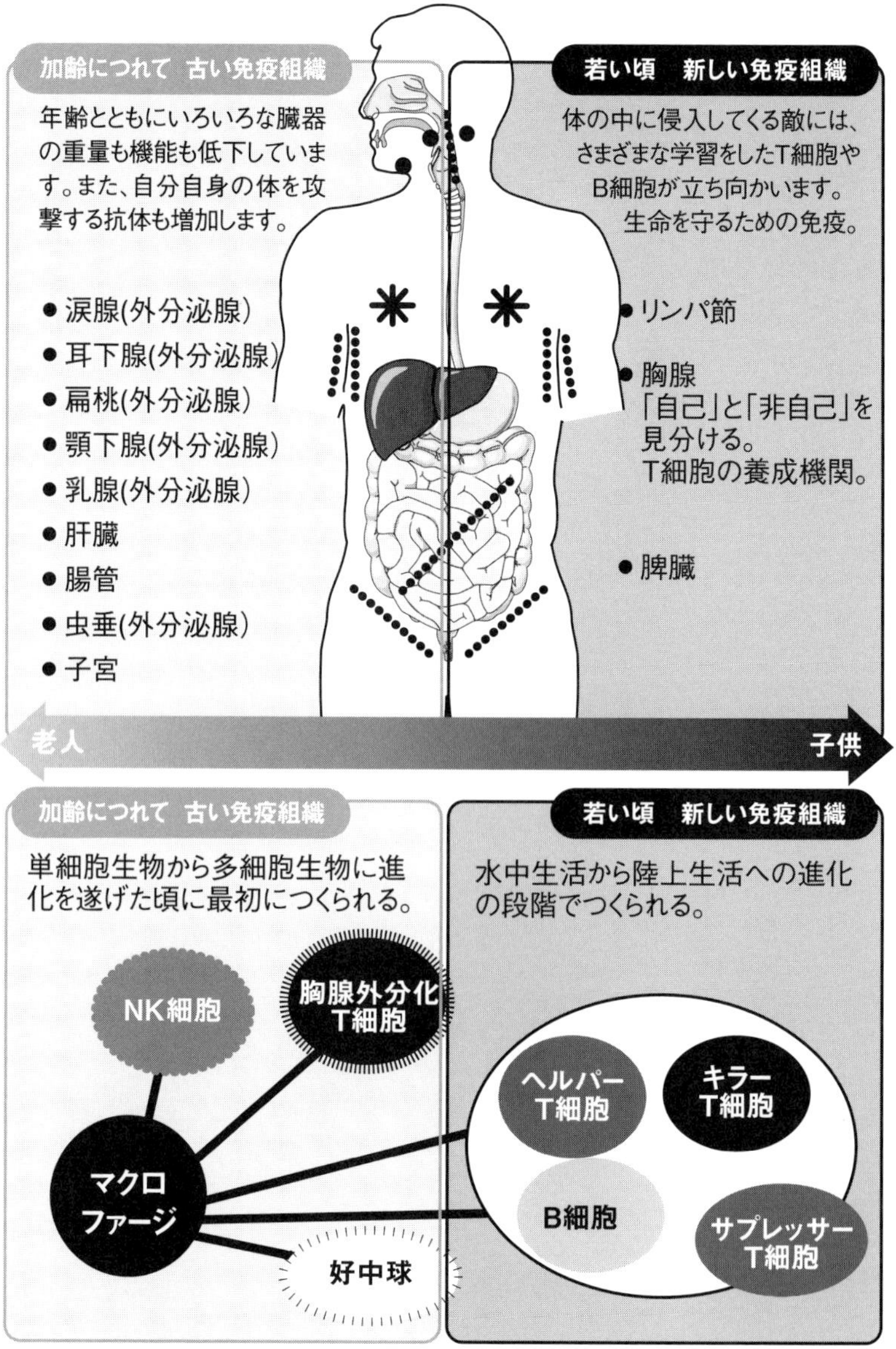

加齢につれて　古い免疫組織
年齢とともにいろいろな臓器の重量も機能も低下しています。また、自分自身の体を攻撃する抗体も増加します。
● 涙腺(外分泌腺)
● 耳下腺(外分泌腺)
● 扁桃(外分泌腺)
● 顎下腺(外分泌腺)
● 乳腺(外分泌腺)
● 肝臓
● 腸管
● 虫垂(外分泌腺)
● 子宮
若い頃　新しい免疫組織
体の中に侵入してくる敵には、さまざまな学習をしたT細胞やB細胞が立ち向かいます。
生命を守るための免疫。
● リンパ節
● 胸腺
「自己」と「非自己」を見分ける。
T細胞の養成機関。
● 脾臓
老人
子供
加齢につれて　古い免疫組織
単細胞生物から多細胞生物に進化を遂げた頃に最初につくられる。
NK細胞
胸腺外分化T細胞
マクロファージ
好中球
若い頃　新しい免疫組織
水中生活から陸上生活への進化の段階でつくられる。
ヘルパーT細胞
キラーT細胞
B細胞
サプレッサーT細胞

長寿の鍵

石原結實

■コーカサス地方長寿村での学び

現在の日本では長寿を願いながらも、長生きをすることに疑問を感じる方が多いはずです。年金、医療、介護の問題など、長生きをすると逆に大変なことが多いばかりだと、ぽっくり早く死ぬことを願う人までもいます。しかし、人として生まれてきた以上は、人生80年の寿命をいかにしてまっとうするかが大事になります。

私は長寿のあるべき姿を勉強しようと、黒海とカスピ海に囲まれたアゼルバイジャン共和国、アルメニア共和国、グルジア三国からなるコーカサス地方のいくつかの長寿村を何度も訪れ、百寿者（センテナリアン）たちの生活を見聞し、現地の研究者から教えを受けました。

ある長寿村の家で宴会に招かれたときのことです。長寿者は誰もがみんな筋骨隆々として、姿勢が正しく、にっこり笑う口元からは白く輝く歯がのぞいていて、とても１００歳とは思えないほど若々しい姿です。

宴会が始まる前の乾杯では、「日本からはるばる来た人たちのために乾杯」とか「自然に感謝して乾杯」とか「長寿者とその子供たちに乾杯」など「……のために乾杯」を果てしなく続け、自家製の赤ワインを大きなグラスでグイグイ飲み干していきます。彼らは、ほんのり顔を赤らめる程度で、ますます元気づいていきます。

長寿者たちに、長寿の秘訣《ひけつ》は何かとうか

■ コーカサス地方長寿村の秘訣

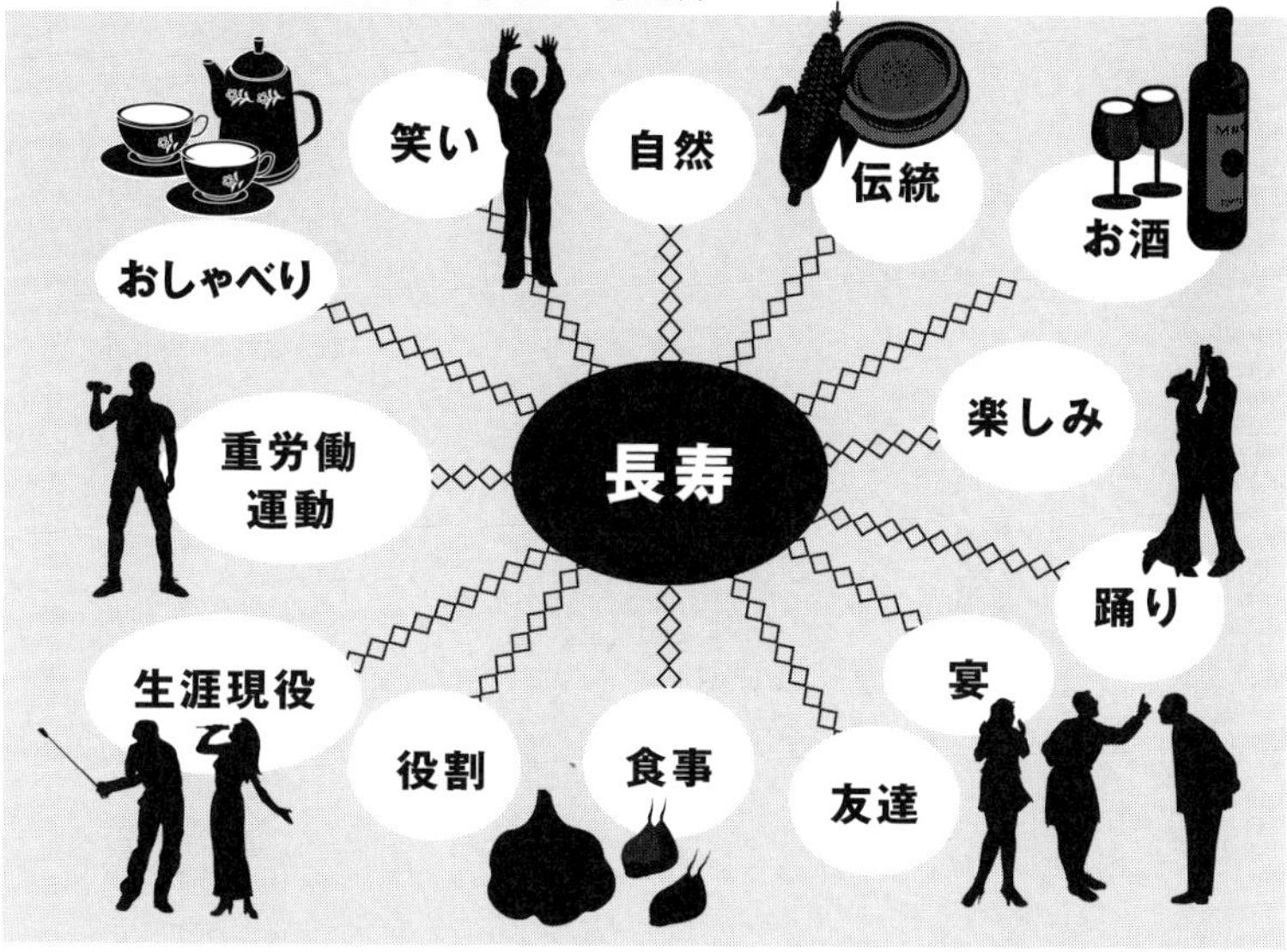

がってみると、一番は「よくはたらくこと」、二番は「長寿者たちで作っている合唱団で毎日歌うこと」、三番は「狩りに行ったりしてよく歩くこと」、四番目は「友達の家に行って酒を飲んで騒ぐこと」といった秘訣を挙げてくれました。

90、１００歳はまだまだ若くて、１１０歳、１２０歳でようやく年寄りになるという印象でした。

みんなおしゃべりが好きで、一生懸命、話をしてくれることも印象的でした。

長寿者たちに隠居の習慣がないようで、農作業や牧畜などの重労働を毎日しています。

彼らのとる食事は、数百年以上も続いている伝統食です。その主な内容は、主食は、ママリーガというトウモロコシの粉から作ったお粥、黒パン、ブドウ、リンゴ、梨、サクランボ、プラムなどの果物、チーズ、マツオニ（ヨーグルト）、豆類、そして野菜はニンニク、キャベツ、タマネギ、ニンジンが主です。飲み物はワイン、紅茶、ハーブティーをよくとります。肉類は、牛肉を週に1〜2回、お昼に100〜150グラムとる程度で、焼かずに、ボイルして脂肪分を取り除きます。魚も週1回程度で、主にマスなどの川魚です。甘みづけには砂糖は使わず、はちみつかドライフルーツを使っています。

グルジアで長寿学を研究されているゴゴギア教授、ダラキシビリ教授を何度も訪ねたり、講義を拝聴したり、協議するうちに長寿には遺伝的要因や、環境的要因、社会的要因がありますが、特に大切なのは食べ物ということにいきつきました。

長寿者はバランスよくいろいろな食材を食べていますが、食事は2000キロカロリー以下で昼の食事に重きをおいて夕食は少なめ、満腹になるまではけっして食べないようです。そのため長寿者に太っている人はいませんでした。

長寿に一番貢献していると思われるのが、マツオニ（チーズ）、ナドヒ（ヨーグルトの上澄み）などの乳製品です。発酵食品が持つ整腸作用と免疫活性作用が重要な働きをしているのだと思われます。

ティーに用いられるハーブは、抗動脈硬化、抗血栓作用があり、昼食には自家製の赤ワインを200ミリリットル程度飲みます。

食事に使われている塩はアルメニア産の岩塩です。チーズにも、たっぷり塩が入っていますが、野菜や果物のカリウムによって尿や汗とともに排泄されてしまうらしく、高血圧の心配はないようでした。

誰もがよくはたらき、老人が尊敬され、大切にされていて、大家族制のもとで毎日を楽しく、満足して過ごしています。

彼らは、夜10時には就寝し、朝6時には起きます。平均睡眠時間は8時間とり、昼寝を1~2時間することもあるといいます。

働き者で筋肉の衰えの知らない体は、瘀血《おけつ》や水毒がたまりにくく、過剰に塩分をとっても十分に排泄できる体です。生きがいがあり、人と人との絆《きずな》が大切にされ老人が敬われる社会には、ストレスも多くはありません。

長寿村にみる健康長寿の秘訣はまさに免疫力を上げる生き方そのものです。


最先端の遺伝子科学では、人間には長生きをさせる長寿遺伝子とそれを抑制する老化遺伝子が50~100ほど見つかっています。

両方の遺伝子は普段はスイッチがオフの状態になり眠っていますが、いかにして長寿遺伝子を活性化させ、老化遺伝子の活性を抑制するかが、長生きの鍵になります。

ボストン大学での健康長寿の人の遺伝子の調査においては、長寿遺伝子に影響を与えているのは、バランスのよい食事、適度な運動、ストレスのコントロール、つまり生活習慣が、関わっていることがわかっています。

長寿の秘密が科学的にも証明され始めていますが、長寿村にはその秘訣は伝統的に根づいてるというわけです。

福を呼ぶ笑い

福田　稔

■笑う門には健康来る

最近よくテレビでみるのが、アニマル浜口さん、五輪メダリスト浜口京子さんのお父さんです。気持ちいいくらい「ワハハ、ワハハ、気合いだ、気合いだ」を連呼しています。

レスリングは集中を要する競技で1日の練習時間は3時間が精いっぱいだそうで、練習前後は、アニマル浜口さんは、みんなで肩に手をかけて列をなして「ワハハ、ワハハ」とワハハ体操で練習場を歩き回るそうです。

皆さんは恥ずかしいと思われるかもしれませんが、この行動は実に深く考えられています。交感神経優位の練習前には大声で笑い、副交感神経を優位にし緊張を解き、仲間とふれあい連帯意識をとり、集中する練習を行う、練習後には緊張をほぐすという非常に計算されたすばらしいクーリングダウンです。

自律神経免疫理論からみるとすばらしい健康法です。

笑うのは、いつでもできると思われるでしょうが、がんなどで交感神経緊張状態が続いていると、なかなか笑うことができません。人間関係で悩んでいる方や、はたらき過ぎの方は、なかなか笑う余裕がありません。

笑いは、体の緊張をほぐし簡単に副交感神経を優位にする方法ですが、自律神経のバランスが保たれているかどうかもわかります。

自分の生活を振り返って、笑いが少ないと感じる人は要注意です。

自律神経免疫療法を行う先生たちからは、「がんやパーキンソン病などの難病の患者さんはなかなか笑いません。特にパーキンソン病の人は笑いません」といわれます。

私は、患者さんの治療前と治療後の顔写真を撮るように心がけていますが、まったく笑わなかった患者さんが、ニッコリと笑うようになってくると病気は良くなっていきます。


笑いにある治癒力を最初に提唱したのは、アメリカ有数の書評・評論誌『サタデー・レビュー』のノーマン・カズンズ元編集長です。

きっかけは、治る確率500分の1という重度の膠原病でした。何とか自分で治そうとして不満や怒り、悩み、絶望などのネガティブな気分は抵抗力を低下させ、体に悪い影響を及ぼすことがわかります。それなら逆にポジティブな気分になり希望や、楽しく、生きる意欲を持ち続ければ、病気にも良い結果をもたらすのではと考え、喜劇映画などを見たり、面白い本を読んだりし続けました。

その結果、10分間大笑いすると、その後およそ2時間は痛みに妨げられず、熟睡できたそうです。ついに病状は良くなり、自己の闘病体験と自然治癒力の可能性を取材した本は、当時（1979年）のアメリカで大ベストセラーになりました。彼は、その年、カリフォルニア医科大学の教授となり、笑いの効用を研究するチームがつくられ研究が行われるようになりました。


日本でも医師で、笑いの研究家、生きがい療法を提唱する伊丹仁朗先生が行った、大阪「なんばグランド花月」（吉本興業）でがんや心臓病の人から開演前後に採血した血液の変化を調べた研究報告があります。

3時間にわたって大笑いした後と前では19

人中14人のNK細胞が活性化し、がんに対する免疫力を高めることがわかっています。

NK細胞とはリンパ球の一つで、毎日生まれる約3000～5000個のがん細胞を約50億個のNK細胞が攻撃し破壊しています。

免疫力増強のヘルパーT細胞と免疫の過剰反応を抑えるサプレッサーT細胞の比率を調べたところ、比率の低かった人は上昇し、高かった人は下がり、正常範囲に近づいています。免疫力低下による病気や自己免疫疾患にもいい影響を与えることが予測されます。

また、阪神・淡路大震災の震災直後の悲しみや怒りのあるストレス状態では、NK細胞の働きが低下することがわかっています。

日本医科大学名誉教授の吉野槇一先生の研究では、林家木久蔵師匠の落語を聞く前後に女性の関節リウマチ患者さん26人の採血を行い、痛みの程度、炎症が進行する指標のインターロイキン6やストレスホルモン、コルチゾールの変化を健康な女性37人の参加者と比較しました。

1時間笑っただけで、リウマチの痛みが軽減し、インターロイキン6の数値は、約3分の1に下がり、ほとんどの人のコルチゾールの数値が低下したといいます。健康な人は初めから正常値で、ほぼ変化なしでした。

また、遺伝子レベルでは、筑波大学名誉教授の村上和雄先生の研究報告があります。

平均年齢63歳の糖尿病の患者さん25人に1日目は講義、2日目は漫才を聞いてもらい、まったく同じ食事をとり食前と食後の同じ時間に血糖値を測る実験を行いました。

1日目、糖尿病の仕組みについての講義を聴いた後の血糖値は、平均123ミリグラムの上昇、

2日目、B&Bの漫才を見た後の血糖値は、平均77《ミリグラム》の上昇、笑いだけで46《ミリグラム》も血糖値の上昇を抑えることができました。

血液が全身の細胞に運ぶ酸素の量を増加させる遺伝子、タンパク質の合成を盛んにする新陳代謝を促す遺伝子など、64の遺伝子のスイッチがオンになり、健康によい効果を生み出したそうです。笑いの効用は遺伝子レベルでも明らかにされ始めています。

笑うとしわがふえるからと気にする人もいますが、外見的には、笑いは表情筋を刺激するため、加齢による表情筋の衰えを防いでくれます。笑いジワを気にしないで、大いに笑って健康を呼び入れましょう。

ちなみに笑いによるカロリー消費は、3分半で11《キロカロリー》、同じ3分半で、水泳は約18《キロカロリー》、早足のウオーキングは約17《キロカロリー》だそうです。

笑いは副作用のない治療薬です。つられて笑うと笑いの輪が広がり周りの気分までよくするとても大きな治療効果のあるものです。「笑門来福」、「笑いに勝る化粧なし」なのです。

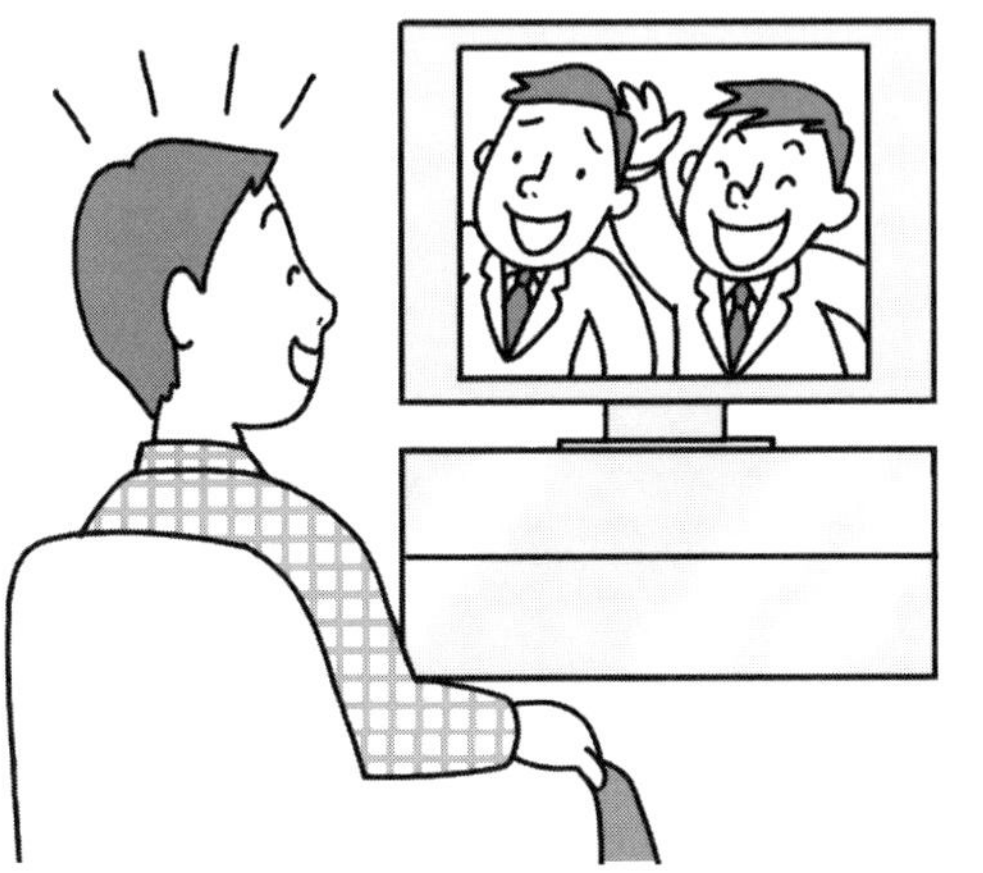

安保徹

長寿になると低体温の節約モード

■目指すは腹八分目と昼寝、そしてニコニコ

先日、講演会の最後に92歳のおばあさんが質問をしにこられました。

「何をやっても先生のおっしゃる36・5度の体温にならなくて35・5度なんです」といわれたので健康長寿について調べてみました。

平均寿命は日本が優れているのですが、100歳前後の長寿老人を調べてみると人口1億の日本では2・6万人、2億のアメリカでは8万人と圧倒的に長寿老人は多いのです。長寿老人の特徴は、色白でやせて35・5度と低体温の人が多いことがわかりました。

80歳くらいまでの人間らしい健康長寿のためには、顔色も良くて動きも活発で、腰も軽く、散歩するとか、好奇心が強いとかの活力があるほうがいいのです。

しかし、90歳、100歳、動かなくても、ひたすら生き続けるには低体温の節約モードのほうが有利といえます。

85歳からの長寿を目指すためには、今までの36・5度よりも低い節約モード型の体温で、いつもニコニコして精神が安定していること、食べ過ぎないことが長生きの条件であることがわかっています。

若いときに色黒でも、年を取ってから色白になり始めると長寿老人の道を踏み出している可能性があります。

日本で長寿で話題になっているのは聖路加国際病院の日野原重明先生、97歳です。

先生の食事は朝はジュースやスープなどの

飲み物、スプーン1杯のオリーブオイル、昼はビスケットと牛乳、夜は普通の食事を腹八分目で召し上がります。宴会などのときにはそれなりに召し上がられますが、3日間の食事量で調整をされていらっしゃるそうです。

日野原先生の近しい人からうかがったところ、先生は短時間でうたた寝をされるのが得意だそうで、気がつくとおやすみになっていらっしゃることもあるそうです。

昼寝やうたた寝は、たとえ心労があって眠れなくても20～30分ぐらいの休息で、免疫力を高めます。これは体内のメラトニンが増加して活性酸素を減少させるからです。

30分ぐらいの習慣的昼寝ではアルツハイマー病の発症リスクを抑制するそうです。健康で長生きをしたい人は昼寝をしましょう。

■ 体温とリンパ球

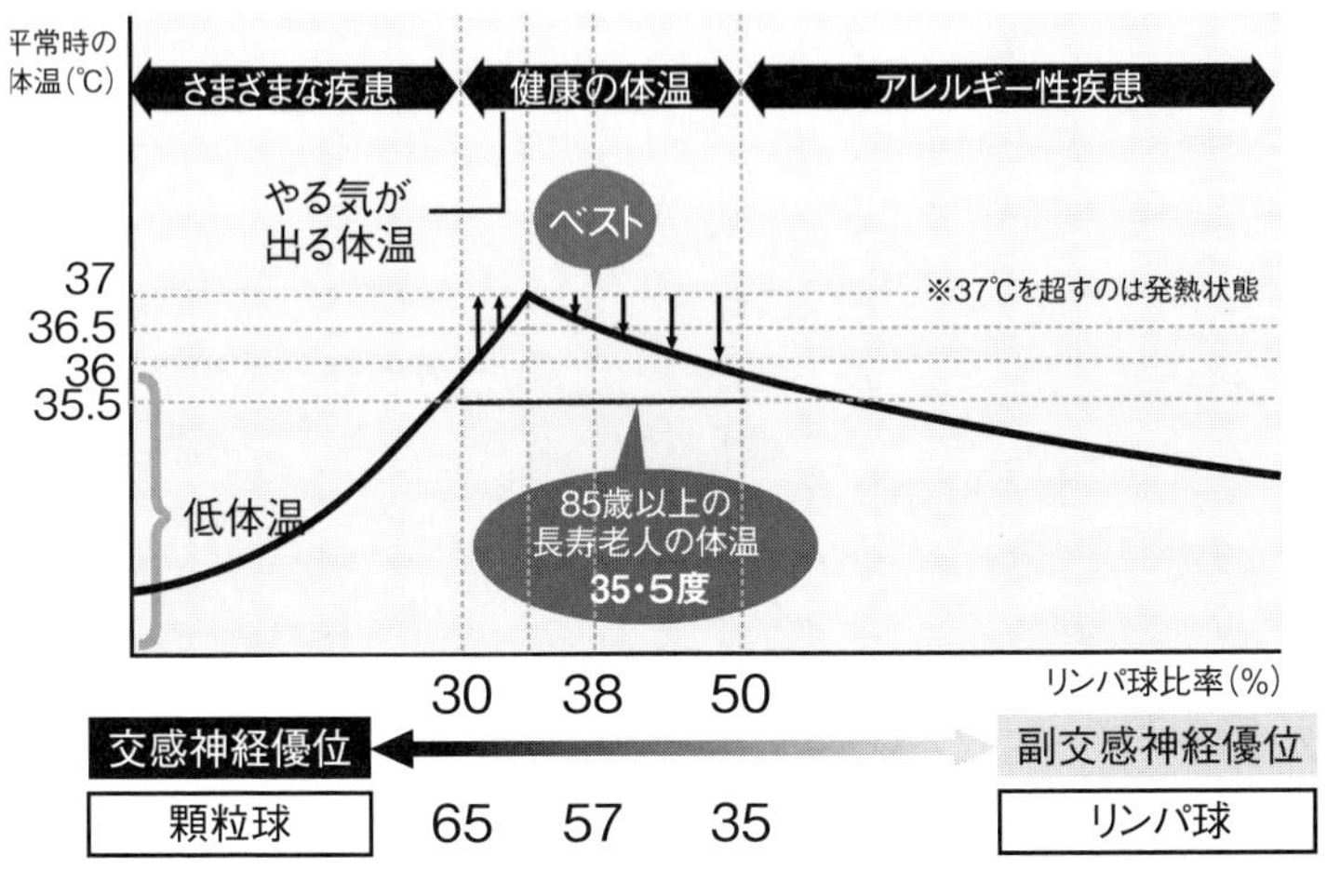

石原結實

音楽にある癒しの力

■癒しの音はf分の1ゆらぎの自然の音

音楽にはいろいろな作用があります。平安時代には琴の音や横笛で郷愁を誘い、戦国時代には、ほらの音と太鼓を使い、戦いに挑む心を高めるなど、時代を超えて、その時々の文化を表現し、人の心を和ませてきました。

音階とリズムで数えきれないほどつくられる音楽は、実に耳も心も楽しませてくれます。私が経営するヒポクラティックサナトリウムでもカラオケルームをおいています。

古代ギリシアの数学者ピタゴラスも「音楽が人の精神の乱れを癒すこともできる」と唱えていますが、現代では、音楽の医学的作用は証明され、病気に悩まされる現代人にとっても大きな助けとなります。

音楽療法といえば、おなじみはモーツァルトです。モーツァルトの音楽に豊富な3500～5000ヘルツ以上の高周波は脊髄から脳にかけての神経系を刺激して、副交感神経を活発に心身をリラックスさせてくれます。

埼玉医科大学短期大学の和合治久教授のご研究では、高周波は延髄の副交感神経に作用してリンパ球の機能を回復させ、がん細胞を攻撃するNK細胞がリンパ節の末端でも1.2～1.6倍になることがわかっています。

モーツァルトを聞くと、ストレスホルモンコルチゾールは減少し、免疫グロブリンA（IgA）抗体の量が2倍にふえリンパ球も急増。スポーツ後に聴くと、心拍数も血圧も約3倍ほど回復力が早い。血糖値を下げるインスリンの分泌を促進することも報告されています。このほかアルツハイマー型の認知症やパーキンソン病の改善報告もあります。

これは快適に感じる「f分の1のゆらぎ」もバランスよく含むため、リラックス効果がアップします。

「f分の1のゆらぎ」は、小川のせせらぎ、風のざわめき、波の音など自然の中にある癒しのリズムです。心地よさを感じ脳波にα波が現れます。心臓の鼓動に生じるゆらぎと呼応しているので、外からゆらぎの音を取り入れることは、体にとって最も安心できる環境なのです。

症状の改善のために聴く場合は、ヘッドフォンをつけ心地よい音量で、午前と午後に30分を目安に1回ずつ音に集中して聴くのがよいといわれています。

モーツァルトばかりでなく、心に残る歌やすばらしい歌詞、好きな歌手、穏やかな心にさせてくれる音楽は副交感神経を優位にさせてくれるでしょう。

私は毎朝、安保先生の講演会のCDを聴いていますが、耳から入る津軽弁がとっても心をあたたかくしてくれています。

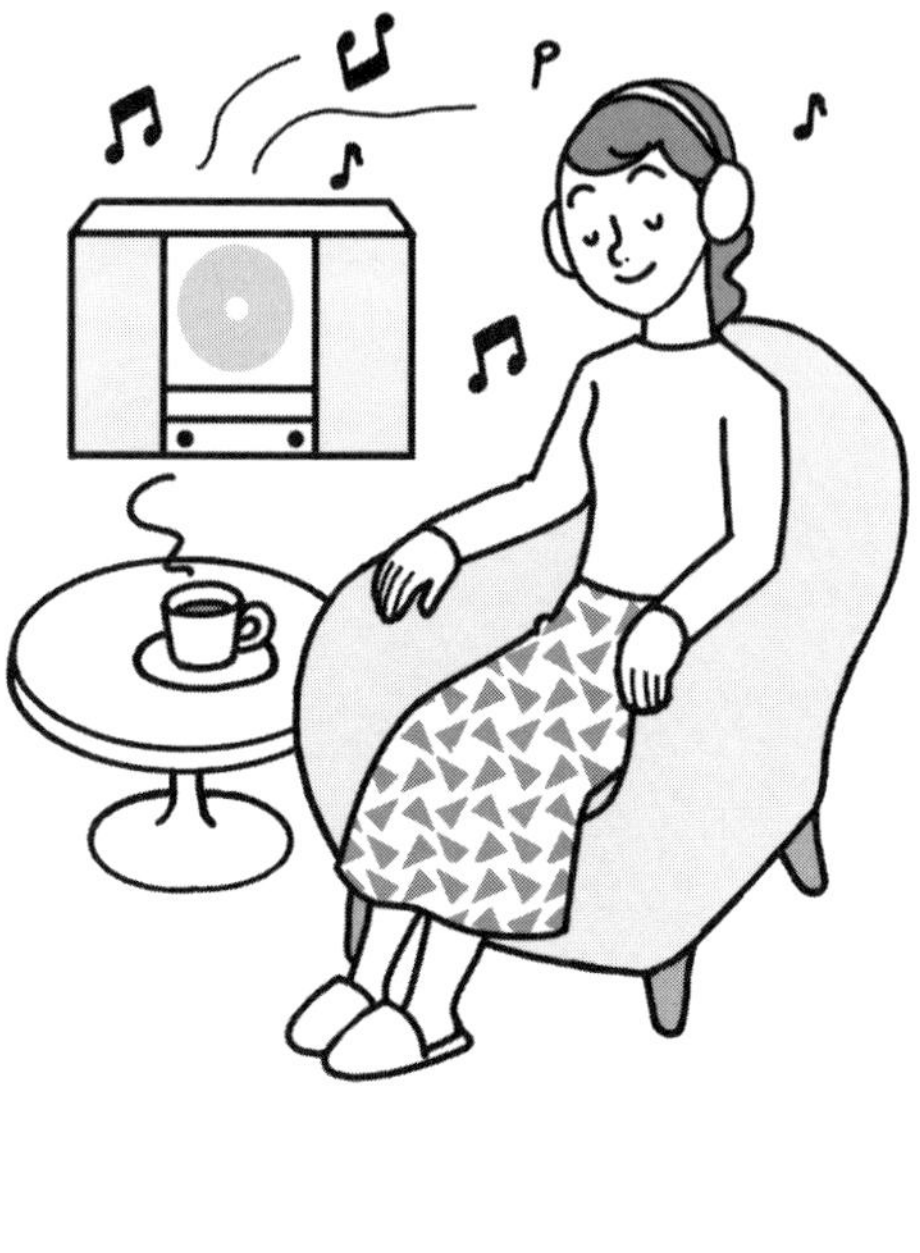

ストレスへの気づき

福田 稔

■生活態度を見直す

すべての病気の原因はストレスですが、治すときに大切なのはストレスへの対処法です。ストレスを100％なくそうと思う必要はありません。それは無理な話です。

ですから私が患者さんに言うのは、「ストレスをためちゃだめだよ」「ストレスを抜くんだよ」という言葉です。

まずは、ストレスのあることに気づくだけでもいいのです。この悩みが原因で病気になったんだと気づくことで、体への負担が減るのです。悩み過ぎが原因ならば、生活全般を見直すことができるわけです。

労働時間をへらそう、上司との関係を深刻に思わないようにしよう、寝る時間まで考えるのをやめようとか、改善点を見つけられるわけです。

私も病気をしたのでよくわかりますが、病気になると眠れない、血圧が高いとか病気の具合の悪さにばかりとらわれてしまいます。

ストレスを自覚するには病気になる前の状態を考えることが重要です。病気になる前の状態を考えることができれば、病気が治る方法は見えてきます。

私の場合のストレスは、がんばり過ぎと「病気を治してやる」とか「治してあげたい」という気持ちが原因でした。

朝は6時半～7時から治療を始めて、1日1人で60～70人診ていました。初めの頃は、患者さんの状態が気になり、患者さんの気を受けてしまうこともありました。

今は、毎日1時間は歩いてお風呂で体を温め、9時には床につくようにして、無理はしていません。畑を耕して農作物をつくったり、ふき味噌を自分で料理したり、楽しみを自分なりに工夫しています。

ですから、1人の患者さんを治療する期間が最低1週間はあくので、患者さんが自分で病気を治そうという自立心を持つことができるようになりました。治療にこまめに通ってくる人のほうが、どうしても医者に頼りがちでマイナスの傾向にあります。

病気は患者さん次第です。すっきり治らない人を見ていると、はたらき過ぎをやめられなくて寝不足が続き、免疫力を下げる生活をしているのです。治療では良くなりますが、なかなか完全に治りきらない、長引くことがあります。

最後は、患者さん自身が自分の生活態度を見直さないと難しいのです。私たち医師がサポートできるのは5%、そのうち治療技術は3%だと思っています。

生き方にある無理を見直して自分自身で治そうとする患者さんは、結果的に免疫力が高くなって病気も逃げていくのだと思います。

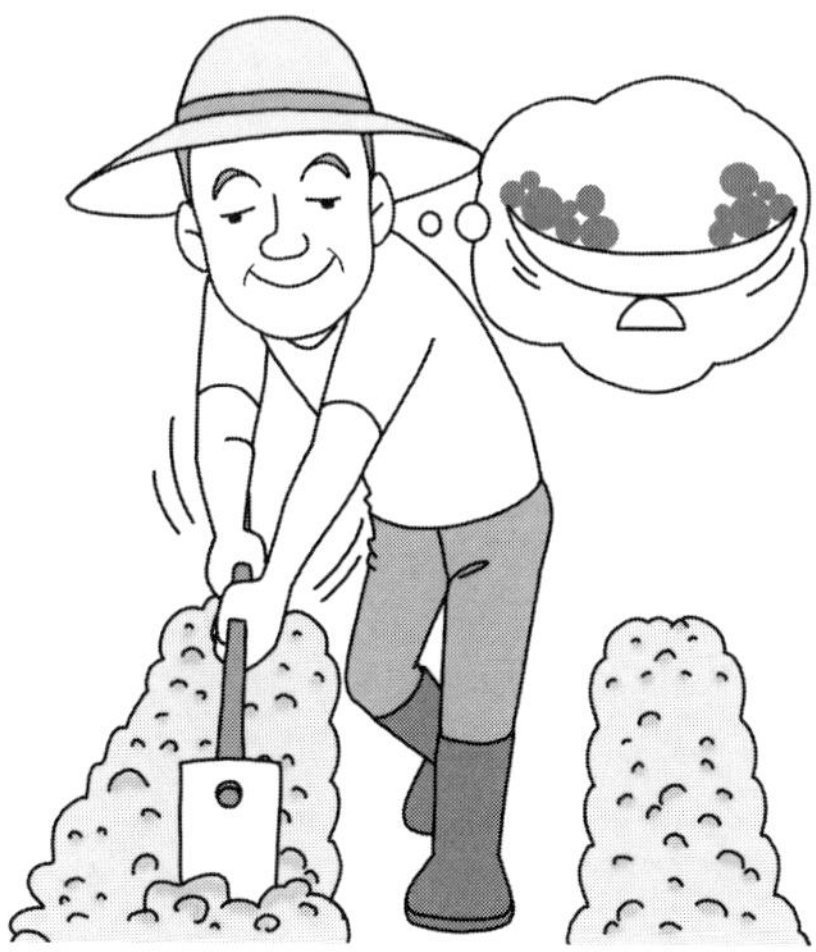

嗜好品のたしなみ方

お酒や煙草、コーヒーなども時、ところ、量を選べば、リラックス効果を活用できます。

ストレスの強い人ほどお酒や煙草、コーヒーなどのリラックス効果のあるものを求めます。

喫煙は今では嫌われものになっていますが、本来、煙草のニコチンは副交感神経のレセプターに直接入り刺激する力がありリラックス作用を持つものです。

お酒も体の中にアルコールが入ると異物を排泄しようとして反射反応を示すため、飲み始めの1～2時間程度だけですが、副交感神経を優位にし、リラックスさせストレスを軽減できるものです。

コーヒーの成分カフェインは、交感神経のはたらきを活発にし血圧や脈拍を高め、エネルギー消費を高める効果があります。朝の目ざめ、仕事場や3時の1杯は、頭や体に作用するリフレッシュドリンクです。とり過ぎは自律神経の偏りを引き起こします。

コーヒー

血管の収縮拡張を促し血流をスムーズにし交感神経のはたらきを活発にする作用があります。

妊娠中の女性はとり過ぎると血管を収縮させるため乳児死亡や流産をふやすリスクがあるという研究報告があります。また、狭心症の症状の重病な人も控えるほうがいいでしょう。

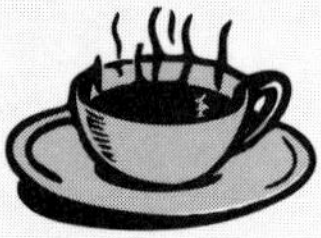

煙草

キセルに煙草の葉をつめてゆったりと煙をくゆらせる、長寿の秘薬といえました。紙煙草とライターの普及が、煙草の多量喫煙を可能にし、喫煙者には有害物質を、周りの人には低い燃焼温度で高濃度の有害物質が含まれる副流煙の害を及ぼしています。

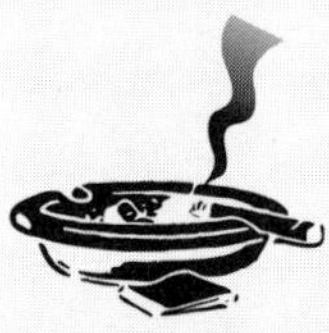

お酒

焼酎のお湯割りや日本酒の熱燗、体を冷やさないものがいいでしょう。飲み始めは副交感神経優位で血流の良い赤い顔色になり、排泄作用が促進されます。飲み続けると交感神経が刺激され、顔は青白く脈拍は速くなり二日酔いになります。依存しやすく耐性ができるので、酒量はほどほどにしましょう。

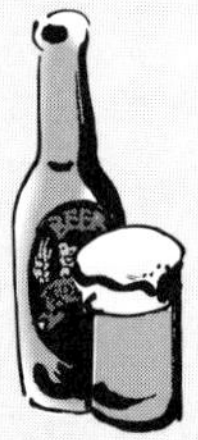

追補

特別編

もし私が がんになったら

自分自身で考えた
対処方法と
取り組んで行きます。

追補

もし私ががんになったら

安保 徹

■副交感神経を優位にする努力

がんは、「生き方の無理」や、「心の悩み」が最大の原因でしょう。いつも私は、はたらき過ぎに注意していますが、もしもがんになったのなら、「もっと仕事を控えなさい」という体へのメッセージだと思います。

すぐに方針転換をします。多くの人は、健康も大切ですが、できれば良い仕事をやりとげたいと考えて生きています。ですから病気と健康のギリギリの所で生きているのが普通です。病気になってからでもこの見直しは、遅くはないと思っています。

もう一つ、私には、くよくよして悩むくせがあります。もし私ががんになった場合は、心の問題のほうの可能性が高いような気がします。仕事のこと、職場の人間関係、家族のことなど悩みはいつもつきないのです。こういう性格ですからやはりそのときは、見直しが必要だと思います。多くの悩みは解決のためのプラスにならないレベルで起こっているような気がします。ここに注意を払いたいと思います。

原因の追究と共に大切なことは、体に良いことをして免疫力を高めることだと思います。

病気になる前は誰でも油断して生きていると思います。ですから、がんになったら徹底的に体に良いことをします。

第一は体を温めることでしょう。入浴と湯たんぽを毎日続けるようにします。

また、第二として、深呼吸もします。がんは血流障害が背景にあり、血液が酸素不足に

なっているからです。

第三は食事でしょう。今でも多少は食事に注意を払っていますが、もっと徹底的に玄米菜食を心がけたいと思います。

医療機関は、治ったことを確認するレベルで利用したいと思います。現代医療の診断学の力はたいしたものですから。

がんの3大療法のうちで許容範囲にあるのは外科手術くらいだと思います。体力に限界があるときは、これもマイナスになる可能性があります。これらはそのときに考えることにしましょう。

■ がんを治す4カ条

1 ストレスの多い生活のパターンを見直す

「目標の7割を達成すればよし」とすれば、精神的なストレスはたまらないし、肉体的にも負担がかからない。

2 がんの恐怖から逃れる

がんは決してこわいものではなく、がん細胞はむしろ「弱い細胞」。治そうという心構えこそが大切。

3 免疫を抑制するような治療を受けない受けている場合はやめる

間違った方向に進んでいる3大治療で、がんは決して治らない。ときには、悪化させすらする。

4 積極的に副交感神経を刺激する

玄米や食物繊維を多く取ろう。また小魚や小エビ、発酵食品などはほぼ完全な栄養素が含まれている。

追補

もし私ががんになったら

石原結實

■健康長寿を実践

もう40年近くも、まったく病気一つかからないで今日まで健康でいられるのは、ニンジン・リンゴジュースの愛飲と日々の運動による筋肉づくりの賜物です。

私の体の中でもがん細胞は毎日つくられているでしょう。つくられても血液を浄化できるだけの排泄力と、処理してくれる白血球の力が強化させていればいいのです。

さて、私は伊豆の自宅からマイカーで伊東駅まで、伊東駅から熱海まで在来線、熱海から東京まで新幹線、東京からクリニックまでタクシーを乗り継ぎ東京のクリニックまで2時間半かけて週に4〜5回は通っています。

原稿チェックや読書は新幹線の中で行い、まるで書斎がわりにしています。

テレビやラジオ出演、全国各地での講演会、マスコミ取材、単行本の執筆、診察等々、休みなく動き回ることができています。

帰宅後、毎日3〜4キロメートルのジョギングを行い、伊豆にいるときは夕方にウエイト・トレーニングを続けています。今でもベンチプレス100キログラム、スクワット150キログラム、学生時代に九州学生パワーリフティング軽量級で優勝したのと同じ強度のトレーニングをこなせます。

46歳を過ぎてから少し太り始めたのをきっかけに昼食に食べていたとろろそばもやめました。ですから朝は、ニンジン・リンゴジュースをコップ2杯、昼は生姜紅茶（黒砂糖入り）2杯、夕食はビール大ビン1本と焼酎1〜2合もしくは日本酒1合、カニやタコ、エビ、

イカ、貝など魚介類の料理1〜2品と、ご飯1膳、味噌汁、納豆、豆腐、漬物という和食中心の食生活です。小腹がすいたら昼間、かりんとうやチョコレート、クッキーを少し食べることもあります。

もし、がんになったら、ウオーキングや入浴、サウナで体を温めて、よくかんで少食にし、ニンジン、リンゴに、キャベツを入れたジュースをつくって飲むでしょう。

その二つに、こうした方法を毎日励行し、がんにならないことのほうが大切です。

コーカサスの長寿者のように生涯現役、健康法を伝え広めていくのが私の役目と考えています。

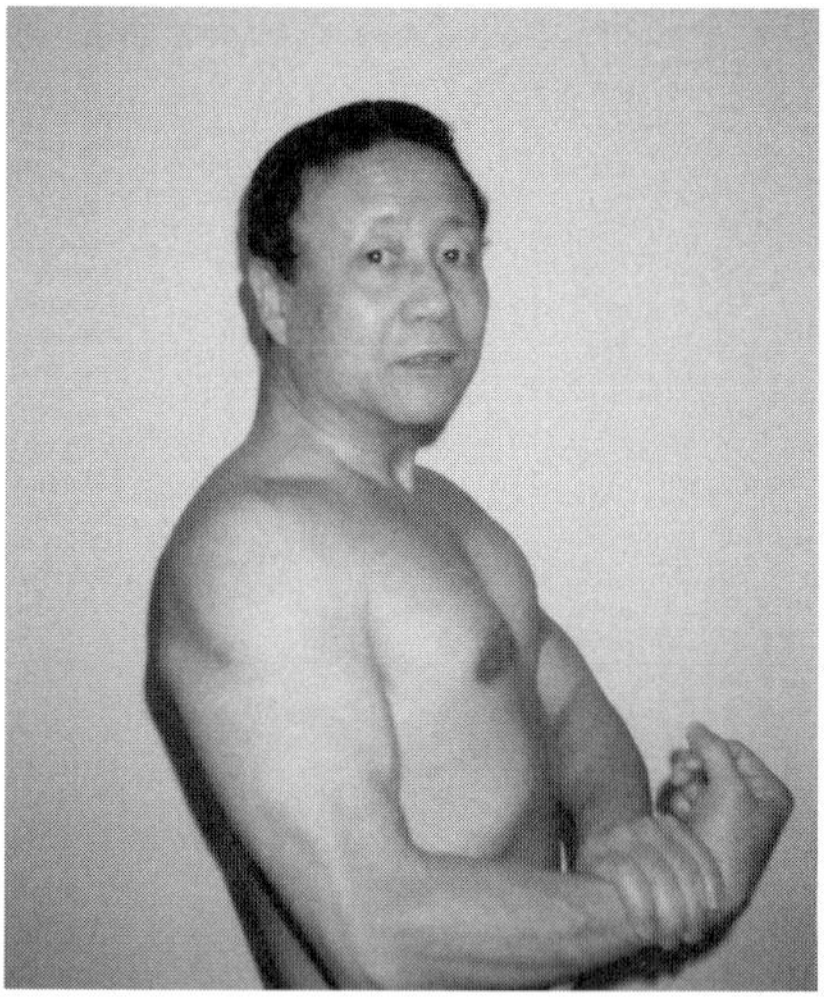

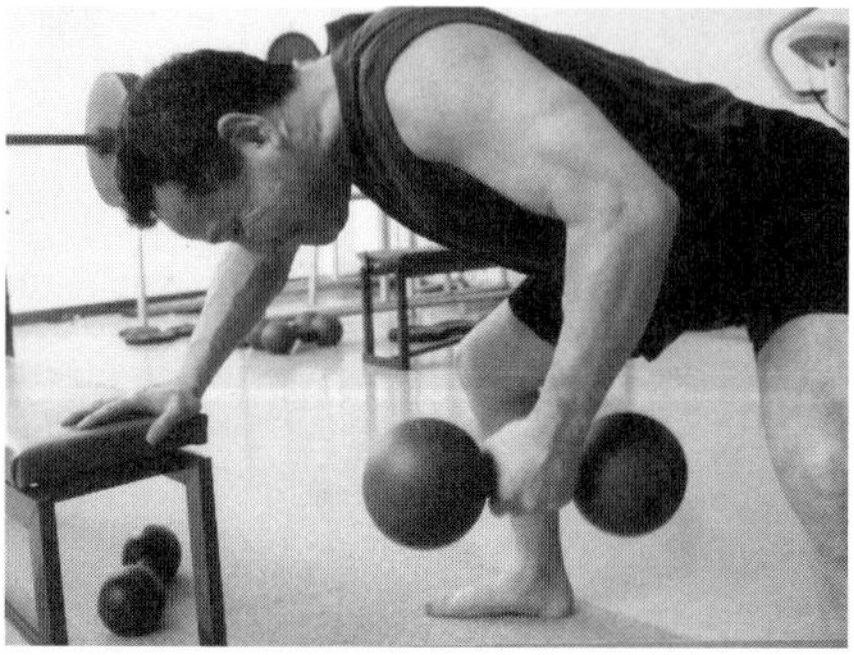

ウェイト・トレーニングで筋肉づくり

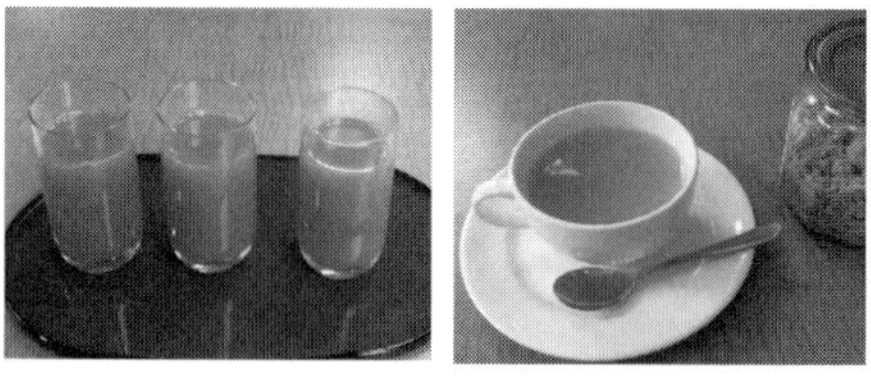

これが話題のニンジン・リンゴジュースと生姜紅茶

もし私ががんになったら

福田稔

■3つのことを実践

もしも、がんや病気になった場合には、3つのことを実践します。

まず一つは五観《ごかん》の偈《げ》を行います。

曹洞宗の開祖道元禅師が、食事の作法を『赴粥飯法《ふしゅくはんぽう》』に示したもので、禅宗の僧侶の食事作法のひとつとして食事前に唱える言葉です。

一には、功《こう》の多少を計《はか》り、彼《か》の来処《らいしょ》を量《はか》る。
二には、己が徳行《とくぎょう》の全缺《ぜんけつ》と忖《はか》って供《く》に応ず。
三には、心を防ぎ過《とが》を離るることは貪等《とんとう》を宗とす。
四には、正に良薬を事とするは形枯《ぎょうこ》を療《りょう》ぜんが為なり。
五には、成道《じょうどう》の為の故に今此《いまこ》の食《じき》を受く。

これは、自然の恵みの食物や食事までに費やされた苦労や手間に思いをよせ、自分の人格や業務を完全に勤めるための食事をとる資格があるかどうかを反省する。貪りや怒り、因果の道理のわからぬ愚痴の心で好き嫌いのある食事をしてはならない。食事は飢えや渇きをいやし肉体の枯死を免れる良薬である。食事をするのは人間として大道を成就するためだという意味です。

食事をする前に必ず行い、自分の心に問いかけ自分自身を見つめ直すことにします。

2つめは「福は内、鬼は外」の実践です。体を温めたり、瀉血《しゃけつ》や食事療法を行い体の中の有毒物、老廃物の徹底した排泄を促します。

3つめは自律神経のバランスをととのえます。ストレスをなくし、爪もみや自律神経免疫療法、笑いなどありとあらゆる方法を活用

します。特に気を徹すつむじの療法、頭寒足熱の治療を受けると、多くの人は風邪にかからなくなります。これは、昔から「風邪は万病（がんをも含む）のもと」といわれていることに対するひとつの答えでしょう。

この研究を始めて、はや15年が経ちました。２０００年より２００３年の３年間は本当に苦しい瞑眩《めんげん》の期間でした。しかし、これは２００６年から始まる21世紀の治療法の道であったと思っています。

この理論の基には患者さんからの教えがあったからです。それが自分自身を自律させて修行の場へと誘ってくれたのです。

これが「治ってこそ理論がある」ということなのです。

ありがとうございました。

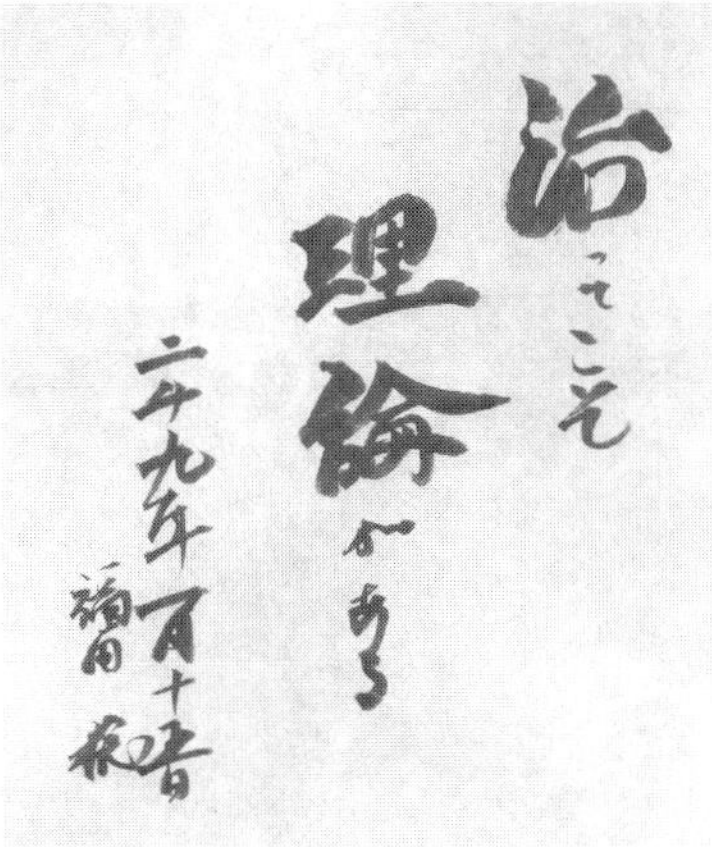

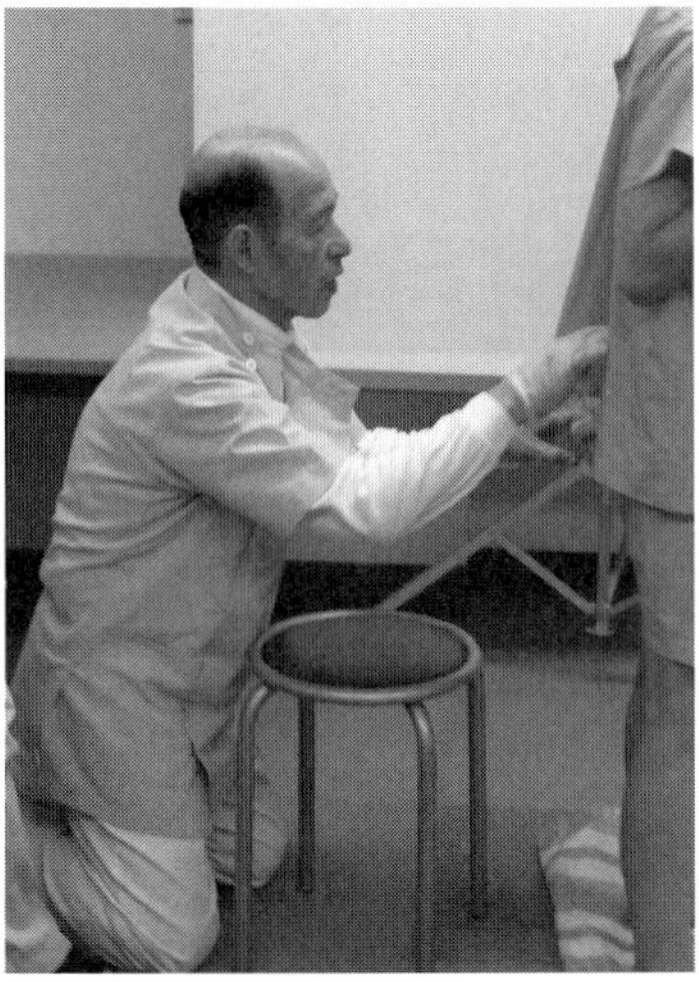

一カ月に1度、東京目白において研究会（実習）を行っています。
問い合わせは、
（株）ソーケンメディカル
〒171-0033 東京都豊島区高田1-36-20　TEL 03-5396-1811
まで

おわりに

本書に登場していただいている3人の医師は、それぞれ医師としての道のりも経験も年齢も生活環境もまったく異なる先生方です。先生方は、病気にならないためには医学の常識をすてなければいけないことを、今日まで多くの書籍を通して啓発していらっしゃいます。本書の企画は、まずはお会いしてと先生方を訪ねて実現するにいたりました。

■安保徹先生

かねて存じ上げていましたが、安保先生は大変な努力家でいらっしゃいます。常に自分の心をコントロールされ、依頼のあった仕事をひょうひょうとこなされ、しかも読者の相談には手紙でも電話でもメールでも速やかに対応していらっしゃいます。このひょうひょうさの中に免疫論を展開する揺るぎない信念の強さをかいま見ることができます。

お酒を飲んで歌われる千昌夫さんの『味噌汁の歌』、水森かおりさんの『鳥取砂丘』は、研究に打ち込まれる姿とは違い哀愁とぬくもりが伝わります。

■石原結實先生

失礼でしたが、まずは自分たちで断食を試してみないと効果はわからないと、伊豆の断食道場へ2泊3日の断食体験にうかがったのが初めての出会いでした。読者の皆様に本当のことを伝えるために先生には内緒でうかがいました。施設内ではニンジン・リンゴジュースと生姜紅茶の毎日、2日目の夜からは好転反応が出始め、腰痛や今までになくひどい不整脈におそわれ眠ることができません。3日目の日曜日の診察で、触診するやいなや胃のあたりがポチャポチャ音がして水毒と判明しました。断食最終日の朝の口の中は苦くこれが排泄物なのかと実感した次第です。水分をやめて3杯の生姜紅茶だけにしたら、悩みの不整脈はなくなり乾燥肌も解消しました。今も朝はニンジン・リンゴジュースと毎日3杯の生姜紅茶を続けています。

短時間での的確な診断と指導は噂通りでした。筋骨隆々の先生は、実に軽やかな動き、記憶力が異常によく、血流気流がみなぎる、すごい先生でした。

■福田稔先生

福田医院へ電話して東京での勉強会に参加させていただいたのが始まりです。勉強会で私が一番体の状態が悪いと指摘され、治療モデルとなりました。いつも顔が赤いうっ血状態は悪いと早速自律神経免疫療法が始まりました。想像を絶する痛みで青あざが残るほどでした。強烈な痛みにもかかわらず、目ははっきり、体は軽くなり、その後、顔のうっ血は一度も起きていません。たくさんの患者さんとお話ししましたが、抗がん剤治療を選ばないで食事療法や温熱療法とともに実践している患者さんの目には希望が見え、しかも症状が確実に良くなっていらっしゃる姿は感動そのものでした。先生は素朴な方で、医療への謙虚な姿勢と優しい思いやりがあふれています。

最後の治療には3人の先生方の治療法を取り入れれば「鬼に金棒」と思いました。

3人の先生方、ご協力ありがとうございました。

編集スタッフ

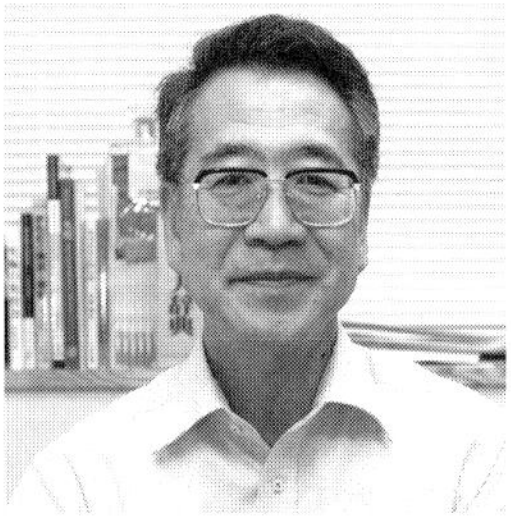

安保　徹（あぼ　とおる）

著者プロフィール
1947年、青森県生まれ。医学博士。新潟大学大学院医歯学総合研究科、免疫学・医動物学分野教授。72年、東北大学医学部卒業。米国アラバマ大学留学中の80年、「ヒトNK細胞抗原CD57に対するモノクローナル抗体」を作製、「Leu-7」と命名。89年「胸腺外分化T細胞」を発見し、96年に「白血球の自律神経支配のメカニズム」を解明するなど数々の発見で世界を驚かせる。世界的免疫学者。

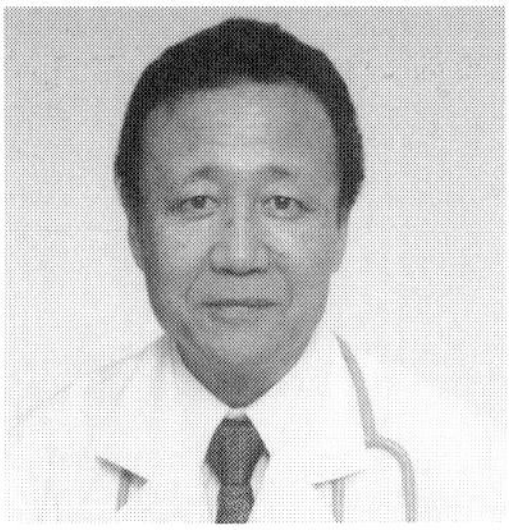

石原結實（いしはら　ゆうみ）

著者プロフィール
1948年、長崎県生まれ。医学博士。長崎大学医学部卒業、同大学大学院博士課程修了。血液内科を専攻。長寿地方として有名なコーカサス地方やスイスなどで最前線の自然療法を研究。イシハラクリニック院長を務めるかたわら、伊豆で健康増進・改善を目的に「断食道場」を主宰する。ここではすでに3万人以上が「ニンジン・リンゴジュース断食」を体験。著名人も多数参加している。テレビ、ラジオなどの健康番組でもわかりやすい医学解説には定評がある。

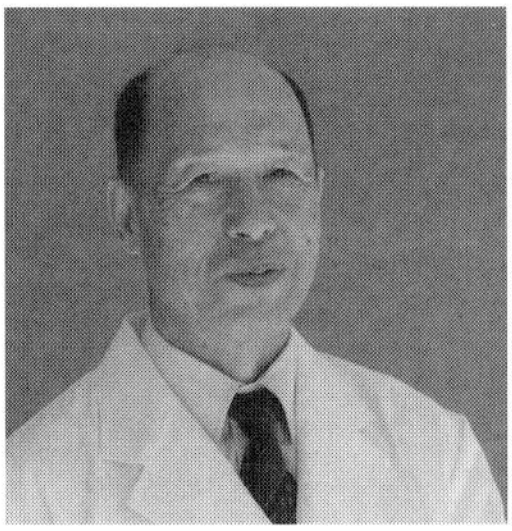

福田　稔（ふくだ　みのる）

著者プロフィール
1939年、福島県生まれ。新潟大学医学部卒業。福田医院医師。日本自律神経免疫治療研究会理事長。1967年新潟大学医学部第一外科入局。96年に「晴れた日に虫垂炎が起こる」謎解きから「白血球の自律神経支配のメカニズムを安保徹先生と共同研究。井穴・頭部刺絡療法に出合い、独自の研究を重ね、免疫力を高めて病気を治す自律神経免疫療法を確立。さらに、つむじ療法という効果的な治療法を開発。治療法の根幹はすべて自分の体験から成り立っている。

スタッフ
本文デザイン　岩田智美
カバーデザイン　仲亀 徹（ビー・ツー・ベアーズ）
イラスト　MS 企画（鵜飼栄子）
編集／協力　プラス・レイ株式会社

非常識《ひじょうしき》の医学書《いがくしょ》

2009年 3月12日　初版第1刷発行
2023年 4月14日　初版第8刷発行

著　者　安保　徹
　　　　石原結實
　　　　福田　稔
発行者　岩野裕一
発行所　実業之日本社
〒107-0062　東京都港区南青山5-4-30　emergence aoyama complex 3F
電話　03-6809-0452（編集）　03-6809-0495（販売）
実業之日本社ホームページhttps://www.j-n.co.jp/
印刷所　大日本印刷株式会社
製本所　大日本印刷株式会社

ISBN978-4-408-45202-9